U1076632

医学科研方法教程

隋建峰　李红丽　主编

科学出版社
北京

内 容 简 介

本教材是为医学和生物学专业本科生及研究生的科研入门而写。全书分为两大部分，既涵盖医学科研方法的基本理论，也涉及医学科研具体的实验方法技术。第一部分以医学科研的基本过程为主线，深入浅出地介绍了医学科研工作必需的基本知识，主要内容包括：医学科研的基本过程；医学科研文献检索和文献的分析应用；医学科研选题和实验设计；医学实验动物与疾病动物模型；医学实验数据的记录与处理；医学科研论文写作；医学科研项目的来源与申请等。第二部分涉及医学科研重要的实验方法与技术。针对医学及生物学专业本科生和研究生现有的课程设置、已具备的知识结构特点及需求现状，本教材对于医学及生物学领域通用性强的前沿科研方法与技术做了较全面介绍。在机能学实验方法一章，首先介绍了生物信号记录基础知识，然后介绍了一些有重要影响的前沿研究方法，包括膜片钳、光遗传、化学遗传等实验技术；在形态学实验方法一章，重点介绍了免疫组织化学、电镜、激光扫描共聚焦、双光子荧光显微成像、神经环路示踪等方法技术；在分子生物学实验方法一章，重点放在蛋白质组学、基因编辑等相关内容上。在本书的最后，我们对医学科研实际工作中两个必需的应用软件（EndNote 和 Origin）做了简介。

本教材的编写注重并突出实用性，叙述力求简洁，内容广度和深度适宜，系统和科学性强，既可作为高等医药院校和综合性大学生命科学院（系）的本科生及研究生专业课程教材，也可作为医教研工作人员从事医学科研工作的参考书。

图书在版编目（CIP）数据

医学科研方法教程 / 隋建峰，李红丽主编. —北京：科学出版社，2020.6
ISBN 978-7-03-065349-9

Ⅰ. ①医… Ⅱ. ①隋… ②李… Ⅲ. ①医学 – 科学研究 – 研究方法 – 高等学校 – 教材 Ⅳ. ① R-3

中国版本图书馆 CIP 数据核字（2020）第091543号

责任编辑：刘 丹 林梦阳 / 责任校对：郑金红
责任印制：赵 博 / 封面设计：铭轩堂

科学出版社 出版
北京东黄城根北街16号
邮政编码：100717
http://www.sciencep.com

三河市骏杰印刷有限公司印刷
科学出版社发行 各地新华书店经销

*

2020 年 6 月第 一 版 开本：787×1092 1/16
2025 年 7 月第七次印刷 印张：15 1/4
字数：368 000

定价：58.00 元

（如有印装质量问题，我社负责调换）

《医学科研方法教程》编写委员会

主　编　隋建峰　李红丽

副主编　黄春基　王　勇　胡　波

编　委（以姓氏汉语拼音为序）

白　云（陆军军医大学基础医学院医学遗传学教研室）
陈　浩（陆军军医大学基础医学院生理学教研室）
陈鹏慧（陆军军医大学基础医学院神经生物学教研室）
陈晓红（陆军军医大学药学院药理学教研室）
胡　波（陆军军医大学基础医学院生理学教研室）
胡　浩（西安交通大学医学部教学实验中心）
胡志安（陆军军医大学基础医学院生理学教研室）
黄春基（陆军军医大学基础医学院）
李红丽（陆军军医大学基础医学院教学实验中心）
刘利兵（空军军医大学基础医学院教学实验中心）
阮　艳（陆军军医大学基础医学院组织胚胎学教研室）
隋建峰（陆军军医大学基础医学院教学实验中心）
王　勇（陆军军医大学基础医学院实验动物学教研室）
王　越（海军军医大学基础医学院组织胚胎学教研室）
王亚云（空军军医大学基础医学院教学实验中心）
吴广延（陆军军医大学基础医学院教学实验中心）
夏建霞（陆军军医大学基础医学院生理学教研室）
熊　鹰（陆军军医大学基础医学院神经生物学教研室）
熊加祥（陆军军医大学基础医学院教学实验中心）
许雪青（陆军军医大学基础医学院医学遗传学教研室）
闫　洁（陆军军医大学基础医学院生理学教研室）
张吉强（陆军军医大学基础医学院神经生物学教研室）
张俊磊（陆军军医大学基础医学院组织胚胎学教研室）
周晓杨（陆军军医大学基础医学院实验动物学教研室）

前　言

欢迎阅读《医学科研方法教程》。本教材是《医学科研方法概论》的续版。《医学科研方法概论》自发行以来以其简洁实用的风格为很多医学院校本科生和研究生的科研入门提供了重要参考，令人欣慰。近十年来，新的医学科研方法理论和技术进展层出不穷，为涵盖新的相关进展并突出本书作为入门教材的属性，我们经过认真甄别取舍，在续版中调整增加了大量有关前沿理论和方法技术，并更改书名为《医学科研方法教程》。鉴于其作为本科生及研究生科研入门教材这一前提，在内容调整时我们充分考虑了医学及生物学专业本科生和研究生现有的课程设置、已具备的知识结构及实际需要，重点突出应用知识并尽量避免与前期知识的重复。教材内容总体分为两大部分，前一部分主要介绍医学科研工作必需的基本知识，后一部分主要涉及医学及生物学领域最新且通用性强的科研方法与技术。与纯粹的技术方法教材不同的是，为方便初学者阅读，本教材对方法技术的阐述力求简洁通俗，尽量避免内容的烦琐冗长，并注重介绍技术的应用。

关于医学科研基础知识方面的内容，本教材仍然以医学科研的基本过程为主线进行介绍。开始两章简介了医学科研的基本内涵及过程，以及生物医学发展的前沿领域。第三章重点介绍了医学科研文献的分析应用。关于文献检索的具体方法，因其简单易学且很多教材已有涉及，这里对此仅一带而过。第四至八章的主要内容是医学科研选题和实验设计、医学实验动物与疾病动物模型、医学实验数据的记录与处理、医学科研论文写作和医学科研项目的来源与申请。鉴于目前国内高等医学院校关于“临床流行病学”（临床医学科研方法）均有计划内课程设置，而“医学实验动物”课程多未涉及的现状，本书对“临床科研方法和试验设计”的内容不再纳入，但保留“医学实验动物”章节并突出基因工程实验动物这一重要内容；鉴于医学实验数据的一般性统计分析方法，如 t 检验及单因素方差分析等内容在前期的本科或研究生教材《医学统计学》中均有叙述，这里也不再重复，而是结合具体实例重点介绍了多因素方差分析在医学科研工作中的实际应用。关于医学科研重要方法与技术介绍（第九至十一章），我们按照机能、形态、分子生物学三大模块分别进行针对性介绍。在机能学实验方法一章，首先简介了生物信号记录基础知识，然后重点介绍了一些前沿且通用的功能研究方法，包括膜片钳、光遗传、化学遗传等技术；在形态学方法一章，重点放在免疫组织化学、电镜、激光扫描共聚焦、双光子荧光显微成像、神经环路示踪等技术方面；在分子生物学实验方法一章，重点放在基因编辑、基因芯片、蛋白质组学等相关内容上。在第十二章，我们对医学科研实际工作中两个重要的常用软件（EndNote 和 Origin）进行了简介，这两个软件对于医学科研工作是必需的。最后，对医学科研基本素质和道德要求进行了强调。

加强医学院校本科生和研究生科研创新能力的培养是医学教育改革的核心课题，以必修或选修课的形式对医学和生物学专业研究生甚至本科生进行医学科研方法的培训是课程改革的必然趋势。为此，我们希望奉献一本简洁实用、内容新颖、具有重要指导价值的入门教材。其中重要章节都聘请承担相关内容讲授的基础医学、临床医学、药学、生物学的校内外专家学者执笔，在此对他们的参与表示感谢。

在此教材的编写过程中，我们查阅和参考了大量文献、书籍和相关网站内容，谨向作者致以真诚的谢意。对于教材中的缺点和不足，恳请读者予以批评指正。

隋建峰　李红丽

2020年1月于重庆

目　录

第一章　绪　　论

第一节　医学科研的任务、特征和分类

医学科研是人们为了探索人类生命与疾病现象的本质和规律，研究与制定防治疾病、维护和促进身心健康、改造人类生存环境、提高人口素质的策略与措施所进行的各种科学研究活动，其目的在于揭示人体各种生理现象和病理现象的规律，即人体生命本质及健康和疾病互相转化的规律，并运用这些规律探索防治疾病和促进健康的技术和手段，为人类造福。

一、医学科研的任务

医学科研的首要任务是探索医学中的未知规律，不断提出新的思想和理论，并修正、补充、丰富、发展、完善已有的理论和学说，这是医学研究的基础和应用研究的前提。医学科研的另外一项任务是探索已知规律的运用，包括有针对性的新技术和新产品的开发。运用已知规律解决实际中的医学问题体现了医学科研的重要价值和意义。

二、医学科研的特征

医学科研与其他科学研究一样，也具有探索性、创新性、继承性、连续性等特点。但与其他科学研究工作相比，医学科研具有自身鲜明的特征。

1. 研究对象特殊

医学科研的研究对象是人或实验动物。因此，除了生物因素外，医学科研还必须考虑到心理因素、环境因素等对人体可能产生的各种影响。

2. 研究内容复杂

医学科研的研究内容包括人体生老病死的每一个阶段，以及自然环境和社会环境中可能影响人体健康的各种因素。

3. 研究方法受限

由于医学科研对象的特殊性，对其研究方法的采用要求倍加严格。因此，医学科研的方法和手段受到了许多限制。

三、医学科研的分类

1. 按照科研的目的与意义分类

1）*基础研究*　旨在增加科学技术知识和发现探索领域的任何创造性活动，而不考虑任何特定的实际应用目的。其成果常常成为普遍的原则、理论和定律。

2）*应用研究*　旨在增加科学技术知识的系统活动，但它考虑某一特定的实际目的。其成果对科学技术领域的影响有限，但针对性强，可以直接产生社会效益。

3）*开发研究*　旨在推广应用新技术、新产品，可以直接产生经济效益。

2. 按照设计方法分类

1）*前瞻性研究*　根据科研目的，事先做好设计，然后按照设计要求进行研究。这类研究的过程可控性及结果的可信性较好。

2）*回顾性研究*　研究的事物或过程已经发生，之后再进行研究设计。其研究结果的可信性不如前瞻性研究，但在病因学研究中应用广泛。

3. 按照研究过程中采用的方法分类

1）*实验性研究*　以实验方法作为搜索资料的主要手段，是一种通过实验设计且严格控制实验条件的研究，其特点是对研究对象进行了干预。

2）*调查性研究*　以调查、观察方法作为搜集资料的主要手段，其特点是对研究对象并未进行干预。

四、学习医学科研方法的意义

1. 有利于提高医学科研能力

系统完整的科研方法有利于指导开展重大医学研究，可以开拓研究新领域，攻克技术新难关，不断寻求维护人类健康和防治疾病的最佳途径和方法。医学科研工作者需要按医学研究的规律探索医学问题，这有助于医学人才的健康成长，可以培养出能刻苦钻研、敢于设想、善于创新、勇于实践的医学人才。

2. 有利于医学科研工作的管理

掌握正确的医学科研方法，有利于总结医学科研管理的实践经验，为医学科研管理提供理论、方法和技术支持。

3. 有利于提高医学科研决策能力

医学科研以其综合的知识体系和科学的研究方法，帮助人们观察分析复杂多变的医学现象和医学问题，并做出符合医学科研规律的鉴别、判断和预测。

第二节 医学科研的基本过程

医学科研首先要确定受试对象及处理因素，然后观测处理因素作用于受试对象的反应。研究结果的最终体现是处理效应的观察。医学科研的基本步骤分为科研选题与制定计划、计划的实施、数据整理与分析、论文写作4个阶段。

一、医学科研的基本要素

1. 受试对象

受试对象也叫作研究对象，是指研究者的实验对象，可以是人、动物、器官、细胞、分子等。选择受试对象应遵循以下基本原则。

1）受试对象的选择　确定受试对象要合乎实验目的，必须对处理因素敏感且有比较稳定的反应性。实验动物应变异小、稳定，要有普遍意义或接近人类的反应。

2）受试对象影响因素的控制　确定了受试对象后，也应注意控制相关影响因素。例如，应针对性地注意动物的品系、年龄、雌雄、体重等。对某些动物的生活环境也有严格要求，如裸鼠，必须在符合要求的洁净级条件下开展实验。

2. 处理因素

处理因素是指研究者根据研究目的确定，并且通过合理安排实验，从而科学地考查其作用大小的因素，如药物的种类、剂量、作用时间等。选择处理因素应遵循以下基本原则。

1）抓住实验研究中的主要因素　实验效应是多种因素作用的结果，要根据研究目的和客观条件选择最主要的因素。一次实验涉及的处理因素太多，会使分组增多，受试对象的例数增多，在实验实施中难以控制误差。因此，需根据研究目的需要与实施可能来确定关键性的处理因素。

2）分清处理因素和非处理因素　处理因素以外，影响实验结果的其他因素都称为非处理因素。因此，设计时要设法控制这些非处理因素，以消除它们的干扰作用，减小实验误差。

3）处理因素必须标准化　处理因素标准化就是要保证处理因素在整个实验过程中始终如一。例如，强度、频率、持续时间与施加方法等，要通过查阅文献和预实验找出最适条件，并使之相对固定。

4）注意处理因素的数目与水平　处理因素可以是一个或多个，即单因素或多因素。同一因素可根据不同强度分为几个水平，正确选定处理因素的水平是十分重要的。依照研究因素与水平的数目，可产生4个不同类型的组合，实际上也就是4类不同的实验，分别是单因素单水平、单因素多水平、多因素单水平、多因素多水平。单因素单水平的实验比较少用，单因素多水平或多因素单水平的实验较为普遍。一个实验同时观察几个因素不仅可以节约时间与精力，同时可以对各种因素从不同角度进行观察，分析其相互作用，包括它们之间的协同作用和拮抗作用，并可使研究结果更加深入。

3. 实验效应

实验效应是处理因素作用于受试对象的反应，是研究结果的最终体现，也是实验研究的核心内容，它通过实验指标来表达。实验效应包括实验指标的选择和观察两部分内容。

1）选择实验指标的原则

（1）客观性。指标是主观还是客观，由指标数据来源确定。指标数据由观察者根据主观感受判断的，称为主观指标。客观指标是指借助仪器或试验等客观方法反映的指标，能真实显示实验效应的大小或性质。在实验指标选择中应尽量选用客观的、定量的指标。

（2）灵敏性。在实验设计中，应选择对处理因素反应较为敏感的指标，使实验效应能较好地显示出来。但灵敏度高的方法，往往要受到很多客观条件的限制。

（3）特异性。实验指标必须具有一定的特异性，才能更好地反映研究问题的本质，减少假阳性率。例如，甲胎蛋白是诊断原发性肝癌比较特异的指标；诊断糖尿病时，血糖的特异性就比尿糖高。

（4）精确性。实验指标的精确性包括准确性和精密性，准确性是指测定值与真实值的接近程度；精密性是指测量值与平均值的接近程度。实验设计首先强调准确，其次才是精密，精密性高但准确性低是不符合科研要求的。

2）实验指标的观察　首先对实验效应的观察尽量做到客观性，避免偏倚；其次在观察过程中应注意处理因素与实验效应的关系；最后要避免其他因素对观察指标的干扰。

二、医学科研的基本步骤

医学科研工作过程中需遵循科学规律，合理安排，统筹规划，才能有效地指导医学科研活动，取得科研成果。

1. 科研选题与制定计划

1）科研选题　科研选题是提出研究问题，确定研究目的和内容，形成科学假说的过程。提出一个问题比解决一个问题更重要，提出新问题要有创造性的想象力。所选题目贯穿整个医学科研过程，对研究工作的成败起着决定性作用。选题可以从以下几个方面考虑：从实验中遇到的问题中选题，从文献中获得线索选题，从已有课题延伸中选题，从其他学科移植选题等。选题时要关注研究前沿动态和国内外研究情况，避免重复性研究。

2）根据选题制定研究计划　选题是费时且重要的工作，完成选题后，围绕所选题目制定研究计划，并在研究计划的指导下完成科学研究，解决科学问题。研究计划制定需要符合实用性、重复性和经济性原则。其主要内容有：选题背景、依据及意义；研究目的；研究方法和技术路线；研究进度安排。这一部分内容可参考国家自然科学基金项目书格式。

2. 计划的实施

科研工作的实施需要按照研究计划进行，并做好实验记录，获得第一手资料。资料收集要全面、客观、准确，不要为了预想结果篡改实验数据，要反映实验的本来面目，这对后期的数据分析极其重要，要注意资料的完整性、可重复性和真实性。

3. 数据整理与分析

经过科学实验，收集大量实验数据，对这些数据进行科学处理才能得到实验结果。首先，实验数据一般都有阴性和阳性之分，不能只选用与预期结果符合的数据，舍弃与预期结果不符的数据，这可能导致错误的研究结果和结论。其次，对数据的加工整理应当根据数据类型及实验设计方法选用正确的统计学方法，这对结果的判断非常重要。最后，在数据不足的情况下要补充进行部分实验，做到严谨认真。一切原始资料均应认真积累和保存，以备重新整理和查阅。

4. 论文写作

医学科研工作完成后应写出科研总结和科研论文，及时把自己的科研成果推广介绍出去，为广大科研人员服务。

（李红丽，隋建峰）

第二章　医学简史和生物医学发展的前沿领域

第一节 医 学 简 史

医学发展始于奴隶社会的古代医学，中国古代医学为世界医药学做出了重大贡献。文艺复兴之后欧洲近代医学逐渐兴起，经过16～18世纪解剖学、生理学和病理学的奠基，19世纪细胞学、细菌学、药理学、诊断学、外科学的大发展，至20世纪，近代医学与现代科学技术紧密结合，发展为现代医学。现代医学的重要特点是重视对微观世界的研究，重视各学科专业间的交叉融合。21世纪是生命科学的时代，生物医学必将有更迅猛、更广泛的发展和突破。

一、古代医学

奴隶社会便有“职业医生”出现，并留有大量医学文献，这些文献含有许多迷信成分，宗教色彩浓厚，大多出自僧侣之手。

1．古埃及、古印度、古巴比伦的医学

古埃及的僧侣兼管为人除灾祛病。他们使用催吐、下泄、利尿、发汗等方法驱逐“体内鬼怪”。为将富人的遗体永久保存，他们采用了尸体干化（“木乃伊”）技术，这成为现代研究古代病理学的宝贵材料。古埃及用纸草文写成的医书现存有五六种，有卡汗纸草书、史密斯氏纸草书等。古印度的外科很发达，大约至迟在公元4世纪就能做断肢术、鼻的形成术、剖宫产术等；古印度人除应用植物药外，还采用动物药和矿物药。古印度医学认为健康是机体的三种原质——气、黏液、胆汁正常配合的结果，后期发展为四元论。古巴比伦的医学与占星术有密切联系，认为身体构造符合天体的运行，人体是一个小宇宙。这一观念与中国古代医学的看法接近。古巴比伦有两种医生，一种为僧侣，治病方法是咒文、祈祷；另一种是有实际经验的医生，由平民担任，他们重视肝脏，用之占卜（肝卜）。值得一提的是，约公元前1700年由巴比伦王颁布的《汉谟拉比法典》中，已出现关于医疗处罚方面的规定，这是世界上最早的医疗法律条文。

2．古希腊、古罗马的医学

古希腊人吸收古埃及、古巴比伦的文化长处，在文化科学各方面都有较高的成就。希腊医学是后来古罗马及全欧洲医学发展的基础。直到现在，欧洲人所用的医学符号——手杖和蛇，即源自古希腊神话中的医神阿斯克勒庇俄斯。许多古希腊的医学词汇沿用至今。

古希腊医学的代表人物为希波克拉底，他将四元素论发展成为“四体液病理学说”，认为生命取决于4种体液：血、黏液、黄胆汁和黑胆汁，四体液平衡，则身体健康；失调，则多病。希波克拉底学派倾向于从统一的整体来认识机体的生理过程，认为人体的各个部分是相互关联的，一个部位的异常能引起机体其他部分的疾病。他们还关注外界因素对疾病的影响，有比较明确的预防思想。他们要求医生不要妨碍病理变化的“自然”过程，而应根据医学知识并考虑自然来进行工作。《希波克拉底文集》中很多地方都谈论到医学道德问题，最著名的是《希波克拉底誓言》，后来欧洲人学医后都按这个誓言宣誓。

古罗马时代的医学发展与古希腊的医学有继承性联系。罗马最著名的医生加伦（原籍希腊），对希波克拉底的著作很有研究，他在治疗方面重视药物治疗，认为草药中含有应该利用的有效成分，也有应该放弃的有害成分。他大量利用植物药配制丸剂、散剂、浸剂、酊剂等各种制剂，储备待用。

3. 中世纪欧洲的医学

欧洲中世纪流行病传播猖獗，以鼠疫、麻风等最盛，这促进了医学校、医院和药房的设立。当时学生主要学习希波克拉底、加伦和阿维森纳的著作。1346年，欧洲鼠疫大流行，促使威尼斯港口进行检疫，以后的伦敦、巴黎等也颁布了一些防止传染病的法规。

4. 中国古代的医学

中国有着极其悠久的传统文化，中医药学是中华文化传统的一个子系统，传统医学典籍是中国科技遗产中保存最完整的一部分，从先秦至1949年，中医药典籍有12 000种左右，它们是中国文化传统的重要载体之一。众多医学名家对中医学的发展做出了重大贡献，他们当中有扁鹊，战国时医学家，医疗经验丰富，遍游各地行医；华佗，东汉末医学家，擅长外科手术，发明我国最早的全身麻醉药剂“麻沸散”；张仲景，东汉末著名医学家，其《伤寒杂病论》奠定了中医治疗学的基础，被称为“医圣”；孙思邈，唐代医学家，总结唐代以前临床经验和医学理论，著有《备急千金要方》等，倡立脏、腑病分类，贡献巨大；李时珍，明代杰出医药学家，注重药物研究，重视临床实践，收集整理宋、元以来民间多种药物，历时27年著成“东方医学巨典”——《本草纲目》，并流传到世界各国，为世界医药学做出了重大贡献。

二、近代医学

西方近代医学在文艺复兴以后逐渐兴起，包括16～19世纪的欧洲医学。

1. 16世纪的解剖学

16世纪欧洲医学摆脱了古代权威的束缚，开始独立发展，其主要成就是人体解剖学的建立，这是近代医学兴起的标志。

意大利画家达·芬奇首先对加伦的解剖学产生疑问，指出加伦所谓肺心相通学说是错误的。他还检查过心脏的构造，证明了心瓣膜的作用，他的观点很快引起了医学家的注意。比利时解剖学家维萨里在意大利帕多瓦大学任教期间完成了大量的尸体解剖工作，并于1543年将工作中积累起来的材料整理成书——《人体构造论》，此书纠正加伦的错误达200多处，对人体解剖学的革新做出了巨大贡献。

2. 17世纪的生理学

资产阶级革命的成功大大推动了科学的发展。哲学上培根提出了经验主义，提倡实验观察和归纳法，主张一切知识来自经验，他的名言“知识就是力量”激励了后人的探索热情；笛卡尔是唯理论的代表，他重视人的思维，同时又把机械论观点运用于对生理问题的研究，对后世的生命科学影响很大；实验和量度的应用使生命科学开始步入科学轨道，其标志是血液循环的发现。

虽然中医学早已有血液循环的概念，但英国伟大的生理学家和胚胎学家哈维最先通过活体解剖的方法直接进行了动物生理活动的观察。他精密计算了自左心室流入主动脉和自右心室流入肺动脉的血量，发现了血液循环现象，并于1628年发表了著名的《心血运动论》。实验的兴起催生了许多科学仪器的发明，17世纪初显微镜问世，通过显微镜观察，意大利科学家马尔皮基发现了毛细血管，荷兰科学家列文虎克看到了血细胞在毛细血管中流动。他们的实验填补了哈维血液循环学说的空白。临床医学直到17世纪一直没有什么进展，医术与中世纪相仿，“四体液病理学说”依然是疾病理论的基础。当时的医生多研究解剖学和生理学，希波克拉底的“自然治愈力”思想仍受重视。

3. 18世纪的病理解剖学和预防医学

到18世纪，医学家已经解剖了无数尸体，对人体的正常构造有了清晰的认识，在这基础上，他们开始注意到若干异常的构造。意大利病理解剖学家莫尔加尼通过对500多例尸检观察，比较了病变器官和正常器官之间的区别，论证了疾病症状与病变部位之间的联系，于1761年发表重要著作《论疾病的位置和病因》，详细描述了疾病影响下的器官变化，并且据此对疾病原因做出科学的推测。他把疾病看作局部损伤，认为每一种疾病都有它在某个器官内的相应病变部位。此后，医师开始用“病灶”解释症状。这种思想对以后的整个医学领域影响甚大。

18世纪预防医学的大事件是詹纳发明了牛痘接种法。早在16世纪，中国已开始用人痘接种来预防天花，18世纪初，这种方法经土耳其传到英国，詹纳在实践中发现牛痘接种比人痘接种更安全，他的改进增加了接种的安全性，为人类最终消灭天花做出了巨大贡献。

4. 19世纪的细胞学、细菌学、药理学、诊断学、外科学等

1）*细胞学和细胞病理学*　19世纪初细胞学说被提出，从而开启了近代医学的新篇章。19世纪中叶，德国病理学家菲尔肖倡导细胞病理学，将疾病研究深入细胞层次。该学说认为，机体是细胞的总和，疾病可用细胞病理来说明。

2）*细菌学、微生物学和免疫学*　19世纪中叶，由于发酵工业的需要及物理、化学和显微镜技术的发展，细菌学诞生了。法国科学家巴斯德证明了发酵及传染病与微生物的关系；德国科学家科赫发现霍乱弧菌、结核杆菌及炭疽杆菌等，并改进了细菌培养的方法和细菌染色法，提出科赫三原则。他们的工作奠定了微生物学的基础。19世纪后30

年是细菌学时代，大多数主要致病菌在此时期先后被发现。

巴斯德还研究了鸡霍乱、牛羊炭疽病及狂犬病等，并用减弱微生物毒力的方法首先进行了疫苗研究，从而创立了经典免疫学。以后，在巴斯德研究所工作的俄国人梅契尼科夫系统阐述了吞噬现象及某些传染病的免疫现象，1880 年发表微生物间的对抗和它们的变异论述，20 世纪初又发现乳酸菌与病原菌在人肠中相互拮抗，并用乳酸菌制剂来治疗某些肠病。他对早期免疫学做出很大贡献。

3）药理学和生理学　19 世纪初期，一些植物药的有效成分先后被提取出来。例如，1806 年由鸦片提出吗啡，1819 年由金鸡纳树皮提出奎宁等。至 19 世纪中叶，尿素、氯仿等已合成。1859 年水杨酸盐类解热镇痛药合成成功，19 世纪末精制成阿司匹林。其后各种药物的合成精制不断得到发展，并且人们开始研究药物的性能和作用。以临床医学和生理学为基础，以动物实验为手段，应用物理、化学的理论和技术，逐渐兴起了实验药理学和实验生理学。

4）诊断学　受病理解剖学和细胞病理学发展的影响，当时的临床医学特别注意对内脏器官病理变化的研究观察，想尽各种方法寻找“病灶”，使诊断方法不断充实，诊断手段和辅助诊断工具不断增多。19 世纪初，法国医生科尔维萨推广叩诊法，促进了其在临床上的应用；法国病理学家、临床学家拉埃内克发明了听诊法，并用以诊断心肺疾病。许多临床诊断辅助手段如血压、体温测量，体腔镜检查都是在 19 世纪开始应用的。新的光学器械也相继发明和使用，较早的有德国人赫尔姆霍茨的检眼镜，继之喉镜、膀胱镜、食管镜、胃镜、支气管镜等不断出现，大大丰富了内科诊断手段，并使其后的腔内治疗成为可能。到 19 世纪末，由于化学的发展，化学分析检验辅助诊断开始受到重视并大大促进了诊断法的发展。显微镜的不断进步，使形态诊断学逐步取得重要地位，至 19 世纪末和 20 世纪初，微生物学和免疫学的成就使诊断方法更为丰富。

5）外科学　19 世纪之前，外科学非常落后。疼痛、感染、出血等主要问题未得到解决，这限制了手术的推广。19 世纪解剖学的发展和麻醉、防腐和无菌技术的应用才推动了外科学的发展。

19 世纪中叶，N_2O、乙醚、氯仿相继被用作全身麻醉药，外科手术能够在无痛情况下施行；19 世纪末局部麻醉法问世，这大大推动了外科学的进步。巴斯德发现病原微生物后，英国外科医生李斯特认为伤口感染是由微生物引起的，1865 年他用石炭酸消毒法进行复杂骨折手术获得成功，1886 年贝格曼采用热压消毒器进行消毒，之后外科学真正进入了无菌手术时代。在止血钳、止血带及血管结扎的方法开始应用后，阻碍外科学进步的障碍基本得到解决，从此外科学开始迅速发展。19 世纪末，体腔外科也取得进展，这样，许多临床专业除进行内科处置外，外科方法也获得重要地位。

6）卫生学　18 世纪时预防医学有某些改进，但实施范围很有限。使卫生学成为一门科学的人是德国的佩滕科弗，他将物理和化学的研究方法应用到卫生学方面，研究了空气、水、土壤对人体的影响，分析了大气 CO_2 对呼吸的意义并发明了测定其含量的方法，1882 年出版《卫生学指南》一书。之后，研究职业病的劳动卫生学、研究食品工业的营养和食品卫生学相继产生。19 世纪末和 20 世纪初，出现社会卫生学，目的是研究人们的健康情况、患病和死亡的原因及对策。

7）护理学　护理工作历史悠久，英国人南丁格尔曾在德国学习护理知识，在克里米亚战争中率护士进行战地救护，收效显著。1860 年她创立护士学校，传播其护理学思想，提高护理地位，使护理学成为一门科学。

三、现代医学

近代医学经过 16～17 世纪的奠基，18 世纪的系统分类，19 世纪的大发展，到 20 世纪，近代医学与现代科学技术紧密结合，发展为现代医学。20 世纪医学的特点是：一方面向微观发展，如分子生物学；另一方面又向宏观发展，认识到人本身是一个整体，需把人作为一个与自然环境和社会环境密切相互作用的整体来研究。20 世纪医学发展的主要原因是自然科学的进步，各学科专业间的交叉融合是现代医学的特点之一。基础医学最突出的成就是基本理论的发展，它有力地推进了临床医学和预防医学，疾病治疗和预防的有效手段在 20 世纪开始大量出现。20 世纪以来，基础医学和临床医学的主要成就如下。

1. 分子生物学

分子生物学是通过研究生物大分子（蛋白质、核酸等）的结构、功能及其相互作用来认识生命现象的本质。分子生物学研究促进了分子医学的发展及人类对“分子病”的认识。总的来说，分子生物学兴起虽晚，但它的影响已很快渗透到生物学和医学各个领域，推动了一些新兴学科的产生，如分子遗传学、分子细胞学、分子药理学、分子病理学、分子免疫学等，其对医学的发展也有巨大的推动作用。

2. 分子遗传学

经典遗传学在 20 世纪初的重要进展是通过家系调查明确了许多遗传病的遗传方式。在分子生物学兴起后，人们能够在基因层次上探讨遗传病的分子机理。已经陆续明确，一些疾病是由于基因缺陷导致产生缺陷的功能蛋白（如血红蛋白及各种酶），并引起各种相应的症状（如贫血及各种代谢障碍）。目前已能利用分子遗传学技术进行产前遗传病诊断。分子遗传学家还在研究将正常基因引入遗传病患者进行治疗。

3. 免疫学

20 世纪初人体内的抗自身组织抗体已被发现，1942 年免疫荧光技术出现后确证了自身抗体的广泛存在；20 世纪中叶人们发现免疫耐受现象并在实验动物中成功地诱发了耐受状态。这使人们逐渐认识到，免疫的作用不限于抗感染，它能识别“己”与“非己”从而维持机体稳定性。此后，免疫学研究成果层出不穷：50 年代发现胸腺与免疫有关，免疫球蛋白的结构也得到阐明；60 年代 T 细胞、B 细胞作用被阐明；70 年代单克隆抗体技术诞生。1974 年耶纳提出免疫网络学说。在临床应用方面，20 世纪后期，一系列的疫苗相继研制成功，对控制许多传染病效果显著。免疫学技术作为诊断方法始自 21 世纪之初，而免疫学的另一突出贡献是在组织和器官移植方面。免疫学现已成为影响生物学和医学最重要的基础学科之一。1971 年第一届国际免疫学学术大会上学者们一致认为免疫学应从微生物学中分出成为一独立学科。

4. 内科学

在治疗方面，19 世纪后半期，药理学的进步使疾病的治疗有了一些改进，但对多数疾病仍无能为力，尤其对一些已知病源的传染性疾病。进入 20 世纪，化学治疗的发明和抗生素的发现彻底改变了这种局面。1908 年，德国人埃尔利希和日本人秦佐八郎发现 606 能治疗螺旋体疾病，开创了化学疗法的先河；1922 年，加拿大人班廷成功提取胰岛素用于治疗糖尿病；1928 年，英国人弗莱明发现了青霉素的杀菌作用并很快将其用于临床；1935 年，多马克研制成功磺胺药；1944 年，美国人瓦克斯曼发现链霉素能治疗肺结核。20 世纪后半期，新药物包括新抗生素不断出现，使某些疾病的疗效明显改善，这些特效疗法是内科治疗史上划时代的进步。与此同时，联合化疗、要素饮食、静脉高营养疗法、免疫疗法等新疗法不断出现；电除颤人工心脏起搏器、人工呼吸器等医疗仪器不断改进。这些新药物、新仪器和新疗法使得一些慢性病、难治之症改变了预后，提高了疗效。

在诊断方面，伦琴 1895 年发现 X 射线，到 20 世纪初 X 射线已成为临床诊断的重要手段。其最初用于观察骨骼状态，后又用于造影。此后重要的诊断技术进展有心电图（1903）、梅毒血清反应（1906）、脑血管造影（1911）、心脏导管术（1929）和脑电图（1929）。20 世纪 50 年代初，超声波技术应用于医学；60 年代，光纤胃镜出现；70 年代后，X 射线计算机断层成像（X-CT）及磁共振成像技术诞生，病灶的诊断更加精确。同时，化验诊断技术也得到发展，如敏感的放射免疫测定法。其他各种电子仪器和诊断技术，如心肺监视器、射线照相术也应用于临床诊断。从 1960 年可借助羊水检查诊断胎儿血友病开始，到 70 年代先后发明了产前遗传病染色体检查法、羊水中酶活性及甲胎蛋白测定，产前诊断达到新水平。

5. 内分泌学

1901 年分离出肾上腺素，不久，促胰液素也被提取出来，人类开始认识体液调节的功能。之后，甲状腺素、胰岛素、各种性激素等相继分离提纯，20 世纪 40 年代人们提取了肾上腺皮质激素，五六十年代分离出了促甲状腺素释放激素。60 年代第二信使学说被提出，其阐明了含氮激素的作用机制，推动了内分泌学向分子领域发展。

6. 营养学

进入 20 世纪后，营养学得到很大发展。首先是蛋白质在营养学上的重要性逐渐被认识。20 世纪 30 年代，美国科学家罗斯等确定了必需和非必需氨基酸的差别及人类所必需的 8 种氨基酸。其次是维生素的接连发现，如维生素 B_1（1913）、维生素 A（1913）、维生素 D（1926）、维生素 C（1928）、维生素 B_2（1933）、维生素 E（1936）、维生素 B_6（1938）、维生素 K（1948）等。第三是 20 世纪后半叶认识到微量元素的重要性。由于营养学知识的进步，人类便有可能采取“强化食物”等措施防治各种营养缺乏病，也使“完全胃肠外营养法”得以实现。

7. 外科学

20 世纪初，兰德斯坦纳发现血型，通过配血使输血得以安全进行。此后，局部麻醉法、肌肉松弛药、抗生素先后应用到临床，解决了外科治疗的基本问题，外科学得以飞速发展，各外科专业相继独立，包括脑外科、心血管外科、消化外科及整形外科等。

显微外科技术的进步扩大了外科手术领域，使某些过去不能手术的疾病得到治疗的机会。显微外科技术被广泛用于周围神经修复，显微血管吻合技术的发展将移植外科推向新的水平。神经外科手术也有较大进展。近年来，介入治疗技术尤其心脑血管介入治疗进展快速，人工关节移植推动了关节外科的发展，此外，腔镜技术在多个领域被广泛应用。

8. 生物医学工程学

1913 年卡雷尔提出器官移植的观点；1933 年异体角膜移植成功；1954 年肾移植首获成功。其后，随着免疫学的进步，肝移植（1963）、肺移植（1963）、胰腺移植（1966）先后完成。1967 年，南非外科医生巴纳德进行了首例心脏移植。骨髓移植也取得很大成就。20 世纪 40 年代以来，现代科学技术更直接进入医学领域，医学与生物学、化学、电子学、数学、力学、工程学等融为一体，出现了生物医学工程学，各种人造器官是其成就之一。1945 年荷兰人科尔夫将人工肾用于治疗急性肾功能衰竭，并首获成功；1962 年斯塔尔采用人造球形瓣膜更换二尖瓣，并获得成功；20 世纪 50 年代人工心肺机、人工低温术的应用使体外循环心内直视手术得以进行。1982 年，美国医生给一位 61 岁的心脏病患者植入人工心脏，使这一领域进入一新阶段。20 世纪 50 年代后期，生物医学工程学成为独立学科，除人工脏器外，尚研究人工关节、假肢、人工感官等。

9. 精神病学

20 世纪初，德国的克雷佩林曾以著作和讲演等方式介绍精神病的分类方法；维也纳的弗洛伊德创立了“精神分析”学说，认为精神作用影响潜意识。20 世纪 30 年代，胰岛素休克和电休克疗法先后应用于临床，成为早期治疗精神病的两大疗法。1950 年氯丙嗪合成，1952 年迪莱将其用于精神病治疗并获得成功，精神病治疗进入化学治疗阶段。20 世纪后半叶讨论心理与健康和疾病关系的学科，如心身医学及行为医学等相继出现。

总之，由于自然科学的进步并牢固地建立在实验基础之上，20 世纪的医学有空前的进步。在研究层次上，向微观和宏观发展，分子医学和系统医学并进；在学科体系上，学科分立和学科之间的交叉融合并进；医学研究的国际化倾向日益明显。但仅从生物学角度来考虑健康和疾病有很大的局限性。1977 年，美国医学家恩格尔提出生物-心理-社会医学模式主张，从生物学、心理学和社会学三个方面综合考察人类的健康和疾病问题，以弥补过去单纯从生物学角度考察的缺陷，这对未来医疗卫生事业的发展有重大意义。人类目前仍然面临许多严重的医学问题，如心脑血管病、恶性肿瘤及病毒感染仍是威胁人类健康的主要疾病。解决这些难题需要新的思维方式和先进的科学技术。20 世纪后半叶发展起来的分子生物学、免疫学、遗传工程学等学科方兴未艾，同时，现代物理学、现代化学等已为生命科学的发展提供了更好的条件，进入 21 世纪，随着生命科学研究的不断突破，生物医学迎来了突飞猛进的发展时代。

第二节　生物医学发展的前沿领域

作为21世纪科技创新革命的重要推动力量，生命科学发展十分迅猛，研究领域日益宽广，新的研究内容和新的研究方向不断出现，生命科学在人类科学技术领域中的重要性日益增强。与之对应的是，生命科学对高新生物技术的需求和依赖也越来越强。生物技术的创新推动着生物医学的发展，生物医学的每一个前沿领域背后都对应着一项或多项生物技术的创新。在人类基因组计划（human genome poject，HGP）之后，当前生物医学研究的前沿热点领域群主要集中在基因组学、结构生物学、组织工程学及神经科学等。

一、基因组学

基因组学就是研究基因组的结构、功能及表达产物的学科。如今，随着人类基因组计划的实施而诞生的基因组学已全面改变生命科学的面貌，成为引领生命科学发展的先锋。作为不断发展的新兴领域，基因组学主要包括两个不同的研究领域，即基因组序列测定和基因组功能注释研究。此外，与基因组学共同发展的姐妹学科——生物信息学和系统生物学也是相关领域的研究前沿和热点。

基因组序列测定是基因组学研究兴起的始动力量。1985年由美国科学家提出，随后由6个国家科学家共同参与的人类基因组计划是人类第一次尝试对高等生物基因组序列进行测定。其目的旨在阐明人类基因组30亿个碱基对的序列，发现所有的人类基因，破译人类全部遗传信息。2003年人类基因组计划首席科学家Collins博士在美国白宫宣布人类基因组序列图绘制成功，这标志着人类基因组参考序列的成功建立和人类基因组计划的胜利完成，同时也开创了一个全新的基因组学时代。在这项举世瞩目的跨国协作计划实施过程中，基于Sanger博士发明的双脱氧法（链终止法）测序技术发挥了至关重要的作用。而该技术经过平板式到毛细管式、从放射性标记到四色荧光标记等两次重要技术革新，最终其测序能力得到大幅度提高。之后，多种二代测序（next generation sequencing，NGS）技术逐步成熟。以454、Solexa、SOLiD为代表的测序技术使测序成本下降了2或3个数量级，是DNA测序技术的一次革命。它们一次可以同时对几十万至几百万条DNA进行测序，故也称为高通量测序技术；它们可以对一种生物、组织或细胞器进行基因组、转录组或代谢组的全面、深入、细致的分析，故又称为深度测序（deep sequencing）。这些新技术大大加速了生物医学的研究步伐，使全面分析基因组、转录组和代谢组成为可能。在Complete Genomics公司（2009年）利用纳米芯片技术对三个完整人类基因组序列进行了测定之后，更快、更准确的第三代测序技术逐步成熟，该技术着重于单分子实时测序，测序时不需要经过PCR扩增，实现对每一条DNA分子的单独测序，主要应用在基因组测序、甲基化研究、突变鉴定（SNP检测）等领域。基因测序技术逐渐成为临床分子诊断中重要的技术手段。

此外，保障HGP顺利进行甚至提前完成的另外一项重要的技术发展是生物信息学的诞生。当人类基因组计划国际协作组织正在按部就班，从遗传图谱到物理图谱，从一个个克隆测序到一个个连接子拼接时，Celara 公司基于具有强大生物信息数据处理能力的软件和硬件平台，采取了全新概念的全基因组鸟枪法测序（shotgun sequencing），极大地加快了人类基因组计划的进程，为该计划的提前完成做出重要贡献。而这一切都得益于人们在生物信息数据处理能力方面的巨大进展，使得对像人类基因组这样复杂庞大的数据群进行分析和拼接成为可能。在基因组的序列测定完成后，对基因组序列的分析、解释和认识成为后基因组时代的重要研究内容，并成为当前和以后相当长时间内生命科学的研究热点和前沿。

1. 基因组功能元件注释与 ENCODE 计划

在人类基因组参考序列建立之后，分析鉴定基因组内海量序列的各自功能，即基因组注释或功能基因组学成为研究的热点。HGP 的成果带给人最大的疑问之一就是：基因组序列中编码蛋白质的基因序列占的比例极少，只有不到 2%，其他的占基因组绝大多数比例的非编码序列，如无用 DNA（junk DNA）的功能为何？为此，人类又进行了 ENCODE 这一新的大型协作计划。ENCODE 计划，也就是“DNA 元件百科全书（encyclopedia of DNA elements，ENCODE）”研究计划，希望找出人类基因组序列中所有的结构和功能元件，形成一个完整的人类基因组的“元件目录”，包括编码蛋白质的基因、非编码蛋白质的基因、转录调控元件、其他调节染色体结构和动态活动的功能序列（如 DNA 复制起始序列）。这一计划分为 3 个阶段，即示范期（pilot phase）、技术发展期（technology development phase）和产出期（production phase）。

目前该计划已进入第三个阶段，也就是产出期。前期已发表的结果挑战了关于人类基因组的传统理论，即人类基因蓝图不是由孤立的基因和大量“垃圾 DNA 片段”组成的，而是一个复杂的网络系统，单个基因、调控元件及与编码蛋白质无关的其他类型的 DNA 序列一道，以交叠的方式相互作用，共同控制着人类的生理活动。

ENCODE 计划已经产生了许多令人惊讶的发现，为未来进一步认识整个人类基因组的功能蓝图开辟了道路。其进程改变了长期以来人类对于基因和基因组功能的认识，基因这一遗传信息基本单位的内涵和外延都得到了极大的扩充。除了编码蛋白质外，相当多的包括微 RNA（microRNA）在内的非编码 RNA（non-coding RNA）在浩如烟海的基因组 DNA 序列中被鉴定出来。除了转录外，还有更多的 DNA 序列不通过生成转录产物，而是通过发挥顺式作用元件的功能来调控其他基因序列的功能。关于基因组里的非编码基因的相关研究已经并必将继续对生命科学研究产生重大的影响。

除了取得令人瞠目结舌的结果并改变人类对基因组的认识外，和 HGP 类似，ENCODE 计划的另一意义同样在于促进了众多研究技术的发展。ENCODE 计划的草拟阶段就把重视新技术的发展列为首要目的之一。在结合了高通量的芯片技术及新一代的测序技术后，建立了一大类在全基因组范围内分析 DNA 功能元件的方法，如分析开放染色质结构的脱氧核糖核酸酶消解配合染色质免疫沉淀技术（DNase-chip）、脱氧核糖核酸酶消解配合高通量测序（DNase-seq）、甲醛辅助分离调控元件（FAIRE），分析转录因子结合位点的染色质免疫沉淀结合平铺式微阵列分析（ChIP-chip）、染色质免疫沉淀结合高通量测序（ChIP-seq）等。

可以预见，在基因组序列中寻找鉴定功能元件，并将其与疾病或表型联系起来的功能基因组研究在很长一段时间内都将是人类的研究热点。只有在这些前沿领域取得突破性进展，人类才能更好地认识自己，了解生命、疾病、衰老等各种生命现象。生命科学作为整体才可能得到自身发展，并带动整个自然科学的发展。

2. 生物信息学与系统生物学

基因组学的发展带动了一系列以“系统化、全面性、数字化”为特点的“组学”研究的发展。在此过程中，数以亿计的序列信息，数以百计的生物学数据库，大量的数据和信息需要进行有效的整理和处理。为了有可能处理和理解这些数据里蕴藏的生命信息，生物信息学应运而生，该领域的核心研究内容是通过对DNA序列进行统计分析，寻找功能的规律和差异，以更深入理解DNA序列、结构与生物功能之间的关系。它包括生物学数据的研究、存档、显示、处理和模拟，基因遗传和物理图谱的处理，核苷酸和氨基酸的序列分析，新基因的发现和蛋白质结构的预测等。

在HGP实施过程中，生物信息学作为一个全新的研究领域，其自身得到了巨大的发展。而反过来，它也极大地促进了整个生命科学的发展，已经成为生命科学各个分支学科的基本思想方法和分析工具。在后基因组研究时代，各种组学研究、各型新式测序技术的快速发展、各种全基因组范围内的功能元件分析方法，这些实验室内的实验技术（wet lab）都使生物信息的产生速度大大加快，生物数据迅速膨胀成数据的海洋。从研究内容来看，除了基因组DNA序列信息分析外，生物信息学研究还包括蛋白质的结构模拟、蛋白质和DNA之间的相互作用，以及药物设计。而从研究方法来看，生物信息学可分为知识发现和模拟分析两部分。知识发现也称为数据挖掘（data mining），是从各个组学实验平台产生的大量数据和信息中发现隐含在里面的规律并形成假设。模拟分析是用计算机验证所形成的假设，并对体内、外的生物学实验进行预测，最终形成可用于各种生物学研究和预测的虚拟系统。生物信息学研究（又被称为dry lab）已成为生命科学发展的重要前沿，越来越受到重视。

伴随着基因组学研究发展起来的另一个相关前沿是系统生物学。系统生物学是在细胞、组织、器官和生物体整体水平研究结构和功能各异的各种分子及其相互作用，并通过计算生物学来定量描述和预测生物功能、表型和行为。系统生物学和HGP有着密切的联系。正是基因组学、蛋白质组学等新型大科学的发展才孕育了系统生物学。系统生物学将在基因组序列的基础上完成由生命密码到生命过程的研究，这是一个逐步整合的过程，由生物体内各种分子的鉴别及其相互作用的研究到途径、网络、模块，最终完成整个生命活动的路线图。

系统生物学也将使生物学研究发生结构性的变化。长期以来，生物学研究是在规模较小的实验室进行的，系统生物学研究将由各种组学组成的大科学工程和小型生物学实验室有机结合实施。系统生物学研究也将在更大范围和更高层次进行学科交叉和国际合作，如人类基因组计划、国际人类基因组单体型图计划、人类表观基因组计划等。

系统生物学的主要技术平台为基因组学、转录组学、蛋白质组学、代谢组学、相互作用组学和表型组学等。基因组学、转录组学、蛋白质组学、代谢组学分别在DNA、mRNA、蛋白质和代谢产物水平检测和鉴别各种分子并研究其功能。相互作用组学系统研究各种分子间的相互作用，发现和鉴别分子机器、途径和网络，构建类似集成电路的生物学模块，并在研究模块的相互作用基础上绘制生物体的相互作用图谱。表型组学是生物体基因型和表型的桥梁，目前还仅在细胞水平开展研究。上述每个层次信息都为理解生命系统的运行提供了有用的视角，而面对复杂的生命系统，必须整合各层次所有视角的信息，并具备足够的能力来处理、整合和理解这些信息，从这些信息中找到规律提炼形成全新的理论。只有这样，人类才有可能完整全面地了解自己。这也就是系统生物学的终极目标。

二、结构生物学

生物大分子的功能取决于其结构，不同结构的生物大分子具有不同的功能，而具有相似结构的分子，其功能则具有相似性。任何生物大分子的功能发挥都有其特定的结构基础。结构生物学是主要研究生物大分子的三级结构及其功能，以及大分子之间相关作用的结构基础的学科。1993 年首次召开了以结构生物学为主题的国际学术会议，会议上宣称结构生物学时代已经开始。我国著名科学家邹承鲁院士指出，结构生物学是以生物大分子结构及其运动的测定为基础来阐明生命现象的科学，几乎每一个重要蛋白质高分辨率结构的测定，都从分子水平上阐明了一项基本生命现象。为彻底揭示生命活动本质进行的分析研究现在还远远没有完成使命，我们对许许多多生命现象的分子基础还不很了解，因此对生命物质的结构分析，特别是分子乃至原子水平的分析和结构运动的分析，还须大大加强、深入和提高。现在大分子组装体的结构与功能既是结构生物学的重要内容，也正是走向综合的重要一步。

回顾生命科学蓬勃发展的半个多世纪，生物大分子的结构解析在其间起到了巨大的推动作用。在生物学领域许多激动人心的发现中，有相当大的一部分是由于生物大分子晶体结构的解析进而在原子水平上对细胞功能活动的深入认识而取得的。20 世纪 50 年代，Watson 和 Crick 建立的 DNA 双螺旋结构模型至今仍是分子生物学及基因组学相关研究的基石。而后，M. Perutz 和 J. Kendrew 用 X 射线晶体衍射技术获得了球蛋白的结构，在此之后 X 射线晶体衍射技术得到广泛应用，推动了大分子的晶体结构研究，使在分子、原子基础上解释大分子的功能特性成为可能。此外，生物大分子的体外进化改进和基于结构的合理药物设计都必须依赖于生物大分子的三维空间结构的精细测定。三维结构信息可以获得未知蛋白质可能具有的辅基、金属配体等，还有酶的催化位点、调节区域等。根据结构特征，可能推断出酶的催化机制，蛋白质和蛋白质间的结合，蛋白质和核酸的相互作用等。这种对新蛋白的结构特性分析可以从结构上为其归类，根据其结构同类家族的功能特征确定其未知功能，为功能研究提供新的视野。

以上可以看出结构生物学一直作为重要组成部分伴随着分子生物学的发展而发展。而随着人类对结构决定功能这一认识的逐渐深刻，结构生物学逐渐发展成为生命科学飞速发展的基石。在人类基因组计划完成之后，对 DNA 结构和序列的认识有了极大的进展，遗传信息的携带者虽然是核酸，但遗传信息的传递和表达仍然是在蛋白质的催化之下，并且是在蛋白质的调节控制之下进行的。基因组计划之后的功能基因组研究想要跟上其步伐，就必须对以蛋白质为主的大量基因组产物的三维结构进行研究。为迎接这一挑战，结构生物学与基因组学相互结合，发展大规模克隆表达蛋白质、高批量晶体生长并测定蛋白质三维结构的新技术和方法。这已经推动形成了结构基因组学（structural genomics）这一交叉前沿学科。

除了大批量和高通量解析蛋白质三维结构外，结构生物学的另一重要研究领域是膜蛋白结构的解析。膜结构是生物体的基本结构之一，高等生物细胞具有独特的膜结构，其亚细胞器外也包裹着膜结构。这些膜结构隔离和维持局部环境的稳定以实现细胞内不同区域的特化结构，但细胞之间、细胞内各区域之间仍需要信息交流以调整生命活动来适应环境变化。现在知道包括激素、神经递质、生长因子、炎症刺激因子及某些药物都是通过膜上的蛋白质（受体）进行作用，在这些信息传递过程中都首先存在一个和膜蛋白受体进行空间结合的过程，在结合之后，受体结构发生改变而引起胞内产生第二信使等一系列变化。在整个过程中，膜蛋白的空间结构的重要性毋庸置疑。细胞内 30% 的蛋白质是膜蛋白，但由于一直缺乏很好的膜蛋白大量可溶性表达技术，得不到足够的蛋白质结晶体用于结构分析，膜蛋白的结构测定远远落后于一般蛋白质的结构测定，在蛋白质数据库（Protein Data Bank，PDB）中只有不到 1% 的资料是膜蛋白的结构数据。因此，膜蛋白的结构测定已成为重要的研究方向。2007 年和 2008 年，有关 G 蛋白偶联受体（G-protein-coupled receptor，GPCR）结晶体结构这一传统结构学难题得到解释。此外，不需要使用蛋白质结晶体来研究结构的固态核磁共振（solid-state NMR）技术已经被开发出来并得到一定应用，这将极大地促进膜蛋白等结晶困难蛋白质的结构分析。无疑，膜蛋白结构测定的突破一定会给整个生物学的前进开辟全新的广阔领域。

除了上述两个方向外，结构生物学的另外一个前沿内容是结构改造或者说基于三维结构的分子设计。结构是进行其他很多研究的基础，目前在人工药物设计、抗体工程、基因修饰、靶向疫苗研制及人工蛋白质构建等方面都需要对大分子结构进行分析。例如，知道了一个蛋白质的结构，你就可以根据它的结构特性来设计药物，作为受体，让一个小分子特异性地与它相结合，这是单个 DNA 序列不可能完成的。当然知道了它的结构，它的活性部位、酶活性中心就可以得知，如得知离子通道的氨基酸组成，就可以进一步研究通道开关过程中蛋白质的具体变化。对病毒来说，如果知道它的结构，知道它在感染细胞的时候与细胞作用的氨基酸，就可以根据病毒的结构来设计一些治疗的药物。另外，知道了氨基酸的组成，知道具体氨基酸在蛋白质中发挥的具体作用，就可以设计出具有新性能的新型的蛋白质。若原来的蛋白质不稳定，设计的新型蛋白质则会具有较高的稳定性，且可以维持蛋白质原有活性。

三、纳米医学与纳米技术

“纳米”一词源于希腊语，意指“侏儒”，现作为一种长度计量单位，1nm 等于十亿分之一米，大约是 3 或 4 个碳原子的宽度。“纳米技术”这一概念最早由美国物理学家费恩曼（R. Feynman）教授在 20 世纪 50 年代末提出：“人类若能控制物体微小规模上的排序，将可获得许多具有特殊性能的物质。”纳米技术必须具备两个条件，一是纳米尺寸，二是自然界里所没有的新物质特性。纳米材料性能和结构的特殊性，使其具有小尺寸效应、表面效应、量子效应三大特性。而所谓“纳米医学”则是利用纳米技术在分子水平进行预防、诊断和治疗的医学。

纳米医学包括三方面内容：一是在分子水平上认识和理解病变的机理。由于人类基因序列图谱草图的绘制工作已经完成，以此为基础，人类对人体本身的认识将可望达到分子水平，并在细胞的分子结构和基因的分子水平上真正认识和理解病变的机理，为根治疾病提供理论基础。基因药物和基因疗法等就是典型体现。二是提高医学诊断和疾病检测的精度。例如，研制可以直接插入活细胞内进行探测的纳米级微型探测器，这种微型探测器的尖端很小，插入活细胞内既不会过度干扰细胞的正常生理活动，又可以实时获取活细胞功能状态的动态信息，为临床疾病的诊断和治疗提供客观的指标。根据不同的诊断和检测目的，这种探测器也可以植入人体内不同部位或随血液在体内流动，用以实时监测人体内细胞的健康状态和病变的信息。三是使治疗更有效。将常规治疗药物纳米化，可提高药效、减少用量、降低副作用，这对于恶性肿瘤的治疗有重要作用。

目前，纳米医学在许多方面已取得一定进展，一部分研究成果已用于日常生活和临床医学中，几乎任何对单分子进行操作、检测、修改的技术都和纳米医学有关，如单分子 DNA 测序、单分子成像、单个细胞靶向治疗等。纳米医学取得的进展主要体现在药物运输和高密度高通量高精确诊断。

纳米材料作为药物输送的工具一直是研究者努力攻克的难题。科学家正研究将磁性纳米粒子作为药物载体注入人体，在外磁场作用下，通过纳米磁性粒子的导向性，使其向病变部位移动，从而达到靶向治疗的目的。德国科学家将铁氧体纳米粒子用葡萄糖分子包裹，在水中溶解后注入患鼠肿瘤部位，使癌细胞完全被磁场封闭，通过可变磁场将铁氧体纳米粒子加热到 45～47℃来杀死癌细胞。由于周围的正常组织中不存在磁性微粒，故不影响正常细胞生理。也有科学家用磁性纳米颗粒成功分离了动物的癌细胞和正常细胞，并已在治疗人骨髓癌的临床试验中初见成效。中国科学家正在研制一种让针剂长“眼”的纳米级脂质颗粒，它能带领药物向肝脏聚集，通过肝脏代谢，不仅提高了药效，还大大降低了药物副作用，有望能成为中国一个具有自主知识产权的抗乙肝西药。

瑞士苏黎世研究实验室的研究人员已研制出一种纳米 DNA 装置，也可以称为纳米机器人。其原理是将一股 DNA 链固定到一个超微固体上，根据 DNA 链互补原理，将其与相应 DNA 链互补形成双螺旋结构。在两股 DNA 结合形成双螺旋时，这一超微固体弯曲，产生足够的分子能量。可以利用这个 DNA 装置识别癌细胞，从而在癌症只有分子水平和几个细胞时就能早日诊断出来，为早防早治打下良好基础。同时，如果在固定的 DNA 链上负载杀癌的药物胶囊，放到患者血液和组织内，当与癌细胞特异 DNA 链互补结合时，会触发药物开关，释放药物，便可特异性地杀灭癌细胞。

纳米技术在疾病诊断上也有广泛应用。目前广泛使用的高密度基因芯片（gene chip）或叠瓦式阵列（tiling array）本质上都是利用纳米技术制作的，其又被称为纳米生物芯片。纳米生物芯片就是利用纳米技术制造的芯片作为界面来进行生物检测。纳米生物芯片是分子生物学、化学、医学、计算机、自动化等多学科交叉的产物。利用一颗米粒大小的纳米芯片，附着或植入人体皮肤表层，监测人体呼吸、心跳、血循环等参数。甚至还可以通过无线传输等系统整合，将患者的监测资料传输至远端数据接收平台上，一旦人体出现异常生命指征，便可以提早诊断并作出预警。以糖尿病患者为例，患者需要按时采血进行血糖检查，但如果装置了纳米生物芯片后，即可发挥检测、无线网络传输、医疗监控等功能，患者安坐家中便能让医生在远端进行诊断，提供合适的居家照顾。这种纳米生物芯片的研制目前仍在试验阶段，有望在不久的将来应用在临床检测上。此外，还有科学家研制可对血液进行病毒检测的纳米生物芯片，几分钟即可获得检验结果。

现在有研究人员认为，进行基因疗法可以不用病毒载体，而转用纳米装置从而避免排异反应。例如，可以使用一种新型化学聚合物做成纳米装置，再把外源性基因装入这种纳米装置内，以避免机体免疫系统对外源性物质的攻击。避免排斥反应最好的是利用生物自身的纳米装置，即DNA分子及生物细胞中各种细胞器（亚细胞结构）和分子结构。例如，腺苷三磷酸（ATP）分子转化成腺苷二磷酸（ADP）分子是体内供能的基本方式，弄清并模拟这种分子量级（纳米量级）的供能转化过程，实际上就是纳米医学的研究与应用过程，它将极大地促进我们对生命现象的理解。

当然，要发展纳米医学，还必须克服许多困难。由于纳米医学属于医学、生物化学、生物工程、材料工程等多个学科的交叉范畴，目前发展纳米医学最缺乏的是合作，即纳米技术工程人员同医学工作者之间的合作。现在的状况是医学工作者不懂纳米技术，而工程师对临床医学也知之甚少。纳米医学的发展一方面有赖于纳米技术的发展，另一方面也有赖于医学工作者对纳米技术的理解。如果他们之间能相互了解，那么纳米医学才会顺利发展。

四、组织再生与干细胞技术

组织再生是指组织损伤后细胞通过分裂增生以完成修复的过程，如伤口的修复即通过血管、结缔组织、上皮组织等的再生以完成修复的过程。自然界常见的生物如蚯蚓，即使被切成两段也能通过组织再生长成一条完整的蚯蚓；水螅被切割成几十段后仍可以再生出完整的个体；蝾源断肢后可以完全再生出与损伤前一样的肢体；而哺乳动物受创后却不能完全再生，而是表现为瘢痕修复。

让受损的组织完全修复和再生是人类的梦想，也是众多研究者关注和努力攻克的难题。许多知名杂志多次推出专辑对组织再生进行报道。美国《科学》杂志曾把组织再生列为21世纪的25个“重大科学问题”之一；并多次推出专题，强调组织再生临床应用的重要性。21世纪的再生医学甚至被认为与20世纪抗生素的发明具有同等重要的意义。而近30年来高新技术的不断问世与应用，让人们看到了再生医学的前景和临床应用的可能性，即人类有可能真正实现哺乳动物受创后组织或器官结构和功能的完全修复和再生。

在基因水平上，哺乳动物中一个调控组织再生的基因——*p21*已被定位，阻断该基因可使小鼠获得组织再生能力。该能力通常被认为已在哺乳动物的进化中丢失，因此哺乳动物受伤之后只能进行瘢痕修复，而在水螅和某些蝾螈中该能力被认为仍旧保存，因此能够成功进行再生修复。研究表明，阻断*p21*基因的小鼠会形成胚基，这种胚基与细胞的快速生长相关，与两栖动物的胚基很难区分。提示阻断*p21*会使小鼠的细胞分裂方式表现得更像胚胎干细胞而非成年哺乳动物细胞。

在细胞水平上，干细胞的研究对再生医学起到了极大的推动作用。干细胞包括胚胎干细胞和成体干细胞，它们不仅具有自我更新能力，还具有发育的多潜能性，能分化成机体各种类型的细胞，是再生医学领域最具潜力的种子细胞。干细胞的研究开始于20世纪60年代加拿大科学家恩尼斯特·莫科洛克和詹姆士·堤尔的研究。1981年，小鼠的胚胎干细胞分离和培养技术的建立，奠定了现代干细胞和再生医学研究的基石。2004 年，Advanced Cell Technology 公司报道克隆小鼠的干细胞可以通过分化成心肌细胞修复心衰小鼠的心肌损伤。这种克隆细胞比来源于骨髓的成体干细胞修复作用更快、更有效，可以取代 40% 的瘢痕组织并恢复心肌功能，这是首次显示克隆干细胞在活体动物体内修复受损组织。随着干细胞研究的不断深入，新的发现越来越多，包括诱导性多能干细胞或干细胞样细胞及成体干细胞可塑性现象等，这给坏死性和损伤性疾病的临床治疗带来曙光。目前，干细胞与再生医学的前沿进展包括以下几个方面。

1. 运用体内来源的干细胞进行再生治疗

1998 年，人的胚胎干细胞被成功分离，克服了干细胞领域的重大障碍，使再生医学研究迈入一个新的阶段。从不同阶段的早期胚胎、流产胎儿或成体组织中，可以分离获得多种不同潜能的干细胞并用于再生实验。新加坡国立大学医院和中央医院通过脐带血干细胞移植手术，根治了一名因家族遗传而患上严重地中海贫血症的男童，这是世界上第一例移植非亲属的脐带血干细胞而使患者痊愈的手术。现在，造血干细胞移植技术已经逐渐成为治疗白血病、各种恶性肿瘤放化疗后引起的造血系统和免疫系统功能障碍等疾病的重要手段。而存在的主要的问题是，人类白细胞抗原（HLA）完全配型的造血干细胞供不应求。近年来，半相合移植的案例逐步增多并取得不错的疗效。半相合移植只需要供受者一条 HLA 染色体相同，血缘亲子间 100% 符合要求，因此几乎每一名患者都可以找到供者，移植后的生存率也近乎可以与全相合移植媲美。

目前人们已经能够在体外鉴别、分离、纯化、扩增和培养人体胚胎干细胞，并以这样的干细胞为“种子”，借助托架技术，培育出一些组织器官，相关实验研究正在不同临床领域广泛开展。干细胞及其衍生组织器官的广泛临床应用，将催生一种全新的医疗技术，即再造人体正常的甚至年轻的组织器官，从而使人能够用上自己的或他人的干细胞所衍生出的新的组织器官，来替换自身病变的或衰老的组织器官。鉴于干细胞的重大临床应用前景，美国《科学》杂志将干细胞研究列为世界十大科学成就之首，排在人类基因组测序和克隆技术之前。

2. 用体外培养的干细胞系或诱导多能干细胞来源的干细胞进行再生治疗

体内来源的干细胞的应用主要受资源的限制和免疫排斥反应的影响。虽然造血干细胞在再生医学应用上取得了瞩目的成就，然而其他体内来源的干细胞还存在获得困难、数量稀少等情况，严重制约了再生医学的发展。解决种子细胞来源困难这一问题的思路是，通过体外培养技术建立干细胞系或诱导多能干细胞（induced pluripotent stem cell，iPSC），并进行定向分化，从而获取大量可移植的干细胞或功能细胞。2006 年小鼠 iPSC 被建立，通过 iPSC 的诱导方案，已经分化的体细胞可以在导入 4 个重编程因子之后，回到类似胚胎干细胞的多能性状态。随后，人的 iPSC 技术被建立，这为获得患者特异的多能干细胞，进行个体化细胞移植治疗铺平了道路。目前越来越多的基于 iPSC 的细胞再生疗法已经进入临床试验阶段：2013 年 7 月，日本批准了神户理化研究所发育生物学中心开展 iPSC 的临床预研究的申请，这是世界首例自体 iPSC 移植手术，用于治疗老年性黄斑变性（AMD）。2018 年，澳大利亚 Cynata Therapeutics 公司在英国完成了世界上首个

iPSC 来源的间充质干细胞产品治疗移植物抗宿主病的 I 期临床试验。2018 年 4 月，日本大阪大学计划开展 iPSC 制备的心肌细胞治疗缺血性心肌病的临床试验；同年 10 月，日本京都大学首次利用 iPSC 分化的多巴胺能神经前体细胞移植治疗帕金森病。2019 年 1 月，美国研究团队宣布启动针对 AMD 患者的 iPSC 研究；美国 FATE 公司的新药 FT500[iPSC 衍生的自然杀伤细胞（NK 细胞）] 治疗晚期实体瘤临床试验获美国食品药品监督管理局（FDA）批准。

不过，iPSC 技术仍存在诱导效率低、癌基因引入及成瘤性等安全隐患，这制约了其临床应用。与基因导入策略相比，化学小分子诱导方案具有无基因组整合、操作简单、剂量易控与操作的可逆性等优点，受到广泛关注。除此之外，小分子化合物在干细胞多能性维持、定向分化和转分化等过程中也扮演重要角色，是再生医学领域获得理想种子细胞的有力工具。发现新的小分子化合物，改进与完善小分子化合物在细胞命运转变的筛选策略，是当前一个重要的研发方向。2011 年美国医学界提出“精准医疗”的概念，2015 年美国总统提出“精准医疗计划”。而中国也在 2015 年大力推动“精准医疗”。“精准医疗”是以个性化医疗为基础，强调针对不同患者采取不同的治疗方案。利用 iPSC 治疗疾病将是最符合精准医疗理念的范例。理论上，获得每个人的 iPSC，使每名患者利用自己的细胞进行治疗是最理想的，但由于时间和成本的限制，在实际操作中还不现实，建立能够匹配绝大多数患者群体的来自少量人群的 iPSC 库，可能有助于这一问题的解决。

3. 问题与展望

组织再生的生物学基础是修复细胞增殖、分化与有序的调控。实现组织再生必须具备三个要素：细胞修复、环境修复及机制调控。而这三个环节还有许多没有解决的问题，从而严重阻碍了再生医学的发展。

首先，尚不清楚能否通过细胞的诱导分化实现在哺乳动物组织和器官的完全再生。其次，缺乏实用的技术和方法在损伤部位实现受创组织和器官的完全再生。一般来说，在损伤部位诱导组织再生需要依靠损伤部位周围适宜的内环境来引导修复细胞再生，如采用细胞因子类物质诱导成熟细胞分化或激活休眠的干细胞参与再生过程。但是就器官或肢体再生而言，由于涉及多种组织来源的组织再生，如皮肤、神经、血管及其他来源的组织，协调这些不同胚层组织来源的细胞协同增殖、分化和再生出与损伤前同样的肢体，需要精确调控内环境的变化，而这目前还缺乏有效的措施。再次，如何减缓或阻止受损组织和器官的纤维化修复也是组织再生医学需攻克的一个难题。

另外，有关组织再生研究中涉及的许多负面因素人们还缺乏了解。从细胞生物学角度来看，细胞增殖失控是肿瘤发生的主要原因之一。人们已经观察到皮肤的间充质干细胞经体外培养后有瘤性转化的趋势，而机体内细胞凋亡和有限增殖的两种主要限制细胞增殖失控的机制，在再生的过程中被中止了。这也就意味着，调控细胞分化而实现组织再生实际上是一把双刃剑。从医学伦理角度来看，干细胞研究引发了伦理和法律方面的激烈争论，这些问题主要包括人胚胎干细胞的来源及研究方式。由于收集人胚胎干细胞会影响胚胎发育甚至终止妊娠，因此胚胎干细胞来源的相关道德和法律问题限制了其研究。另外，由于目前已接受人体基因可以插入动物细胞中，将人胚胎干细胞嵌入家畜胚胎中创立嵌合体来获得移植用人体器官是否道德？但是不管如何，人胚胎干细胞有着巨大的医学应用潜力是不可否认的事实，美国国立卫生研究院 1999 年公布的“关于胚胎干细胞研究的指导原则”，允许使用吉尔哈特方法获得、使用和研究来自胎儿组织的细胞系，允许对已获得的来自人胚的细胞系进行研究，这早已为人胚胎干细胞的研究打开了大门。

五、神经科学

神经科学的任务是从分子、细胞、神经网络乃至整体系统水平上研究神经系统的结构与功能及其相互关系，以及神经系统的发生发育规律与机制，其最终目标：①了解脑——在各个水平（层次）上阐明脑工作机制；②保护脑——阐明神经系统疾患的病因、机制，并在此基础上提高对神经系统疾患的预防和诊治水平；③开发脑——探讨如何增进人类神经活动的效率，发展智力认知功能和具有学习、记忆能力的神经元芯片，以及具有智力、情感和意识的脑型计算机。

近代自然科学的发展趋势已清晰地显示 21 世纪自然科学的重心在于生命科学，而神经科学（脑科学）是生命科学最重要的前沿学科之一，是人类理解自然和人类自身的“终极疆域”。21 世纪已被广泛认为是“脑的世纪”，过去 100 年来，相关研究特别是神经元理论和膜离子通道学说的建立为神经科学的建立和发展奠定了重要基石。目前，在微观层面上，依赖于形态和分子生物学技术的进步，对神经系统某些微观事件的研究已深入细胞、分子水平；在宏观层面上，应用无创伤脑成像技术，包括正电子发射断层成像（PET）、功能性磁共振成像（fMRI）、多导程脑电图记录等，对不同脑区和核团的活动及其功能也有了初步的了解。但在介于微观与宏观的介观层面，在回路水平关于大脑如何动态地加工神经信息并最终实现其功能目前了解很少。此外，虽然脑研究的某些问题已深入细胞、分子水平，但目前距离理解意识、思维、情绪等脑的整体功能仍很遥远。这些功能活动虽然是建立在神经元细胞和分子活动层面上，但是不采用系统论的方法把脑各个层次整合起来加以研究则很难最终解决意识、思维和情绪之谜。行为和思维活动的神经机制的阐明将为人类战胜各种神经和精神疾病提供科学原理和可能途径，为开发和利用人类智力创造条件，因此脑功能的整合研究亟待加强。

目前神经科学前沿与研究热点主要是在以下几个方面。

1. 神经网络及其可塑性与神经环路的解析研究

由神经细胞（神经元）及其突起相互链接组成的神经网络是脑功能的基础。突触是神经元之间信息传递的基本结构。神经元之间通过突触相互连接、相互作用，并形成具有特异连接方式的神经网络。20 世纪末关于神经网络研究的重要发现之一是认识到中枢神经系统具有结构和功能上的重组能力，即脑和脊髓的可塑性理论。该理论认为，神经网络中神经元特定的突触连接方式决定了编码和储存外界信息的神经电活动模式；反之，外界活动触发的神经电活动也能调节神经网络的连接方式。随着单光子发射计算机断层成像（SPECT）和功能性磁共振成像（fMRI）技术的应用，已从功能影像学水平初步观察到人脑在生理和病理状态下的活动变化，并支持大脑和脊髓的可塑性理论。目前，细胞水平的神经可塑性在学习记忆机制中的作用、长时程神经可塑性的发生和维持机制、神经信息的储存位点及储存机制等问题的研究都取得了重要进展。在清醒动物上的研究发现，学习行为引起的海马部位长时程增强（LTP）而其阻断可以清除动物已学到的行为，支持长时程神经可塑性是学习记忆的细胞学水平上的机制。

在认识脑的基础研究方面，分子和细胞水平的神经科学发展迅猛。解析脑功能的神经环路及其运行机制是公认的神经科学前沿问题。科学家一直尝试绘制人类大脑错综复杂的神经回路图。近年来，飞速发展的光遗传学、化学遗传学技术使得操控参与细胞各种重要功能的蛋白质分子及细胞信号传导事件成为可能，这大大加快了对不同层次神经事件关联的了解，目前已有一系列功能神经回路得到初步解释，如关于愉快情绪的脑功能回路、中脑镇痛回路、空间记忆神经元及回路、条件性眨眼行为的小脑-脑干回路等。以光遗传技术为代表的神经元活动精细调控工具的发展有望改变生物医学的面貌，推动各类脑疾患（如阿尔茨海默病、帕金森病、精神分裂症、抑郁症、自闭症、中风等）的病因和发病机制的阐明，甚至作为一种新兴的医疗手段得到应用。

2. 精神障碍及神经退行性疾病的研究

在保护脑的应用研究方面，全球有大量神经科学家在关注精神及神经疾病的发病机制及治疗研究。精神疾病主要是一组以行为、心理活动上的紊乱为主要表现的神经系统疾病。近年来，关于精神疾病的病理回路解析研究进展迅速。例如，对先天性和后天性恐惧的主要回路等已有深入了解，对强迫症、焦虑症的神经回路已有初步了解，等等。此外，随着人类基因组信息的不断完善及实验技术的快速发展，精神疾病的遗传学研究取得了显著进展。目前，*DISC1*、*DTNBP1*、*NRG1*、*G72*、*GRIN1*、*COMT*、*RGS4*、*CAPON*、*TRAR4*、*Epsin4*、*GAD67*、*BDNF*、*GRM3* 等已成为热门的精神分裂症候选基因；*DISC1*、*C72MAAO*、*XBP1* 等是双向情感障碍的比较确凿的候选基因；在抑郁发生的分子机制研究方面，近年的研究显示，抑郁发生的主要原因在于颓丧的精神状态能影响脑细胞 DNA，从而长期抑制这些脑细胞的活动。利用受过惊吓而显示出抑郁症状的大鼠，研究者发现“抑郁”的大鼠脑部海马细胞的 DNA 发生变化，脑源性神经营养因子（BDNF）基因被甲基化，从而导致该基因沉默而降低表达程度，产生可遗传的变化，成为导致抑郁症持续的主要原因之一。

神经退行性疾病是指由于神经元进行性病变死亡所导致的以中枢神经系统损害为主的一大类疾病，目前已认识的有 10 余种，包括阿尔茨海默病（AD）、帕金森病（PD）、亨廷顿病（HD）、肌萎缩侧索硬化（ALS）等，其中以 AD 和 PD 最为常见，也研究得最多。近年来，神经退行性疾病研究取得了一系列进展：①基因结构和功能变化是导致神经细胞变性死亡的重要原因；②蛋白质的异常修饰、错误折叠是神经细胞变性死亡的关键环节；③蛋白质异常导致的神经细胞功能紊乱影响了神经细胞变性死亡的选择性，而它们之间的相互作用决定了神经元变性的进展性。因此，①干扰蛋白质异常修饰、错误折叠和细胞功能紊乱及它们之间的相互作用是阻断神经细胞变性死亡，达到治愈疾病的关键；②寻找与蛋白质异常修饰、错误折叠和细胞功能紊乱相关的生物学标记有助于早期诊断神经退行性疾病。

然而，目前所有治疗药物均只能改善患者症状，开发能改变病程的药物是治疗研究的方向。关于 AD，目前开发针对 β-淀粉样肽等物质的药物是重点，但是仍需要进一步的研究。在关于 PD 的治疗研究上，重要进展之一是线粒体 DNA 缺失与帕金森病的关系。

近年来，科学家对随着年龄增长而累积的线粒体 DNA 缺失与神经退行性疾病发生的关系进行了深入研究，发现帕金森病患者，大脑产生多巴胺的神经细胞中，线粒体 DNA 缺失的水平非常高。

此外，近年来对神经退行性疾病的研究还发现，乙酰化和去乙酰化在这一过程中扮演了重要角色。组蛋白乙酰转移酶（HAT）和组蛋白脱乙酰酶（HDAC）两大家族分别催化组蛋白的乙酰化和去乙酰化，两者相互拮抗，维持体内乙酰化内稳态的平衡，乙酰化内稳态的概念就是在这样的基础上提出的。在神经退行性疾病的发病过程中，组蛋白乙酰转移酶含量下降，乙酰化平衡被打破，影响了神经细胞内重要基因的转录，从而导致了神经细胞功能失调甚至死亡。

3. 感觉系统及信息编码的研究及应用

感觉系统能够通过感觉神经元快速地接受各种外界刺激，然后通过特异的传导通路进行信号的传递、分析和整合，进而产生认知和相应的行为。因此，感觉系统不仅是接受外界信息的关键环节，也是人和动物做出行为应答的重要基础。感觉信号分析与处理是感觉机理研究中的重点问题。感觉神经元如何将化学信号编码到神经环路内是一个非常复杂的生物学问题。此外，人们对中枢神经系统如何对各类感觉信息进行编码分析尚缺乏充分了解。大脑是一个高度复杂而有序的网络结构，同时识别和处理多种环境刺激，并及时做出适应性的心理和行为反应。目前的工作主要集中在对单一感觉通路的信号处理及其可塑性的研究上，特别是对视觉和听觉信息的中枢处理机制已有较深入的理解，但人们对大脑如何整合多种感觉信号的神经机制还知之甚少。从感觉神经元信号采集与加工、感觉信号整合和认知功能三个不同层次上综合研究感觉神经系统的工作原理，阐明它们在行为学习中的作用，是重要的研究趋势。

在感觉系统的应用研究领域，人工耳蜗成为人类历史上第一类成功的神经修复装置并逐步得到推广。目前全世界已有十几万聋人使用人工耳蜗，半数以上是儿童。目前听觉系统应用研究的其他进展有：植入式骨传导助听器，可直接与颅骨连结使声振动越过气导传导到颅骨，再经内耳、听神经传到大脑；经脑干的听觉信号植入技术，可以绕开内耳和听觉神经，使植入脑干表面的电极直接接触听觉神经核，依靠电流激活和修复患者听觉；等等。在视觉系统应用研究方面，仿生眼微芯片的研究仍在尝试，针对色素性视网膜炎、老年性黄斑变性等感光细胞死亡的情况，研究表明植入视网膜的仿生眼可帮助盲人看到物体轮廓和色彩。此外，植入视皮层的人工视觉装置、人工培养视网膜移植、跨感觉系统的视觉感知、光遗传学技术驱动视网膜感光细胞等还处于研究阶段。

将信息直接写入或读出大脑是人类的伟大梦想之一。脑-机接口技术目前的最大障碍是神经植入装置的实用化问题。目前，金属电极插入人体组织后稳定性和效率不足。正在尝试刷状结构的纳米装置，纳米管刷毛有望代替金属电极，以刺激神经元或者接收神经信号。脑-机接口的理论难点是我们对高级认知活动的神经回路所知甚少，只有了解脑的工作机制，才能把信息写入大脑。因此，生理回路和病理异常回路的解释目前仍是最为迫切的任务。

（隋建峰，许雪青，张俊磊，白　云，熊　鹰）

第三章　医学科研文献检索和文献的分析应用

第一节　医学科研文献检索

医学科研文献是医学研究进展的最新报道，是大量科研人员长期实验知识的积累，是医学科研不断向前发展的知识宝库。医学科研文献是选题和创新的起点，研究人员必须通过阅读大量文献，了解本领域的概况，把握本领域的研究方向和动态。科研文献浩如烟海，如何从数据库中获得所需文献是科研人员必备的基本功，是科研工作开展的基础。网络时代使获取各类文献变得相对简单，各种电子文献数据库的检索功能也很完善。本节对文献检索的一般知识和“PubMed 检索系统”及“中国期刊全文数据库”只做简要介绍，主要探讨文献获取和选择时应注意的问题。

一、文献的分类

零次文献：未经正式发表或未形成正规载体的一种文献形式，如实验记录、手稿、笔记等。

一次文献：大部分期刊上发表的文献和在科技会议上发表的论文均属一次文献。这是最主要的文献类别。

二次文献和三次文献：二次文献是指文献工作者对一次文献进行加工、提炼后的产物，是以管理和利用一次文献为目的的工具性文献。检索工具书和网上检索引擎是典型的二次文献。三次文献是指对有关的一次文献和二次文献进行广泛深入的分析研究，综合概括而成的产物，如大百科全书、辞典等。

实际应用中要注意核心文献、相关文献和边缘文献的区别。核心文献通常是指与本学科发展水平、发展动向密切相关的一些文献，如核心期刊的文献等。相关文献和边缘文献是指内容与学科的关系相对疏远一些的文献，是本学科和其他学科相互渗透、互相结合的结果。

二、文献检索的途径和方法

文献检索的途径包括：著者途径、题名包括书名 / 刊名等途径、分类途径、主题途径、引文途径、序号途径、代码途径、专门项目途径等。其中最常用的是主题途径、著者途径等。文献检索的方法有直接法、追溯法等。

（1）直接法：是指直接利用检索工具（系统）进行文献信息检索的方法。按照时间的顺序又分为顺查法、倒查法和抽查法。顺查法是指已知某课题的起始年代，需了解其发展的全过程，即可从最初的年代逐渐向近期查找。倒查法的重点放在近期文献上，使用这种方法可以最快地获得最新资料。抽查法是指选择有关该项目的文献信息最可能出现或最多出现的时间段进行重点检索。

（2）追溯法：是指利用现有文献末尾的参考文献，追溯查找“引文”的一种简便快捷的方法。对于追踪某一领域的重点文献或某一重要观点来说，此法有更好的针对性。

（3）综合法：综合运用上述两种方法，以全面精确地获得所需文献。这是实际工作中采用较多的方法。

三、PubMed 检索系统简介

PubMed 系统是由美国国立医学图书馆（NLM）下属美国国立生物技术信息中心（NCBI）开发的基于 Web 的数据库检索系统。其主体为 MEDLINE 数据库。由于网上的检索不受时间、地点的限制，且检索功能强，加上 PubMed 用户界面友好、收录范围广、数据更新迅速、链接点多、部分文献还可以在网上免费直接获得全文，所以 PubMed 迅速成为网上检索生物医学文献使用率最高的网站，其基本的检索方式如下。

（1）在 Internet Explorer 地址栏内输入网址：http://www.ncbi.nlm.nih.gov/pubmed，进入 PubMed 检索系统。

（2）在 PubMed 主页的检索提问框中键入检索词，然后点击 Search，PubMed 会根据检索词进行检索，并将检索结果逐项列出。点击主页检索栏下方的 Advanced，进入更方便的高级检索模式。可以进行多个检索词的组合检索。

用 PubMed 检索时应注意：检索词应具体，不能太宽泛，否则很难在短时间内筛选出有用的文献。

PubMed 系统允许使用布尔逻辑运算符进行检索，最常用的三种布尔逻辑运算符是 AND、OR 和 NOT。AND 提供的运算方式即不管所输入的两个关键词语出现的位置在哪，只要它们都出现在索引文献的某一处，就将其列出。OR 是将出现至少一个关键词的文献列出，也可以两个都包括。NOT 运算可以在检索范围内将某些不需要的部分除去。

在高级检索模式下，显示有多个检索词输入框。在每个输入框的左侧均有检索条件设定框，点击其中的黑色小箭头可显示下拉菜单，在此选择设定检索条件。包括检索词位置、文献出版类型、作者姓名、作者单位、杂志，等等。

（3）PubMed 系统根据时间先后显示检索的结果。PubMed 系统默认的文献检索格式为 Summary 格式，包括题名、作者、出处和 PubMed 的序列号等。另外，还可以通过检索结果显示界面左上方的 Display 下拉栏选择多种显示格式，如 Brief、Abstract、Citation 及 MEDLINE 格式等。

（4）PubMed 检索结果中带有 Free Full Text Article 标志的记录，可直接获取许多与检索内容有关的信息，甚至获得原文。

四、中国期刊全文数据库简介

中国期刊全文数据库（China Academic Journals Full-text Databases，CJFD），内容覆

盖理工 A（数学物理力学天地生）、理工 B（化学化工冶金环境矿业）、理工 C（机电航空交通水利建筑能源）、农业科技、医药卫生科技、哲学与人文科学史哲、政治军事与法律、教育与社会科学综合、电子技术与信息科学、经济与管理科学等多个领域。

（1）登录全文检索系统：在 Internet Explorer 地址栏内输入网址 www.cnki.net，登录全文检索系统。

（2）选取检索范围：在要选择的范围前勾选。

（3）选取检索字段：在检索项的下拉框里选取要进行检索的字段，这些字段有篇名、作者、单位、关键词、摘要、基金、全文。

（4）输入检索词：在检索词文本框里输入检索词。

（5）进行检索：点击“检索”按钮进行检索，在页面的下方列出检索结果。如果检索结果过多，不能满足检索要求，检索者还可以通过检索界面的“在结果中检索”功能，对已经检索到的文献进行进一步限定，以获得满意的检索结果。

（6）结果保存：单击需要下载的文献的标题，会出现关于该文献的详细的信息，可以存盘或者通过浏览器阅读全文。

除上述两种数据库外，读者还可以通过其他数据库进行检索，检索方式与上述的两种大同小异，西文数据库有 MEDLINE 光盘数据库、TOXLINE 光盘数据库、UMI 西文全文数据库等，中文数据库有 CBM 光盘数据库、维普数据库、万方数据库等。

五、获取和选择文献时要注意的问题

为了快速正确地获取和选择文献，要注意以下问题。

1. 要充分利用数据库的优势，重点采用摘要中的关键词进行检索

这是最常用的方法。要尽可能使用范围小的关键词进行组合，对检索结果要先看题目，粗略分析其与所关注问题的相关度，从而对各类题目做初步的取舍，留下最必要的题目；然后浏览文摘，尽可能放弃不太重要的论文，以获得最重要的文献。但一般来说，如果对某个领域不太了解，一来就去查外文文献往往不一定能找出真正需要的或关键的文献，特别是对一些关键词常有臆断的情况，导致检索效果不好。初次从事科研工作的新手对此要加以注意。

2. 关注本专业领域最重要的刊物和最知名研究团队的工作

对于高水平的期刊（主要参考其影响因子），要定期浏览，坚持定期阅读几本重要的期刊，从上面了解相关专业领域的学术进展和热点等，如《国外医学》各个分册每期都有许多可读的综述。另外，要及时跟踪本领域中几位最重要的科学家的工作，了解与自己研究方向有关的机构，密切关注在该研究领域和方向的顶尖研究团体所发表的论文等。

3. 掌握获取文献全文的能力

对于确实重要的文献，应设法获取其全文。获取全文有以下途径：通过本单位已购买年度使用权的文献检索网站或文献数据库免费检索，首推 PubMed（https://www.ncbi.

nlm.nih.gov/pubmed）、Elsevier、Springer 等。需通过单位主页出口进行免费访问。这些数据库里的文献数量已经很大，但有时还会碰到查不到的文献全文，或有个别数据库所在单位没有购买的情况，此时可考虑以下几个途径。

（1）在 GeenMedical 文献检索里进行搜索，GeenMedical 是中国版的 PubMed，整合了 PubMed、Sci-Hub、百度学术及 ResearchGate 的资源，不仅可以检索文献，还可以直接下载大部分文献。GeenMedical 支持英文关键词、英文标题、DOI 和 PMID 检索。在检索结果中，不仅可以看到文献摘要和期刊的影响因子，还可以直接导出引文或导出至 EndNote，使用非常方便。

（2）在 Sci-Hub 文献检索里进行搜索。这是一个集文献检索、文献下载与文献互助于一体的学术服务网站。只需输入所需论文的题目、DOI 等其中一项，就可以在线浏览 PDF，也可以免费下载全文。目前 Sci-Hub 通过代理访问，可用网址 https://sci-hub.se，https://sci-hub.shop，https://sci-hub.tw 等。

（3）在 Google 学术搜索里进行搜索。一般会搜出来要找的文献。另外，从 Google 学术搜索中，还可以得到文献的引用次数，该数据从侧面反映了这篇文献的质量，经典文献的引用次数很高。同时如果搜索作者，会按引用次数列出该作者的全部文献，从而知道该作者的哪些文献比较经典，在没有太多时间的情况下，可以只看经典的。

如果上面的方法找不到全文，可把文章作者的名字或者文章的题目放在 Google 里（不是 Google 学术）搜索，因为很多国外作者都喜欢把文章的全文（PDF）直接挂在网上，一般情况下他们会把自己的文章挂在自己的个人主页上，也可能是为了让更多研究者了解自己的学术领域。这样可能找到你想要的文献全文，甚至可以找到内容相近的其他文章。如果文献是由多个作者写的，但查不到第一作者的个人主页，就按上面的方法查第二作者的，并以此类推。另外，国外一些网站，如有的国外大学的图书馆网站，可能会把本校一年或近几年发表的学术成果的 PDF 全文挂在网上，或者在这个大学的 ftp 上也有可能会有这样类似的全文，这样就可能免费下载到你想要的全文了。

（4）直接写邮件向作者索要文献全文。一般情况下论文作者都愿意把自己的文献分享给别人，以传播自己的学术思想。下面是向国外作者索要文献的一个常用的模板：

Dear Professor ×××

I am in ×××（如 Institute of ×××). I am writing to request your assistance. I search one of your papers:(文献题目). But I can not read full-text content, would you mind sending your papers by E-mail? Thank you for your assistance.

Best wishes! (或 Best regards)

×××

一般来说，作者给文章的概率很大。出于礼貌，如果作者回邮件给你了，应该回信致谢。

（5）最后一种方法是让你所在学校的图书馆管理员从其他单位的图书馆文献获取。这种方式多是收费的。

4. 利用好数字数据库的自动化信息服务功能

许多国外数据库的新文献出版效率非常高，有的是每周出几篇新的文章（网络版本），有的是每半个月或一个月出一次。对于常用的数据库，我们不可能每天都去访问一次以浏览是否有最新的文献出来。但国外数据库有个很好的服务功能就是如果你在其数据库的网站上注册了邮箱，数据库就会在每期有新的文章出来时自动把个人设定的相关文章的内容及链接发到你的邮箱里，这样就为我们获取最新信息提供了方便。以 Elsevier 为例，在数据库网站上有 Alerts，点击进入，要求你输入 User Name 和 Password，已经注册了邮箱的人可用。如果你还没有注册，同样会看到右边有一行英语 "If not，Register Now. It's FREE and allows you to"，这时点击右边的 Register Now，就可以进行注册，选择你要求的期刊及你所研究的领域等，当然还要填好你接收邮件的邮箱，注册成功后，就可以收到最新的文献了，同时你可以随时修改接收邮件的邮箱。不仅是 Elsevier 的数据库有这个功能，几乎所有的外文数据库都有这一功能（Email-Alert）。

5. 文献选择与课题的确定

对于已经确定了科研方向但尚未确定具体课题的科研工作者，选取文献实质上是个人对自己感兴趣的科研问题的选择过程。课题组的科研方向可以相对恒定，但具体的科研课题可以是动态的。有的科研工作者在课题组稳定的大方向的框架下有一定的自主权决定自己感兴趣的问题，如何利用好这种机会也是对于自己选题能力的考验。

对于要研究的不熟悉的内容，如某种疾病，你首先得翻翻中文教材，对这种疾病有一大概的了解，这样在以后阅读文献时会很有帮助。然后，上网查一些与你所在课题组或你自己想要做的课题相关的中文综述，以对教材内容进行补充。综述是了解该领域最快的途径，因为教材具有滞后性，而论著又偏重某一点，优秀的综述可以当作教材阅读。读文献的顺序，当然还是从中文到外文，毕竟中文是自己的母语，容易看懂，同时也让你有可能触及国内目前此方面的前沿。此后，可以开始查阅一些外文综述，看一看国外的研究情况和进展，或许会对确定自己想要研究什么有更进一步的了解。接下来就可以阅读一些国外的原始论著，了解如何去完成感兴趣的项目。文献量积累到一定程度后，就可以开始课题确定和设计，但需时刻关注相关内容的研究进展，不断给课题新的补充。

对于已经有所了解或已熟悉的课题，可以由点到面，根据工作实践中的某一疑点或热点，由一个小枝节入手，检索与该问题相关的较全的文献，一般近期的 20 篇左右已经相当多了。首先尽快了解目前大家对这一问题的共同看法和分歧所在，然后，根据兴趣和研究目的，逐步开阔自己的视野，构建个人的专业知识结构和看法，并考虑实际的科研设备和条件，不断修正和完善自己的研究计划。

6. 文献的分类和管理问题

对于下载的文献，要根据其内容建立以专题或时间相关的专门分类，如哪些需要仔细阅读、哪些需要近期阅读、哪些用处不大仅供参考，以便于随时找到。在保存重要论文全文时最好为文献编号，如按发表时间编号，这样可以方便自己从论文发表的时间顺序找到该领域的发展方向。另外，不必在意 3～5 年以前的文献，因为知识更新非常快，如果你感兴趣的某一分支问题近 3～5 年没有一篇相近和相关的文献可读，则要仔细审视该问题立题的可行性，然后确定是否继续。

第二节　医学科研文献阅读和文献的分析应用

医学科研文献检索仅仅是医学科研的第一步，在电子图书、网络和电子检索工具高度发展的今天，科研工作者快速获得所需文献并非难事，但如何正确地阅读、分析和应用文献，对于医学科研工作更为重要，初学者均需要经过一定时期的训练和摸索。简单来说，文献阅读和分析应注意以下问题。

一、首要的问题是抓重点，找思路

看文献要懂得抓重点，找思路，主要是学习别人的想法，故看文献时要多问问题："应该如何利用该论文？""真的像作者宣称的那样吗？""如果……会发生什么？"等。理解论文的结论并不等同于理解了该论文的全部含义，理解论文需要了解论文的目的、作者所做的选择（很多都是隐含的）和假设是否可行、论文指出了怎样的方向、论文所涉及领域都有哪些问题、作者的研究中持续出现的难点或模式是什么、论文所表达的策略观点是什么等。总之，要随时思考：可以从本文中学到什么，本文如何为我所用，尤其要注意学习别人是怎么发现和解决问题的。千万不要只是为看文献而看文献，看的目的是能为自己的科研所用，所以读的过程中一定要和自己的工作相结合，当看完一篇文献后，要认真总结，如果用自己的结果，又该怎样解释。顺便一提的是，对一些高水平刊物上的文章，不但要学习里面的知识，还要学习他们写文章的文风。好的文章多有好的文风，这对将来写文章有重要价值。

二、须发挥自己的判断力，不可盲从

阅读文献是为追踪当前发展动态，但即使是知名科学家和教科书有时也会有错误，要在掌握文献，对文献进行综合的过程中，以批判的眼光评价文献，从中提取出有用的和正确的信息以指导今后的研究，这是一个独立工作的科学工作者必备的能力。

三、有针对性，善于概括

对于新手，如在寻找课题阶段，要重点读讨论和结论及展望；如在课题设计阶段，主要应该读材料和方法；若只需了解一下该研究的思路，可选取摘要及引言与结论进行泛读。但首先是尽量把握作者的研究思路，然后才是学习他们的分析方法，最后是学习写作技巧和写作语言方式等。建议阅读论文时分两个阶段进行。

第一阶段是了解论文的大概和创新点，看论文中是否有感兴趣的东西。尽量通过论文摘要发现问题，但是摘要中可能有内容介绍，也可能总结得不好，因此有时需要跳读，了解作者究竟做了些什么。内容目录、结论和简介是三个重点。如果这些方法都不行，就只好顺序快速浏览了。一旦搞清楚了论文的大概和创新点，就可以决定是否需要进行

下一阶段了。

在第二阶段，要找出论文真正具有重要价值的部分。多数很长的论文可以重写为1页左右的篇幅，因此需要你寻找那些真正激动人心的地方，这经常隐藏于某个地方。论文作者从其工作中所发现的感兴趣的地方，未必是你感兴趣的，反之亦然。如果觉得该论文确实有价值，应返回去通篇精读。

四、注意阅读顺序

对于新手，如果该领域有中文文献，应该先读中文后读外文，毕竟中文阅读更能节省时间，便于在短时间内入门；如果有综述，应该先读综述后读论著，因为综述提供的某一领域的信息量更大、更全，有助于在短时间内掌握概念。另外，如前所述，注意多数文章看摘要，少数文章看全文。有的学生掌握了一点查全文的技巧，往往会以查到全文为乐，以至于没有时间看文章的内容，更不屑于看摘要，这是不对的。真正有用的全文并不多，过分追求全文是浪费。现在的论文题目提倡主谓结构的表达方式，大多外文文献题目包含了研究结论等重要信息，可以以此进行一次筛选，选取可能有价值的文献，阅读其摘要，并进行二次筛选，最后才精选出需要全文阅读的文献。

五、集中时间看文献

文献看过后总会遗忘，看文献的时间越分散，浪费时间越多。集中时间看更容易联系起来，形成整体印象。另外，准备引用的文献要亲自看过，避免以讹传讹。

六、多做记录

无论是文献中的主要论点、工作中的点滴发现，还是个人突然想到的某个思路，一闪而过的想法，都应该随时写下来。记下论点、个人心得，会有事半功倍的成绩。复印或打印的文献，可以直接用笔标记或批注，PDF或html格式的文献，可以用编辑器标亮或改变文字颜色。无论写在纸上，还是记载在电脑内，最好有一个专用记事簿，并且经常整理。这是避免遗忘的重要手段，否则时间一长等于没看。建议看文献时可同时打开一个Word文档，随时整理文献重要的内容或句子，然后复制过去，标上文献的标题和作者等相关信息，把每一类文献归为一组。该方法操作简单，将来要查询时也很方便，尤其在写文章时，相关文献及其观点都一目了然，虽然当时耗费了一些时间，但事半功倍。而且这个方法积累久了，对提升写作和阅读能力都有很大帮助。写文献综述是一个完善知识结构的好方法。当然，把一些很经典的段落或语句翻译成中文并专门整理在一个本子上，至少对一些经典的陈述有选择性地标记并记下来，不但在以后写文章时可以直接用来参考，省事省力，还能锻炼英汉互译的能力，有利于以后和国外同行进行交流。阅读笔记可按不同的内容进行分类摘录，如进展、研究方法、研究结果等，并可加上自己的批注。对于笔记要定期总结，总结过去已经做过什么……做到心中有数；现在进展到什么程度……做到知己知彼，从中发现别人的优点和不足，预测将来的热点和发展方向，这样时间久了自然就有新的看法，找到自己的方向和目标。

七、注意文献参考价值的差异

刊物的影响因子、文献的被引次数能反映文献的参考价值，看完自己认为最重要的论文之后，适当地看一下这些论文被引用的情况，因为这样可以学习到各种做研究的思路。要注意，在某一研究领域谁的文献被引用的次数最多，则谁的文献最有启发性，一定要看他的文献全文。但要注意引用这篇文献的其他文献是如何评价该文的：支持还是反对，补充还是纠错。

八、借助字典工具

目前的英汉医学电子字典很多，有的可以在PDF格式的论文中直接使用，这是文献阅读的必备软件，它大大节省了查阅英文单词词意的时间，增加了阅读效率。但有时候在碰到词语的多种解释不好确定时，需借助通用的英汉电子字典综合分析其具体词意。也有的学生把文献电子版本放在网站上进行全文翻译，虽然不太准确但节省了不少时间。这些方法均可以参考。

九、多与他人交流

集体讨论非常必要，同一个课题组的人可以协作，文献人人一份，每人分工读不同的文献，然后大家定期交流，互相讨论，这样能力提升得更快。这是一种极好的方式。另外，常和导师谈谈你的想法，交流一下各自所了解的相关领域某一方向的研究进展；如果有机会，也与相关方向的其他专家谈谈，对个人将有很大启发。不仅要与本领域的专家交谈，也要抓住机会与其他领域的专家交谈，这样或许同样有大的收获。

十、最后，也许是最重要的，要有耐心，持之以恒，循序渐进

一定不要心浮气躁，而是要沉下心来，仔细阅读，在读的过程中有的文献能够看懂，但是开始时看不懂的文献可能会居多。因为对于刚刚接触某一领域的新手，许多问题还没有什么概念，读起来十分吃力是正常的，许多内容读不懂没有关系，随着阅读量的增加，最后是可以融会贯通的。所以对于看得懂的文献要认真学习借鉴，看不懂的要深入探索，实在不行就暂时放下，过一段时间，随着知识和能力的提高慢慢也就明白了一些，即使仍然不懂，但是有大致的了解，也可为将来的继续研读做铺垫。因此，对新手而言，应当重视阅读文献的数量，积累多了，自然就由量变发展为质变。而且，每个作者的研究工作总是有所区别，读得多了，渐渐就会比较出相关研究的优点和缺点，对自己今后的研究大有裨益。另外，文献天天有，下载的目的是学习，如果只做一个收藏家，就失去了研究的意义，只有通过阅读，才能掌握专业领域基本的方法和知识，只要坚持学习，就一定会积累起自己的知识架构，做到水到渠成、游刃有余。这是一个由杂到精的过程，

有了一定的知识基础以后，对于繁杂的文献，才可能有个人的判断，才能在此基础上追踪某个专题、某个专家的研究进展，比较对于同一专题的论点的发展，掌握其新方法或新结论，或注意作者观点的改变，探究其原因，逐步培养个人的学术修养。在这一过程中，由于研读者进入相关领域的时间不同，且获取和挖掘信息的能力需要逐步提高，故对研究论文的阅读有不同的阶段。

阶段一："知事"。其是指了解所读论文的研究内容和研究结果，即英文中的"What had been done？ What was the result"。通过阅读摘要（abstract）或概要（summary），可以知道研究结果，即知道"What"；而参读全文则可以知道实验方法和策略，即知道"How"。

阶段二："知人"。研读文献，在某一阶段或一部分人只达到"知事"的水平。事实上，从文献中可以知道研究人员及其所在研究机构等资料。了解研究人员及其所在的研究机构，是获得信息的一个重要方面。通过获取这些信息，可以了解相关研究的背景。通常，许多重大的成果，都是长期研究的结果，了解研究及研究人员的背景，有助于了解论文的水平、研究的现状，并进行学术交流。

阶段三："知因"。实际上，以上两个阶段并不难，关键在于我们是否有这样的习惯和意识。那么，到第三阶段，就需要有心人。当我们看到一篇高水平的文献，有三个问题需要我们思考：一是为什么研究者能够想到做这个研究；二是研究者为什么这样设计实验；三是如果让我们来做，我们会怎样设计该研究。实际上，对高水平的人来说，第三个问题通常是在阅读摘要或概要之后就思考的问题。这样对训练思维、提高水平极有帮助，尤其对缺乏解决问题能力的人来说，更是不可缺少的环节。

阶段四："知短"。应该说，不是所有的研究论文都是完美的，许多实验在设计上可以改进，"真理"不是绝对的。至于所引出的未解决的问题，更是无穷尽，这正是科学研究的奥妙。因此，拿到一篇文献，即刻看出研究的缺陷或破绽，这需要长期的积累，只有一流专家才能轻易地做到。

总之，文献的选择和应用应该建立在已有的工作积累的基础上。科研新手首先应该查阅的其实是本课题组的相关文献，然后向外扩展。但遇到一个全新的方向时，这里给出一常用的程序供参考：①得到一个大概方向；②查相关中文综述，查看国内有谁或哪个单位在做相关研究；③查外文综述，比较一下，毕竟外文可能会更详尽一些，看看大家对什么感兴趣；④查较关键的参考文献，注意刊物和作者的权威性、引用次数；⑤重检相关全文，注意研究方法和技术路线，并讨论其中存在什么问题；⑥根据本人的经费和技术资源考虑能做什么、怎么做；⑦进一步紧缩范围，建一个框架图，根据框架图进一步查外文原文明确细节。

注意，当文献检索关系到课题的选择，追踪当前某一领域发展的重要方向时，应切记，你看到的问题别人也同样会看到，越是重要的问题竞争必然越是剧烈，在信息时代，往往你的想法与他人有不谋而合的时候，所以要特别关注这个领域的最新动向，随时根据现有进展进行调整。要明白一点，在研究条件不如人时，如果没有创新的研究思想、独到的研究方案是不可能超越他人得到成功的。国际上对于某些重要课题的研究往往有一哄而起的情况，缺乏自己的创新思想而片面追求热点是一条短视的路线，要想在某一领域取得重大突破，关键在于建立在长期工作积累和深思熟虑基础上独特的创新思想。

虽然灵机一动产生重要的创新思想在科学史上确有记载，但这毕竟是比较罕见的，更为常见的是天才出于勤奋，创新出于积累。积累可以是个人积累，也可以是本人所在单位的长期积累。只有勤奋努力才能不断有优秀工作的积累，才可能在工作中逐渐产生真正创新的、别人无法想到的创新思想，才有可能在重大问题上取得突破。

（隋建峰，吴广延）

第四章　医学科研选题和实验设计

第一节　医学科研选题

科研选题是开展医学科研工作的第一步，也是后续科研工作成败的关键。科学工作最使人感兴趣的，与其说是解决问题不如说是提出问题。选题过程中需遵循研究项目的目的性、科学性、创新性、可行性 4 个原则；医学科研选题程序包括提出问题、建立假说、确定方法等几个主要步骤。

一、医学科研选题的意义

所有科学研究都始于课题的选择，只有把有限的研究能力都集中在某一点上，才能在这一点上有所深入和突破。题目确定也就伴随着整个研究活动目标和方向的确定。选题观点正确与否、方法恰当与否，不仅关系到该项医学科研的水平和成果，还与研究的成败和效率有密切关系。科学工作最使人感兴趣的，与其说是解决问题，不如说是提出问题，正确地提出问题比解决问题难得多。选题不光是科研工作的起点，更为以后的研究活动提供了方向，也是科研思路的重要表现。

二、医学科研选题的基本原则

选题是开展科研工作的第一步，也是后续科研工作成败的关键。对于科研工作者，选择创新性强、具有科学性的科研课题，可以尽早确定今后的科研方向。因此选题过程中需要有充分的准备，要针对提出的问题有效地阅读大量国内外相关文献，在其中整理思路，发现新观点，找到研究空白。在选题过程中需遵循以下 4 个原则。

1．目的性原则

科研选题不宜太大，要有目的性，即明确、具体地提出要解决的问题。尽量选择在医学领域中有重要意义或迫切需要解决的关键问题，最好集中解决 1 或 2 个问题。题目切忌笼统模糊、包罗万象。

2．科学性原则

基础理论研究及应用技术研究的课题选择和确立都必须有一定的事实根据或科学理论根据，即客观性、真实性、可重复性、可比性。

3. 创新性原则

对于基础研究课题要考虑所选课题能否导致重大发现和理论创新的可能性，要有新发现、新观点、新认识。缺乏创新性，就会失去科研立题的前提。

4. 可行性原则

要正确评价研究者的知识结构水平，以及研究能力、思维能力和个人兴趣。在自己操控范围内能够满足课题研究需要，按期完成研究工作。

三、医学科研选题的方法、途径和思维程序

（一）医学科研选题的方法、途径

1. 科学研究的方法步骤

（1）观察到一种特殊现象。
（2）提出假设去解释这个现象。
（3）利用假设做进一步的预测。
（4）设计实验检验以上预测。

2. 科研选题的来源渠道

（1）在医学发展所面临的急需解决的问题中选题，如严重危害人类健康的疾病（恶性肿瘤、心血管疾病等）。

（2）在文献找寻新思路和空白点。这类选题方法较常用，尤其是对于基础研究人员，通过这种方法可尽快掌握专业的发展趋势，在他人研究的基础上提出新观点和新方法。

（3）在招标课题范围中选题，如国家自然科学基金委员会发布的年度《国家自然科学基金项目指南》。

（4）从实验中碰到的问题中选题。及时抓住日常科研工作中以往没有发现的问题及偶然出现的现象和问题，经过细心分析比较，就可能产生重要的思路。有了思路，就有可能发展成为科研课题。实验原始记录尤其重要。

（5）从边缘学科交叉发展中选题。从学科交叉、渗透中选题是取得研究成功的一条捷径。现代科学更加注重学科间的相互渗透、交叉研究。针对不同学科间的交叉，通过比较分析，会发现大量新课题可供选择。

（6）从不同学术观点的学术争论中选题。

（二）医学科研选题的思维程序

1. 提出问题

能够在科研工作中提出问题是很可贵的，尤其是提出一些原创性的问题。提出问题

比解决问题更难，是科学工作者思想上的火花，能点燃智慧的火光，引导人们追求和探索。提出问题是在基础医学研究或临床医学工作实践的基础上，经过总结经验、认真分析后形成的。很多伟大的发现都是从提出问题开始的，如牛顿见苹果落地而发现万有引力定律。在实践中善于捕捉这些灵感，才能为科研选题提供线索。

2. 建立假说

假说是人们依据已有的事实和经验，运用已有的知识，借助分析和综合、归纳和演绎等思维方法，对事物的本质和规律提出某些观点与看法，这些观点和看法逐渐形成一个知识体系，这个知识体系的真理性在没有得到实践检验之前，就是假说。假说也称为设想，假说的提出是推理的结果，假说的验证则是在推理指导下安排实验和调查。

3. 确定方法

假说建立之后，就需要进行证明，而证明假说就必须确定实验手段和方法，通过实验来检验假说能否成立。可围绕假说选择科学可行的研究手段，包括选择处理因素、受试对象和实验效应等。

4. 选出题目

在科研题目的假说已经形成，实验手段已经确定之后，就可以立出明确科研题目，体现处理因素、受试对象和实验效应之间的关系。例如，《高血压相关基因研究》的题目大、可行性差，而改为《我国汉族人群食盐量与高血压关系的研究》较好。

第二节　实验设计的基本知识

广义的实验设计指科学研究的一般程序，它包括从问题的提出、假说的形成、指标的选择等一直到结果分析、论文写作这一系列内容。它给研究者展示如何进行科学研究的概貌，试图解决研究的全过程。狭义的实验设计特指实施实验处理的一个计划方案及与计划方案有关的统计分析。良好的实验设计为实验实施提供了依据，是获得预期结果的重要保证。

一、实验设计的基本原则

1. 对照原则

对照是实验设计中最常用的方法。科学研究一般影响因素多，实验条件复杂，如果没有严格的对照，很多问题就很难得出肯定的结论。为避免非实验因素造成的干扰，就需要设立对照组以消除无关因素。对照有多种形式，可根据实验研究目的和内容加以选择。

（1）空白对照：空白是指对对照组不施加任何处理。其特点是保证了对照组的固有自然特性，可清楚地看出处理因素的作用。

（2）标准对照：标准是指肯定有效的处理方法，是临床治疗研究中最常用的对照。不设立对照组，实验结果与标准值或正常值对比。

（3）自身对照：在同一受试对象上进行前后对照，如用药前、后的对比。

（4）组间对照：不专门设立对照组，而是几个实验组之间相互对照，如几种药物治疗同一疾病，对比这几种药物的效果。

2. 随机原则

随机化是指分组时，样本来自同一总体，按机会均等的原则抽样和分组的方法。通过随机化，各组样本的条件尽量一致，减少系统误差，从而使处理因素产生的效应更客观。随机化的方法很多，如抽签法、随机数字表法、随机化分组表法等。

3. 重复原则

重复就是多次实践，任何实验必须是在多次重复中得到相同或者相似的结果，才是准确可信的。在抽样中，随着样本含量的增大或重复次数的增加，抽样误差将逐渐减少。

4. 均衡原则

为了保证对比研究结果准确可靠，在相互比较各组间（实验组与对照组间、实验组与实验组间）的处理因素需要一致外，其他因素也要尽量一致。动物实验中，往往要求各组间动物的数量、种系、性别、年龄、体重、毛色等尽量一致，实验仪器、药品、时间等其他方面也应一致，这样才能有效减少实验误差。

5. 经济原则

无论什么实验，都有它的最优选择方案，包括资金的使用，也包括人力、时间的损耗，必要时可以预测一下自己实验的产出和投入的比值，这个比值越大越好，当然这是以实验条件为基础的。

二、实验设计的流程

实验设计是紧紧围绕科研题目展开的，科研项目的完成，由一个实验设计或者多个实验设计组成，每个实验设计都包括以下几个内容。

1. 实验研究的意义和目的

可以先介绍一下研究背景和相关进展，然后说明为什么要进行本实验，其实验的理论根据和实验依据是什么，本实验拟解决哪些问题，本实验的特点或创新点及本实验的意义等。

2. 实验研究的内容和流程

简要介绍实验的主要项目或内容，以及整个实验的流程。流程的设计一定要遵循实验设计的基本原则，做到逻辑严谨清晰。

3. 实验研究的材料和方法

需要写明所需的动物、器材、药品及数量，手术方法，给药途径及用量等。在实验中这些条件必须前后一致，不能在实验过程中随意改变，以免一些未知因素干扰实验结果。

4. 实验研究的观察指标

实验研究的观察指标是反映受试对象所发生的生理现象或病理现象的标志。所选定的指标，应符合以下基本条件。首先最好选用能特异地反映某一特定现象的指标，如肝癌诊断中的甲胎蛋白；其次最好选用仪器测量可用数值或图形表达的客观指标；最后选定的指标一定要有据可依，或根据文献或根据通用法则，千万不要凭空捏造指标。选定指标以后最好预先制定表格，实验过程中直接将原始数据填入其中，这种方法既简便又能体现实验设计方法。

5. 实验研究的预期结果

根据选题和实验设计，提出可能出现的预期结果及相关的讨论分析。

（刘利兵，隋建峰，胡 浩）

第五章　医学实验动物与疾病动物模型

第一节　医学实验动物概述

实验动物学作为一门独立学科诞生于20世纪50年代初，它是一门融合了动物学、兽医学、医学和生物学等学科的理论体系及研究成果发展而成的综合性、应用性学科。实验动物在医学基础理论研究、临床试验、新药和生物制品的生产与检定等多方面具有不可替代的作用，实验动物推动着医学的发展，在医学领域的作用日趋重要。

一、实验动物的概念及其在医学中的意义

（一）实验动物的概念

实验动物（laboratory animal，LA）是指经人工培育或改造，对其携带的微生物和寄生虫实行控制，遗传背景明确或来源清楚，用于科学研究、教学、生物制品或药品检定及其他科学实验的动物。

（二）实验动物在医学中的意义

1. 实验动物是开展现代医学科研的基本要素

科学技术发展所需的4个基本要素为实验动物、仪器设备、信息资料和化学试剂（animal，equipment，information and reagent），简称为AEIR。实验动物在医学研究中被广泛应用，是人类的替身，起着“活的化学试剂”的作用。据统计，60%以上的医学课题需使用实验动物，实验动物是开展现代医学科研的基本要素。

2. 实验动物在医学发展中发挥了重要作用

许多重大的医学发现与动物实验密切相关。人们通过动物实验确定了致病微生物与人类疾病的关系，如鼠疫、布鲁氏菌病、白喉、破伤风、天花等，使预防、免疫和治疗传染病成为可能；通过动物实验发现抗生素、化学药物和生物制品能预防和治疗人类疾病，挽救了无数人的生命；通过动物实验，证明了维生素、微量元素、氨基酸等食物成分在维持人体生理功能和新陈代谢方面具有重要作用。人们还利用动物实验，解决了临床医学中许多重要技术课题，如低温麻醉、体外循环、脑外科、心外科、器官移植等；利用动物实验，也使遗传工程研究得以实践，获得人类希望的遗传性状。

3. 实验动物的发展为医学的发展开辟了广阔道路

医学的发展离不开实验动物的支撑，实验动物的发展极大地推动了医学的发展，解决了许多以往不能解决的实际问题和重大理论问题。

（1）具有人类疾病特征的动物品系已成为人类疾病研究的重要手段和工具。例如，裸鼠（一种免疫缺陷动物）的发现及培育为人类恶性肿瘤异种移植及体外研究带来了生机，促使肿瘤研究产生了质的飞跃。目前，免疫缺陷动物研究从新品系资源的培育到应用都取得了长足进步，免疫缺陷动物广泛应用于肿瘤学、免疫学、遗传学、微生物学及临床医学等各领域。

（2）转基因、基因敲除及近年来成为热点的基因编辑动物逐渐成为后基因组时代不可替代的重要研究工具和手段。1982 年，Palmiter 对“超级小鼠（supermice）”的报道，开启了转基因动物在医学中广泛研究和应用的大门。此后，研究者将癌基因及病毒基因转移到小鼠受精卵，成功培育出能表达癌基因并发生肿瘤的“肿瘤小鼠”及能表达和复制病毒的“病毒感染小鼠”。目前，动物遗传工程技术不断发展，从随机整合到定点打靶，对动物基因组的改变及修饰更加精细精准，转基因、基因敲除、基因编辑等遗传工程动物品系越来越多，遗传工程动物的应用领域不断拓展，从制备疾病动物模型，研究基因功能，制备生物反应器，到提供器官移植供体等，遗传工程动物模型为医学的发展开辟了广阔的天地。

（3）无菌动物与悉生动物的发展为精准解析菌群的功能提供了可能。菌群与机体的关系及其对疾病影响的研究近年来取得了重大进展，成为医学研究的新兴领域之一。悉生生物学、微生态学及宏基因组学等为无菌动物的应用提供了更广阔的舞台，无菌动物促进了医学各领域，特别是基于感染性疾病、代谢性疾病研究和菌群移植等肠道菌群研究的长足发展。

（4）新的实验动物资源的开发及利用为医学研究提供了更丰富的资源。随着医学的发展，传统的啮齿类实验动物在某些方面已满足不了应用需求，新的实验动物品种、品系的开发显得必要。小型猪的培育及应用为心血管疾病、异种移植等领域的研究和应用提供了良好的模型动物。对树鼩、鼠兔、沙鼠、东方田鼠等进行培育研究，可将其独有的特性应用于医学研究。

二、医学实验动物标准化及分类

（一）实验动物标准化是动物实验科学性、重复性和可比性的基础

实验动物学科发展的根本目的只有一个，即通过各种方法和手段保证动物实验数据的准确性、可重复性和可比性。为实现这一目标，对实验动物的质量提出了标准，要求其生活环境、营养状况、遗传背景及微生物控制具有一致性，即动物实验结果不受时间和空间因素的影响。

（二）实验动物标准化的内容及分类

实验动物标准化包括实验动物遗传质量标准化、实验动物微生物质量标准化、实验

动物环境标准化和实验动物营养标准化四大内容。

1. 实验动物遗传质量标准化及分类

根据基因的纯合程度，实验动物分为近交系、封闭群及杂交群动物。

1）近交系动物　近交系动物（inbred strain animal）即经至少连续20代的全同胞兄妹交配培育而成，品系内所有个体都可追溯到起源于第20代或以后代数的一对共同祖先。经连续20代以上亲子交配与全同胞兄妹交配有等同效果。

由于近交系动物的基因高度纯合，因此其具有如下特点。

（1）遗传基因位点纯合性（homozygosity）。经20代以上近交培育后，任何一个基因的纯合概率都高达98.6%以上，品系内个体可繁殖出完全一致的纯合子后代。

（2）遗传组成的同源性（isogenicity）。近交系内所有个体都可追溯到20代或以后的一对共同祖先，所有个体每个基因位点都来源于共同祖先的一个拷贝，具有同源性。

（3）长期遗传的稳定性（long-term stability）。由于遗传组成的高度纯合性和同源性，近交系具有长期遗传稳定的特征。

（4）遗传特征的可辨性（identifiability）。近交系内不存在遗传多态性，即每个位点只有一种基因类型。通过对各位点进行遗传监测，可建立标准的遗传图谱，故近交系动物具有遗传特征的可辨性。

（5）表型一致性（phenotypic uniformity）。由于遗传的同源性，近交系内个体在表型上极为一致。

（6）对外界因素的敏感性（sensitivity）。高度近交降低了近交系在某些生理过程中的稳定性，使其对外界因素的变化更为敏感。近交系的这一特征，使其更容易成为模型动物，为研究所用。

（7）遗传组成的独特性（individuality）。近交系培育成功后，每个品系从物种的整个基因库中只获得极少部分基因，在遗传组成上是独一无二的，具有遗传组成的独特性。

（8）生活力弱（poor vigour）。由于近交衰退，近交系一般具有较低的生育力和生活力。

（9）国际分布广泛（wide international distribution）。近交系内个体具备品系的“遗传全息性”，任何个体均携带该品系全部基因库，引种方便，仅需1或2对动物。各国研究者可以饲养和使用在遗传上几乎完全相同的标准近交系动物。

（10）背景资料清楚（clear background data）。近交系在培育和保种过程中有详细的记录，且经常使用，已有相当数量的文献记载着各近交品系的生物学特性，同时大量利用近交系进行研究又增加了该品系研究应用的履历档案。

（11）生产饲养成本高（high production cost）。近交系动物繁殖力低，需精细的饲养管理，对饲养环境和饲料营养要求更高，相对来说，其生产和实验成本较高。

2）封闭群动物　封闭群动物（closed colony animal）也称为远交群动物（outbred stock），是指引种于亲本或同源亲本动物，使其不以近交也不与群外动物杂交而繁衍，保持在固定场所的动物群。国家标准《实验动物　哺乳类实验动物的遗传质量控制》（GB 14923—2010）规定：“封闭群动物为以非近亲交配方式进行繁殖生产的一个种群，在不从外部引入新个体的条件下，至少连续繁殖4代以上。”

封闭群动物的特点如下。

（1）遗传组成具有很高的杂合性。封闭群动物群体中的个体具有杂合性基因，具有类似于人类群体的遗传异质性组成，在人类遗传研究、药物筛选、毒物试验、生物制品和化学制品的鉴定等方面起着不可替代的作用。

（2）具有较强的繁殖力和生产力。封闭群动物采用随机交配，避免了近交，从而避免了近交衰退，表现为每胎产仔数多、胎间隔短、仔代死亡率低、生产快、性成熟早、对疾病抵抗力强、寿命长等特点。

（3）封闭群中突变种所携带的突变基因通常导致动物在某些方面异常，可成为生理学、胚胎学和医学研究的模型。

3）*杂交群动物*　两个近交系之间有计划地交配生产的第一代动物称为杂交群动物（hybrid colony animal）或杂交一代（first filial generation）动物，简称 F_1 代（F_1-hybrid）动物。其遗传组成均等地来自两个近交品系，属于遗传均一、基因型相同和表型一致的动物。严格地讲，F_1 代动物不是一个品系或品种，因为它不具有育种功能，不能自群繁殖成与 F_1 代相同基因型的动物。

杂交群动物有许多优点，在某些方面比近交系更适用于研究。

（1）遗传和表型上的均质性。杂交群动物的基因虽不是纯合子，但个体基因是父本和母本基因的异型接合体，个体之间基因型相同，遗传背景明确，遗传和表型均一。

（2）杂交优势。杂交群动物具有较强的生命力、适应性、抗病能力、寿命长和容易饲养等优点，在很大程度上克服了因近交繁殖所引起的近交衰退现象。适用于保存携带某些有害基因和进行长时间的慢性致死实验。

（3）同基因型。F_1 代动物虽是杂合基因型，但基因型是一致的，具有双亲品系的特点，可接受个体间乃至双亲品系的细胞、组织、器官和肿瘤的移植，适用于免疫学和发育生物学等研究领域，如杂交群动物是进行移植物抗宿主反应（graft versus host reaction，GVHR）研究的良好实验材料。

2. 实验动物微生物质量标准化及分类

根据国家标准《实验动物　寄生虫学等级及监测》（GB 14922.1—2001）和国家标准《实验动物　微生物学等级及监测》（GB 14922.2—2001）规定，实验动物按微生物和寄生虫控制程度分类，分为普通动物、清洁动物、无特定病原体动物、无菌动物与悉生动物。

1）*普通动物*　普通动物（conventional animal，CV 动物）是指饲养于开放环境，在微生物控制上要求不携带人畜共患病和动物烈性传染病病原的动物，是实验动物中微生物控制要求最低的动物。

普通动物仅满足实验动物微生物质量控制的基本要求，对实验结果的反应均一性较差，仅可作为教学示教或预实验之用，不可供科研、生产和检定之用。

2）*清洁动物*　清洁动物（clean animal，CL 动物）除要求不携带普通动物应排除的病原外，还要求不携带对动物危害大及对科学研究干扰大的病原。清洁动物来源于无特定病原体动物或无菌动物，饲养于半屏障系统中。

3）*无特定病原体动物*　无特定病原体动物（specific pathogen free animal，SPF）除排除普通动物、清洁动物应排除的病原外，还要求不携带主要潜在感染或条件致病及对科学实验干扰大的病原。SPF 动物来源于无菌动物或悉生动物。SPF 动物适用于全部科研实验和疫苗生产，是国际标准级别的实验动物。

4）*无菌动物与悉生动物*　无菌动物（germ free animal，GF 动物）是指用现有的检测技术在动物体内外的任何部位检不出任何活的微生物和寄生虫［包括病毒、立克次体、细菌（包括螺旋体、支原体）、真菌、原虫等］的动物。无菌动物来源于无菌剖宫产或无菌卵的孵化，饲养于隔离系统。无菌动物是天生无菌的动物。随着近年肠道菌群研究的持续升温，无菌动物的应用越来越广泛。

悉生动物（gnotobiotic animal，GN 动物）也称为已知菌动物或已知菌群动物（animal with known bacterial flora），是指在无菌动物体内植入并定植已知微生物的动物。按微生物质量控制分类，悉生动物与无菌动物属于同一级别的动物，必须饲养于隔离系统。

3. 实验动物环境标准化

实验动物环境（laboratory animal environment）是指实验动物周围客观存在的，与实验动物相互依存、相互作用、相互影响的外部环境体系。实验动物环境标准化的重点在于建筑设施、笼器具、垫料等物质条件的标准化及饲养室内环境各种参数即小气候（温度、温差、湿度、气流、风速）、物理化学参数（换气次数、氨气浓度、噪声、照明等）和空气净化程度的标准化。

1）*环境因素对实验动物的影响*　环境因素对实验动物的影响通过气候因素、理化因素、居住因素、生物因素和营养因素等几个方面显现。气候因素中温度对动物实验结果影响较大：小鼠心脏、肝脏、肾脏在低温下较大，在高温下较小，大鼠脏器也呈现类似现象。《实验动物　环境及设施》（GB 14925—2010）规定，实验动物环境温度控制在 19～26℃，且日温差不超过 4℃。

2）*实验动物设施及分类*　依据国家标准《实验动物　环境及设施》（GB 14925—2010），将实验动物环境设施分为普通环境、半屏障系统、屏障系统、隔离系统。

（1）普通环境（open system）。用于饲养普通动物，要求：①饲育环境与外界相通；②有强力的通风设备；③饲料、垫料要消毒，饮水要符合人饮用水的城市卫生标准。

（2）半屏障系统（semi-barrier system）。用于饲养清洁动物，也属于屏障系统，但净化级别比屏障系统低，要求：①半屏障系统是密闭的，经屏障装置与外界相通；②送入的全新风要经过 10 万级洁净度过滤；③饲料、垫料要消毒；④进入屏障的人、动物及其他物品都应该进行严格的微生物控制。

（3）屏障系统（barrier system）。用于饲养 SPF 动物，要求：①饲育环境密闭，经屏障装置与外界相通；②送入的全新风要经过 1 万级洁净度过滤；③送入的一切物品都要进行严格的消毒后经特制传递装置送入；④饲育人员要进行严格的微生物控制。

20 世纪 90 年代研制出一种独立通风笼具系统（independent ventilation cage，IVC），IVC 是一种特殊的低成本、高效率的改良 SPF 屏障系统，每个饲养笼配备不间断的高效过滤器（high-efficiency particulate air，HEPA），99.999% 的空气是经过过滤的。

（4）隔离系统（isolation system）。用于饲养无菌动物，要求：①饲育环境与外界是隔离的；②送入的全新风要经过 100 级洁净度过滤；③送入的一切物品都要进行严格的灭菌后经特制传递装置送入；④饲育人员不能进入，隔离器可放在普通环境或亚屏障环境。

4. 实验动物营养标准化

动物需摄取的营养素（nutriment）包括蛋白质、脂类、碳水化合物、矿物质、维生素和水六大类。实验动物采用配合饲料（formula feed）饲喂，配合饲料是根据饲养动物的营养需要形成固定的配方生产，营养物质均衡全面，能满足动物的营养需要。国家标准《实验动物　饲料生产》（GB/T 34240—2017）中对实验动物饲料生产进行了规范，确保实验动物饲料营养的标准化，从而保障实验动物的营养和健康。

（三）实验动物标准化的实施

实验动物标准化关系到生命科学研究的质量、生物制品的生产质量及药品、食品等安全性、有效性的正确评价等，与人类健康紧密相关。我国主要从三个方面来确保实验动物标准化的实施。

1. 建立实验动物标准化法规体系

我国从1988年制定《实验动物管理条例》至今，实验动物标准化各个环节的相关法规越来越完善，对实验动物与动物实验标准化做出了法规性的要求，并对实验动物的生产及应用做出强制性指导，保证了实验动物标准化的实施。

2. 推行实验动物合格证制度

实验动物合格证包括生产条件、动物质量、动物实验（应用）条件三种形式。实验动物质量合格证是对符合合格证检定标准的实验动物、动物饲养（动物实验）设施和实验动物用具、用料等方面的有效证明，是课题投标、成果鉴定、检定结果和药品、生物制品生产中所用实验动物及相关条件符合标准的证件。使用不持有相应合格证的实验动物，所取得的研究结果、检定结果不予承认，因此凡科研项目中应用的实验动物，须持有实验动物质量合格证。

3. 形成全方位的标准化实验动物引种、生产、管理系统

1）动物引种必须来源于统一的实验动物种子中心、实验动物种源基地　为确保实验动物标准化的实施，种子动物必须标准化，国家建立统一的实验动物种子中心和实验动物种源基地。目前，我国有7个种子中心和种源基地：国家啮齿类实验动物种子中心、国家遗传工程小鼠资源库、国家禽类实验动物种子中心、兔类实验动物种子中心、实验用小型猪种子资源基地、犬类实验动物种子中心、非人灵长类实验动物种子中心。

国际上有很多标准化的实验动物种子中心：Jackson实验室是全世界品系最丰富的小鼠资源库，拥有黄金标准的实验小鼠Jax®Mice；美国有突变小鼠资源与研究中心（MMRRC）；大动物方面有美国的猪资源与研究中心（NSRRC），它们均可提供标准化的实验动物。

2）实验动物质量检测中心及其监管机构　实验动物质量检测中心对实验动物种子中心的动物质量、生产环境进行检测，检测合格后发放实验动物生产许可证。我国实验动物质量检测机构分国家和省两级管理，统一培训实验动物检测人员、统一生产试剂盒。

国家和省级实验动物检测机构受科技部的管理和质量技术监督局的监督，形成了全方位的监测和管理体系。

第二节　常用医学实验动物及选择原则

很多医学课题需使用动物进行实验，不同种属品系实验动物的特点不同，用途各异。为获得有效的实验结果，须根据实验设计要求和实验动物品种品系的特点选用合适的实验动物。可以说，实验动物的选择直接关系到实验的成败，应受到研究人员的重视。

一、常用医学实验动物的特点及应用

（一）小鼠

小鼠（mouse；musculus）属哺乳纲（Mammalia）啮齿目（Rodentia）鼠科（Muridae）小鼠属（*Mus*）。小鼠由野生鼷鼠经长期人工饲养和定向选择培育出来，现广泛分布于世界各地，已育成各具特色的远交群和近交系1000多个。早在17世纪，小鼠就被用于比较解剖学研究，现已成为使用量最大、用途最广、品种最多和研究最为详尽的实验动物。

1. 小鼠的生物学特性

小鼠体形小，全身被毛，面部尖突、嘴鼻部有触须。新生小鼠仅约1.5g，赤裸无毛，全身红色，闭眼，两耳与皮肤粘连。3日龄脐带脱落，皮肤由红转白，开始长毛。4～6日龄双耳张开耸立。7～8日龄开始爬动，被毛渐浓密，下门齿长出。9～11日龄听觉发育齐全，被毛长齐。12～14日龄睁眼，长出上门齿，开始采食和饮水。3周龄可离乳独立生活。成年小鼠随品系不同体重18～45g，体长10～15cm，尾与身体约等长。小鼠性成熟早，繁殖力强。雌性35～50日龄性成熟，雄性45～60日龄性成熟；性周期为4～5d，妊娠期为19～21d；哺乳期为20～22d；有产后发情（post partum oestrus），分娩后6～8h排卵，便于繁殖的特点。一次排卵10～23枚，每胎产仔8～15只，一年可产仔6胎。生育期为1～1.5年。小鼠寿命为2～3年。小鼠性情温驯，昼伏夜出，喜群居。

2. 在医学研究中的应用

小鼠常用于安全性和毒性试验、生物效应测定、药物效价比较、药物筛选、微生物和寄生虫病学研究、放射学研究、肿瘤及白血病研究、计划生育研究、镇咳药研究、遗传性疾病研究、免疫学研究和老年学等方面的研究。

随着遗传工程技术的进步，制备出越来越多的遗传工程小鼠模型，用于研究基因功能或疾病机制。

（二）大鼠

大鼠（rat）属啮齿目鼠科大鼠属，是野生褐色大鼠（*Rattus norvegicus*）的变种。原产于亚洲中部及俄罗斯部分地区。18 世纪后期开始人工饲养，19 世纪中叶首次用于心理学研究。1906 年大鼠群中的一部分被送往费城（Philadelphia）Wistar 研究所，培育出 Wistar 大鼠。

1. 大鼠的生物学特性

大鼠体型与小鼠相似，个体较小鼠大。成年大鼠体长不小于 18cm。初生时 5.5～10g，成年个体可达 300～500g。喜欢独居，喜阴暗，昼伏夜动。大鼠性情温顺，但比小鼠性情凶猛，易于捉取，不主动咬人。大鼠属杂食动物，更喜肉食，随时采饮，对维生素、氨基酸缺乏敏感。大鼠仅爪垫上有汗腺，尾巴是散热器官，环境温度过高时通过流出大量唾液来调节体温，若唾液腺机能损伤则易中暑死亡。大鼠对环境湿度敏感，空气相对湿度低于 40% 时，易发生坏尾病。强烈噪音易引起食仔或抽搐，大鼠对空气中的粉尘、氨气、硫化氢极为敏感，易引发呼吸道疾病。

2. 在医学研究中的应用

（1）营养代谢病研究。大鼠对营养缺乏敏感，特别是对氨基酸、蛋白质、维生素的缺乏十分敏感，可出现典型缺乏症状，是营养学研究使用最早、最多的实验动物。

（2）肝病研究。大鼠肝再生能力很强，切除 60%～70% 后仍可再生，适用于肝外科实验研究。大鼠无胆囊，胆管汇成胆总管，长度为 1.2～4.5cm，直径为 0.1cm，胆总管入十二指肠，适宜做胆管插管模型。

（3）心血管疾病研究。大鼠是研究高血压的首选动物，已培育出多种不同类型的高血压大鼠品系，如自发性动脉硬化大鼠品系、诱发性大鼠肺动脉高压症、诱发性心肌劳损、诱发性局部缺血心脏病等模型。

（4）药物学研究。大鼠广泛应用于药品的毒性及三致（致畸、致癌、致突变）实验、药物筛选实验、药物动力学实验等。

（三）地鼠

地鼠（hamster）属哺乳纲啮齿目鼠科帛鼠亚科动物。它由野生仓鼠驯养而成。实验用地鼠主要有金黄地鼠和中国地鼠两种。金黄地鼠原种为叙利亚地鼠，中国地鼠的原种为黑线仓鼠或称背纹仓鼠。

1. 地鼠的生物学特性

地鼠昼伏夜行，夜间 8～11 点最活跃，行动不敏捷，巧于营巢，有嗜睡习性，环境温度低于 8～9℃出现冬眠；地鼠喜独居，好斗，牙齿坚硬，可咬断细铁丝，有很强的贮食习性，兴奋时发出强烈的金属性音响。雌鼠比雄鼠强壮，除发情期外，雌鼠不与雄鼠同居，雄鼠易被雌鼠咬伤。地鼠尾短，有颊囊。

金黄地鼠成熟期短，雌鼠 1 月龄已性成熟，雄鼠 2 月龄性成熟，妊娠期为 14～17d（平均 16d），哺乳期为 20～25d，每胎产仔 5～10 只，每年可产 7 或 8 胎。

2. 在医学研究中的应用

地鼠常用于肿瘤学、生理学、遗传学、传染病、牙科、组织移植、组织培养、糖尿病及营养学等方面的研究。

（1）染色体畸变和复制机制研究。中国地鼠染色体大、数量少（11 对）且易互相鉴别，在小型哺乳类动物中少见，是研究染色体畸变和染色体复制机理的极好材料。

（2）细菌、病毒和寄生虫学研究。中国地鼠睾丸特别大，约占体重的 3.84%，是传染病学研究的良好接种器官。常用于小儿麻疹、溶组织内阿米巴病、利什曼原虫病等研究。

（3）自发性糖尿病。中国地鼠易产生真性糖尿病，血糖可比正常高出 2～8 倍，胰岛退化，β 细胞呈退行性变，易培育成糖尿病模型动物。

（4）肿瘤学研究。地鼠有颊囊，地鼠颊囊是缺少组织相容性抗原的免疫学特殊区，是进行组织培养、肿瘤移植和观察微循环改变的良好区域。瘤组织接种于颊囊易于生长，用于研究肿瘤增殖、致癌、抗癌、移植、药物筛选、治疗等。

（四）豚鼠

豚鼠（guinea pig）属哺乳纲啮齿目豚鼠科，又名天竺鼠、海猪、荷兰猪。

1. 豚鼠的生物学特性

喜群居，头大、颈短、耳圆、无尾，全身被毛，四肢较短，前肢四趾，后肢三趾，有尖锐短爪，不喜攀登和跳跃。习性温顺，胆小易惊，喜干燥清洁的生活环境。嗅觉、听觉较发达，对各种刺激均有极高的反应，如对音响、嗅味和气温突变极敏感，可引起一系列不良反应。在空气混浊和寒冷环境易发生肺炎等疾病。

豚鼠是草食性动物，嚼肌发达，胃壁非常薄，盲肠特别膨大，约占腹腔的 1/3 容积，粗纤维需要量比家兔还多。豚鼠食量大，食欲旺盛，对变质饲料特别敏感，常因此减食或废食。豚鼠对各种抗生素高度敏感，尤其对青霉素和四环素族的致敏性更高。青霉素对豚鼠的毒性比其他动物大 100～1000 倍，使用青霉素，无论剂量大小、给药途径，均可引起豚鼠小肠和结肠炎症，甚至造成动物死亡。因此治疗豚鼠感染性疾病不用抗生素类，常用磺胺类药物。豚鼠属于晚成性动物，5 月龄左右性成熟，性周期为 13～20d（平均为 16d），妊娠期长达 65～70d，每胎产仔 1～8 只，多数为 3 或 4 只，15～21 天离乳；仔豚鼠出生后即可活动，体重 50～115g，成年豚鼠体重达 350～600g。

2. 在医学研究中的应用

豚鼠常用于免疫学、传染病、药物学、营养学、耳科学、微生物学等方面的研究。

（1）免疫学研究。豚鼠是进行过敏反应和变态反应的首选动物，如给豚鼠注射孕马血清，很容易复制成过敏性休克动物模型；豚鼠迟发性超敏反应与人相似。

（2）耳科学研究。豚鼠听力特别敏锐，常用于耳科研究，如研究噪音对听力的影响、抗生素耳毒性等。

（3）微生物感染试验。豚鼠淋巴系统较发达，呼吸系统抗病力差，对入侵的病原微生物极敏感，是微生物感染试验中常用的实验动物。对结核杆菌、白喉杆菌、鼠疫杆菌、布鲁氏菌、沙门菌、霍乱弧菌、淋巴细胞性脉络丛脑膜炎病毒、钩端螺旋体等易感，常用于上述病原的研究。

（4）营养学研究。豚鼠体内缺乏合成维生素 C 的酶，故其肝脏和肠内不能合成维生素C，是研究成维生素C生理功能的重要动物模型；豚鼠胎儿期大脑易受营养影响，是大脑发育营养不良效应研究的最好实验动物。

（5）缺氧耐受性和耗氧量研究。豚鼠缺氧耐受力强，是缺氧耐受性和测量耗氧量研究的首选动物。

（五）家兔

家兔（rabbit）属兔形目兔科穴兔属穴兔种。家兔经人类长期的驯化和培育已成为一种常用的实验动物。

1. 家兔的生物学特性

家兔有夜行性和嗜睡性，白天安静，常处于假眠和休息状态，夜间活跃。家兔夜间采食量约占全天的75%，饮水占60%左右。使家兔仰卧，顺毛抚摸其胸腹部并按摩太阳穴，可使其进入睡眠状态，利用这一特点，在不麻醉的情况下可进行短时间实验操作。

家兔有发达的听觉和嗅觉器官，听觉和嗅觉很灵敏。家兔异常胆小，受惊过度往往乱奔乱窜，甚至冲出笼门。家兔凭嗅觉判断仔兔，对非亲生仔兔拒绝哺乳，甚至咬死。散养家兔喜欢穴居，有打洞的习性。

家兔性情温顺，群居性差，若群养，常发生斗殴咬伤。实验兔一般笼养，易于管理。家兔喜干厌湿，耐寒怕热，被毛多，汗腺少，能忍受寒冷而不能耐受潮热。环境气温超过30℃或过度潮湿时，成年母兔易出现减食、流产和不哺乳仔兔等现象，炎热的夏季是家兔传染病暴发的季节。

2. 在医学研究中的应用

家兔被广泛地用于生物医学的急性实验、内分泌实验、物质代谢实验、药理学实验、发热研究及热源试验、微生物学及免疫学、心血管疾病及肺心病、生殖生理及胚胎学研究等。

（六）犬

犬（dog）属食肉目犬科犬属动物。

1. 犬的生物学特性

犬听觉灵敏，比人灵敏16倍，能辨别声音频率范围广（5～55 000Hz），对声源的判断能力很强，能在1/20s内分辨出声音。犬的嗅脑、嗅觉器官和嗅神经极发达，所以嗅觉很灵敏，嗅觉能力是人的1200倍。但犬的视力很差，视网膜上没有黄斑，每只眼睛有单独的视野，视野不足25度，且无立体感。对远处的物体看得清楚，1～1.5m近处的物体看不清楚。犬是红绿色盲。

国际实验用犬的品系为比格犬，又称小猎兔犬，属中型犬，短毛。比格犬是公认的实验用犬，以犬为实验动物的研究成果只有应用比格犬才被国际认可。比格犬成年体重7～10kg，体长30～40cm，亲近人，温驯易捕，对环境适应力强，抗病力强，性成熟早，产仔多。其体型小，利于实验操作，遗传性能稳定且优良，一般没有遗传性神经性疾病。

2. 在医学研究中的应用

犬主要用于外科学、基础医学、药理和毒理学、人类传染性疾病研究等。

（七）猕猴

猕猴（rhesus monkey）属灵长目猴科猕猴属动物。

1. 猕猴的生物学特征

猕猴为杂食性动物，有较发达的智力和神经控制，能用前肢操纵简单工具。具有一般哺乳动物的共同特征。猕猴体内不能合成维生素 C，需从食物中摄取。两颊有颊囊，可贮存食物。

2. 在医学研究中的应用

猕猴在形态和机能上有很多与人相似的地方，是重要的实验动物。主要用于生理学、传染病学、疫苗试验、生殖生理学、行为学和精神病及神经生物学等的研究。

（八）小型猪

小型猪（miniature pig）属偶蹄目不反刍亚目野猪科猪属动物。

1. 小型猪的生物学特性

小型猪为杂食性动物，性格温驯，喜群居，嗅觉灵敏，对外界温、湿度变化敏感。小型猪在解剖、生理、心血管系统、消化系统、皮肤、营养需要、骨骼发育及矿物质代谢等方面与人类极其相似。猪母源抗体不能通过胎盘屏障，初生仔猪体内缺少母源抗体，只能从初乳中获得。猪与人的皮肤组织结构很相似，上皮修复再生性相似，皮下脂肪层和烧伤后内分泌与代谢的改变也相似。

2. 在医学研究中的应用

小型猪逐渐成为研究人类疾病常用实验动物，常用于烧伤学、肿瘤学、免疫学、营养学、心血管疾病、遗传疾病、牙科、外科手术等疾病的研究，近年在异种器官移植领域备受关注。

二、医学实验动物的选择

（一）正确选择实验动物的重要性

实验动物的选择是医学科研中首先要考虑的问题，因为实验动物选择恰当与否关系到课题质量的高低、经费开支的多少、研究途径正确与否，甚至会影响到课题的成败。因此，必须从观念上将实验动物的选择看作与科技项目立项查新的文献检索一样重要，其是医学科研工作中重要的环节。

（二）医学实验中实验动物选择的基本原则

1. 选择结构、功能、代谢及疾病特征与人类相似的动物

医学研究的根本目的是要解析人类疾病的发病机制，解决疾病的预防和治疗。在实验可能的条件下，尽量选择结构、功能、代谢及疾病特点与人类相似的实验动物。研究者在选择动物用于实验之前，应充分了解各种实验动物的生物学特性。

2. 选用解剖、生理特点符合实验目的要求的实验动物

选用解剖、生理特点符合实验目的要求的实验动物，是保证实验成功的关键。前文介绍了一些常用实验动物的生理特点，根据这些特点选择实验动物能简化操作，易于成功。例如，犬的甲状旁腺位于甲状腺端部表面，位置固定，而家兔的甲状旁腺分布较散，位置不固定，因此做甲状旁腺摘除实验宜选犬而不选家兔。犬是红绿色盲，不能以红绿色信号作为条件刺激进行条件反射试验。家兔颈部的交感神经、迷走神经和主动脉减压神经是分别存在、独立行走的，而人、马、牛、猪、犬、猫等的主动脉减压神经不单独行走，是混合行走于迷走交感或迷走神经之中的，如要观察减压神经对心脏的作用，则必须选用家兔。家兔和猫是典型的刺激性排卵动物，只有经过交配刺激，才能排卵，因此家兔和猫是避孕药研究的常用动物。

3. 根据实验动物品系特殊反应性选择动物

某些品系对某一处理有特殊反应性，需充分利用品系的特殊反应性选用实验动物。例如，在猪瘟细胞苗的效力检验中，白兔比灰兔敏感，长毛兔的反应最敏感，发热反应最典型；在鸡新城疫Ⅰ系苗安全检验中，用仙居鸡安全检验合格的疫苗，接种纯种肉鸡、蛋鸡时并不安全，不仅反应重，而且会出现接种死亡的现象；雌激素能终止大鼠和小鼠的早期妊娠，但不能终止人的早期妊娠；吗啡对犬、家兔、猴和人的主要作用是中枢抑制，而对小鼠和猫则是中枢兴奋；家兔对阿托品极不敏感；苯胺及其衍生物对犬、猫、豚鼠和人产生相似的变性血红蛋白病理变化，对家兔则不易发生该血液变化，而大鼠、小鼠等啮齿类动物遇苯胺则完全不发生血红蛋白变性反应。品系特殊反应性在选择实验动物时必须加以重视。

4. 选择标准化的实验动物

医学研究要求动物实验结果精确可靠，重复性好并具可比性，即不同实验人员在不同时间、不同空间做相同动物实验，得到相同的实验结果。我们需要选用标准化的实验动物，进行标准化的动物实验。

5. 符合实验动物选择的一般原则

年龄是实验动物重要的因素，动物的解剖生理特征和对实验的反应性随年龄的不同有明显差别。一般而言，幼龄动物较成年动物敏感，老龄动物的代谢能力、各系统功能降低，反应不灵敏。因此，一般实验应选用成年动物，但不同实验对动物年龄的要求不尽相同，应根据课题要求和目的确定。慢性实验因周期较长，可选择幼龄动物；一些特殊实验如老年病学的研究，则考虑用老龄动物。

6. 经济性原则

在不影响实验质量的前提下，尽量做到方法简便和降低成本，选用易获得、经济和易饲养管理的实验动物。啮齿类实验动物，如小鼠、大鼠、地鼠、豚鼠等，繁殖周期短，具多胎性，饲养容易，遗传和微生物控制方便。而且这些动物的年龄、性别、体重可任意选择，量大价廉，来源充足。猴、狒狒、猩猩等非人灵长类动物，进化程度高，与人类最接近，在有些疾病研究方面具有优越性，但由于来源稀少，繁殖周期长，饲养管理困难，不能普及使用。除非研究需要外，应尽量避免选择此类动物。

7. 动物实验结果的外推

医学研究中动物模型和动物实验都是为人服务的，动物模型和动物实验结果要外推到人体上去，但动物和人毕竟不同，在动物身上无效的药物不等于临床无效，在动物身上有效的药物也不等于临床有效。同时，不同动物可能具有不同的代谢特点，所以肯定一个实验结果最好采用两种以上的动物进行比较观察，一般选用一种啮齿类动物和一种非啮齿类动物。

8. 实验动物的选择应符合有关国际国内规范

国际上普遍要求动物实验达到实验室操作规范（good laboratory practice，GLP）和标准操作规程（standard operating procedure，SOP），这些规范对实验动物的选择、应用、实验室条件、工作人员素质、技术水平和操作方法都要求标准化。实验动物使用应遵循“3R”原则，即替代（replacement）、减少（reduction）、优化（refinement）。“3R”原则是世界范围内动物实验共同遵守的原则，同时也是各国际组织和各国实验动物法规的重要内容。

（1）替代（replacement）：是指避免使用动物的方法，有绝对替代，即用无生命的，如计算机系统取代动物，还有相对替代，即用进化程度低等的脊椎动物取代高等脊椎动物。对于替代，应有科学的认识和评价。有些实验，可以选择替代实验方法。有些替代方法和技术可作为动物实验研究的补充，有助于减少使用动物的数量。但是，目前医学科研中的动物实验是不可能完全被取代的。

（2）减少（reduction）：即在科研中，使用较少量的动物获取同样多的实验数据或使用一定数量的动物能获得更多实验数据的方法。减少动物使用数量是在尊重科学原则和技术规程的前提下进行的，有些实验如药品的法定检验的动物数量是不允许减少的。

（3）优化（refinement）：优化是指在必须使用动物时，通过改进和完善实验程序，减轻或减少给动物造成的疼痛和不安。尽量减少非人道方法的使用频率或危害程度。

（三）常见动物实验中实验动物的选择

1. 药理学研究中实验动物的选择

（1）临床药物代谢动力学研究：应尽量与药效量或毒理学研究所用动物一致。

药物动力学参数测定：最好使用犬、猴等大动物，可在同一动物上多次采样。

药物分布实验：大鼠、小鼠较方便。

药物排泄试验：一般首选大鼠，胆汁采集可行乙醚麻醉、胆管插管引流。

（2）一般药理研究：用于主要药效作用以外广泛药理作用的研究。

动物：小鼠、大鼠、猫、犬等，性别不限。

（3）作用于神经系统的药物研究。

促智药：大鼠、小鼠，一般应用幼年、老年鼠。

镇静催眠药：成年小鼠，便于分组。

抗痛药：成年大小鼠，以雄性为宜。

镇痛药：需在整体动物上进行，常用成年小鼠、家兔、豚鼠、犬等，雌雄兼用。

中枢性肌松药：小鼠、猫。

解热药：首选家兔。其品种、年龄、室温、动物活动情况等对发热反应速度和程度有明显影响，应按中国药典规定进行。

神经节传导阻滞影响药物：首选猫，最常选用猫颈神经节，因其前后部易于区分。

（4）心血管系统药物研究。

抗心肌缺血药：犬、猫、家兔、大鼠、小鼠。

抗心律失常药：豚鼠。小鼠不便操作。

降压药：犬、猫或大鼠。不用家兔，因家兔的外周循环对外界环境刺激极敏感，血压变化大。

治疗心功能不全药：犬、猫、豚鼠、家兔。一般不用大鼠。

降血脂药：大鼠、家兔。遗传性高脂血症兔是较成熟的动物模型。

抗动脉粥样硬化药：一般用家兔、鹌鹑。

抗血小板聚集药、抗凝血药：大鼠、家兔，个别也可用小鼠。

（5）呼吸系统药物。

镇咳药筛选：首选豚鼠，其对化学刺激或机械刺激都很敏感。其次可选猫，生理条件下猫很少咳嗽，可用于刺激喉上神经诱发咳嗽，在初筛基础上进一步肯定药物的镇咳作用。

支气管扩张药：常用豚鼠，豚鼠气道平滑肌对致痉剂药物反应敏感。也可选用大鼠，大鼠的某些免疫和药理学特点与人类较近。

祛痰药：一般用雄性小鼠。

（6）消化系统药物。

胃肠解痉药：大鼠、豚鼠、家兔、犬等，雌雄均可。

催吐药、止吐药：犬、猫、鸽等。家兔、豚鼠、大鼠无呕吐反射，故不选用。

（7）泌尿系统药物。

利尿药、抗利尿药：常选用雄性大鼠或犬。

（8）内分泌系统药物。

肾上腺皮质激素类药物：大鼠、小鼠，雌雄均可。

（9）计生药。

终止中期妊娠药、子宫收缩药：雌性大鼠、豚鼠、家兔、猫。

女用避孕药：雌性大鼠、仓鼠、家兔、猕猴。

男用避孕药：雄性近交系大鼠，猕猴。

（10）精神药物。

抗焦虑药：成年大鼠、小鼠，家兔。

抗抑郁药：首选大鼠、小鼠，其次选用犬、猪。

2. 药物安全性评价试验

（1）急性毒性试验。进行半数致死量（LD_{50}）实验，但有不少国家对部分药不再要求做 LD_{50} 实验。若药物毒性很小，则进行耐受剂量实验，常用大鼠、小鼠等封闭群动物。

（2）长期毒性试验。观察连续给予受试药物。需两种以上动物才能较正确地预示受试药物在临床上的毒性反应，通常的方法是一种为啮齿类大鼠，另一种为犬、猴或小型猪。

（3）生殖毒性实验，包括：①一般生殖毒性试验；②致畸敏感期毒性试验；③围产期毒性试验。

不同种属动物对药物敏感性不同时，应用两种以上动物。啮齿类选用小鼠、大鼠、仓鼠；非啮齿类选用家兔、犬、非人灵长类。

（4）致突变、致癌试验：①对动物要求高，常用 F344 大鼠、A 系小鼠、基因剔除小鼠；②对环境要求高；③排除一切其他致癌因素。

（5）药物依赖性试验。观察期一般较长，项目较多。多采用大鼠、小鼠或猴。

（6）其他毒性试验。药物毒性试验原则之一即给药途径必须与将采用的临床给药途径相一致。

外用药毒性：皮肤给药（无论急性、长期）一般用家兔、豚鼠或大鼠。

外用药刺激过敏试验：过敏实验常用豚鼠，大鼠皮肤不宜用于过敏实验；刺激性实验常用家兔。

栓剂毒性实验：常用年轻家兔、大鼠。

滴鼻剂、吸入剂毒性实验：参照临床给药途径，选用大鼠、豚鼠或家兔。

眼科外用药毒性实验：以家兔为宜。

生物制品、生物工程产品毒性实验：有较为严格的种属特异性，应注意。

3. 心血管疾病

（1）动脉粥样硬化：能用的动物有大鼠、小鼠、鸽、家兔、猪、犬、火鸡、非人灵长类。

鸟类和家兔：早期选用，能自发动脉粥样硬化。

家兔：饲料诱发的极度高血脂可发生粥样硬化病灶。

恒河猴：可发生广泛的主动脉粥样硬化。

小型猪：可自发动脉粥样硬化。高脂饲料诱发可加速粥样硬化形成。

（2）高血压：常用犬、大鼠，不用家兔。

犬：与人类高血压有一定相似性。对于神经精神性高血压，犬最为合适。

大鼠：饲养、繁殖、手术、血压测定较为方便，药物反应与人类相似。

家兔：血压不够稳定，一般不用。

SHR 大鼠：与人类自发性高血压有诸多相似，用于高血压的病理、生理、药理研究。

（3）心肌缺血（冠心病、心肌梗塞）：犬、猪、猫、家兔、大鼠都可进行冠状动脉阻塞。

犬：为心肌缺血良好的模型动物。

猪：心脏侧支循环和传导系统血液供应类似于人的心脏。

家兔：开胸冠状动脉结扎不需人工呼吸。

大鼠：用于测试心肌耐缺氧实验。

（4）心律失常：常用大鼠、豚鼠、家兔、猫、犬、猴、猪等。

大鼠、小鼠：心电图无 S-T 段，有的导联不见 T 波。

豚鼠：血管反应敏感，出血症显著，适合观察出血和血管通透性变化。

（5）细胞培养：可用犬、家兔、豚鼠、大鼠、小鼠、鸡等胚胎、新生或成年心肌。

4．消化和呼吸疾病

家兔、羊、豚鼠：为草食动物，与人类消化系统迥然不同，不能选择。

犬：消化系统发达，与人类消化过程相似，宜于慢性实验。

大鼠：无胆囊，适宜用于收集胆汁实验及肝切除实验。

家兔：可用于甲状腺功能研究。

犬：甲状旁腺位置固定，位于甲状腺表面。可用于甲状旁腺切除，保留甲状腺功能。

豚鼠：适于结核和白喉研究，对结核杆菌、白喉杆菌很敏感。

大鼠：适用于对肺水肿、肺纤维化、矽肺的研究。

鸭：可作人乙肝模型，用于药物筛选和药效学研究。

幼年雌性小鼠：可用于研究胰腺炎，可用幼年雌性小鼠造成胆碱缺乏，诱发出血性胰腺炎。

猫、犬、雪貂、鸽、猴等：用于呕吐实验，草食性动物不易发生呕吐反射，故不适用。

豚鼠：用于维生素 C 的研究。

猴：用于研究慢性支气管炎最合适，猴的气管腺数量较多，且三级支气管中仍有存在。

5．神经系统

沙鼠：基底动脉环后交通支缺损，成为脑缺血研究较为理想的模型。

DBA/2 小鼠：35 日龄，听源性癫痫发病率为 100%，常用于肿瘤学、遗传学、免疫学研究。

C57BL/KalWN 小鼠：适用作先天性脑积水模型。

家兔：用于减压神经对心脏的作用研究。

犬、猫：神经系统发达，较为适用。

6．泌尿和内分泌疾病

糖尿病：可用大鼠、家兔、犬等，人工摘除胰腺复制。

老年 A 系小鼠：肾脏病多发，可进行相关疾病研究。

SWR 系小鼠：6～10 月龄常发糖尿病，可进行相关疾病研究。

7．放射学实验研究

常用大鼠、小鼠、沙鼠、犬、猪、猴等。不同动物对射线敏感程度差别大。

8. 微生物研究

可选动物种类较多，小鼠、大鼠、沙鼠、豚鼠、地鼠、家兔、犬、猴、猫等均可。

A 系小鼠：对麻疹病毒非常敏感。

家兔：对许多病毒和致病菌非常敏感（狂犬病毒、天花病毒、脑炎病毒等）。

裸鼠：易感染细菌、病毒、寄生虫，可用于感染免疫机制研究。

9. 老年病

以选用哺乳类动物为主，如大鼠、小鼠、豚鼠、家兔、犬、猪或猴。其中大鼠应用最为广泛。

选择标准：①寿命期限明确，变化很小；②对传染病感染具有抵抗力，尤其对死亡率高、发病率高的传染病；③与人类有解剖、生理学上的相似性，尤其疾病相似性；④食谱和营养类似于人类；⑤染色质、组型、干细胞、免疫系统资料清楚；⑥来源容易，便于管理，维持费用低；⑦实验结论资料可外推到人类。

10. 行为学研究

行为遗传学：小鼠应用最为广泛。

杂交 F_1 代动物：行为差异介于双亲行为之间，表现出杂交优势。不同种系对相同的处置有不同的反应。

大鼠：常用于迷宫学习，身体特征和心理特征之间的功能关系及母性行为等研究。

犬：应用广泛，易于操作、管理，高度进化，高度群居性动物。富有行为表现。

非人灵长类：可用于异常行为研究，具有比其他动物更多的优点，更接近人类。

11. 遗传学研究

主要为遗传性疾病领域。各种动物都有遗传性疾病发生，一些可作为人类遗传病模型。

12. 环境污染研究

啮齿类：大鼠、小鼠、豚鼠，广泛应用于空气污染评价。

重金属污染：可用大鼠、犬、猫等，某些野生动物和鱼类也是较好模型。

农药污染：可用小鼠、大鼠、豚鼠、犬及某些鸟类。

微生物环境：啮齿类、灵长类、鱼、昆虫、鸟类等多种动物适用。

13. 营养学研究

动物在营养需求及代谢方面有自身独特性，营养与代谢研究常用大鼠、豚鼠、犬、猪、非人灵长类等动物。

无菌动物及悉生动物：在营养代谢研究中有独特的作用。

14. 肿瘤研究

新抗癌药研制：可选用大鼠、小鼠、豚鼠、仓鼠、猪、家兔、鸟、鱼或非人灵长类。

肿瘤模型：有自发性、诱发性、移植性及人体肿瘤异种移植等多种动物模型。

15. 中医中药研究

中医证候动物模型：涉及阳虚、阴虚、脾虚、脉微欲绝、血虚、血瘀、肝郁、寒证、热证、温病、里实。

常用动物有大鼠、小鼠、金黄地鼠、家兔、猫、犬等。

第三节　人类疾病动物模型

人类疾病的发生发展机制十分复杂，以人本身作为实验对象来深入探讨疾病发生机制，推动医药学的发展来之缓慢，临床积累的经验不仅在时间和空间上都存在局限性，而且许多实验在道义上和方法上也受到限制。疾病动物模型的研制和应用，为人类疾病的研究提供了研究对象，为了解疾病机制、发现药物靶点、研究新的治疗方法提供了手段。研究生命密码的功能基因组学，以基因工程和胚胎工程模型为基础的发育、衰老、干细胞、生理、代谢、免疫等分子机制和相互作用网络研究是医学研究最活跃的前沿，这些领域的主要研究工具就是动物模型，疾病动物模型已成为医学研究的重要工具。

一、医学疾病动物模型概念

1. 概念

人类疾病动物模型（animal model of human disease）是指各种医学科学研究中建立的具有医学疾病模拟性表现的动物模型。疾病动物模型主要用于实验生理学、实验病理学、实验治疗学（包括新药的筛选）及病因学研究。

2. 人类疾病动物模型在医学研究中的优势

1）可复制　临床上有些疾病不常见，如放射病、毒气中毒、烈性传染病、战伤等，不可能用人体来进行制备实验；还有些遗传性、免疫性、代谢性、内分泌等方面的疾病，发生发展缓慢，潜伏期长，病程长，可能需几年甚至几十年才能进行全面的病程和治疗效果观察，在人体上很难进行3代以上的连续疾病监测。而通过适宜的造模方式复制出的疾病动物模型，在人为设计的实验条件下深入观察和研究，甚至可以进行几十世代的观察，使疾病的研究具有可复制性。

2）可按需取样　动物模型作为医学疾病的“复制品”，可按实验设计需求随时采集样品或进行实验观察，进行疾病研究，这是临床难以实现的。

3）可比性　一般临床疾病多零散发生，在同一时期内，很难获得数量足够的定性材料，而疾病动物模型不仅在数量上容易得到满足，而且可以在造模时严格控制实验条件，限制实验可变因子，排除研究过程中其他因素的影响，取得条件一致、数量足够的材料，提高实验结果的可比性。

4）*有助于全面认识疾病特征*　　纯临床研究疾病有一定局限性。许多病原体除人以外，还能感染多种动物，疾病表型和治疗方法都可能不同，通过比较才能充分认识病原对不同机体的危害，全面揭示疾病特征。

综上所述，理想的疾病模型应具有以下特点：①再现性好，应再现所要研究的人类疾病，动物疾病与人类疾病表征相似；②动物背景资料完整，生命周期满足实验需要；③复制率高；④专一性好，即一种方法只能复制出一种模型。应该指出，任何一种动物模型都可能有其局限性，动物毕竟不是人体，疾病动物模型实验只是一种间接性研究，应正确评估。

二、人类疾病动物模型的设计原则

成功的动物模型依赖于周密的设计，动物模型设计一般应遵循以下原则。

1. 相似性

动物模型应尽可能近似于人类疾病，最好能找到与人类疾病相同的动物自发性疾病。例如，大鼠自发性高血压就是研究人类原发性高血压的理想动物模型；小型猪自发性冠状动脉粥样硬化就是研究人类冠心病的良好动物模型；自发性犬类风湿性关节炎与人类幼年型类风湿性关节炎十分相似，是理想的动物模型。但与人类疾病相似的动物自发性疾病模型不易多得，往往需要研究人员加以复制，为了力求与人类疾病的相似，首先应注意动物种属的选择；其次是探索改进复制动物模型的方法；最后是应周密设计观察指标等。

2. 重复性

好的动物模型是可重复的，甚至是可以标准化的。例如，一次定量放血法可百分之百造成出血性休克，并百分之百引起死亡，这就符合了重复性和标准化要求。动物品种的选择很重要，需通过预实验验证。例如，用犬做心肌梗死模型，理论上应该合适，因为犬的冠状动脉循环与人相似，而且它适宜做暴露心脏的剖胸手术，但犬结扎冠状动脉后的表征差异太大，不同个体在相同动脉的相同部位结扎，其表征也很不一致，因此心肌梗死造模实验不宜选用犬。而大鼠、小鼠、地鼠和豚鼠结扎冠脉后的表征较稳定一致，可用作心肌梗死造模动物。

3. 可靠性

疾病动物模型应力求真实可靠地反映人类疾病，可靠地反映该疾病的发生发展，表征疾病的主要症状和体征。易自发出现与复制疾病模型临床症状相混淆的动物不宜选用，如进行铅中毒实验时，不宜选用大鼠复制动物模型，因大鼠本身易患进行性肾病，容易与铅中毒所致的肾病相混淆，选用蒙古沙鼠比选用大鼠可靠性好，因为蒙古沙鼠只有铅中毒才会出现肾病变。

4. 适用性和可控性

设计复制人类疾病动物模型，应尽量考虑临床应用性和疾病发展过程的易控性，以便于开展研究工作。例如，雌激素能终止大鼠和小鼠的早期妊娠，但不能终止人的早期妊娠，因此选用雌激素复制大鼠和小鼠的终止早期妊娠动物模型是不适用的；用大鼠和小鼠筛选带有雌激素活性的避孕药物时也会带来错误的结论。又如，选用大鼠和小鼠复制实验性腹膜炎也不适宜，因为大鼠、小鼠对革兰阴性菌具有较高的抵抗力，不易形成腹膜炎。

有些动物对某致病因子特别敏感，极易死亡，不好控制也不适宜复制动物模型。

5. 易行性和经济性

复制动物模型，应尽量做到方法容易执行，并考虑经济性原则。除动物品种选择要考虑易行性和经济性原则外，造模方法和指标的检测观察也要注意这一原则。

三、人类疾病动物模型的分类及影响因素

人类疾病动物模型经过近 40 年的开发研究，已累积大量模型，在医学发展中占有重要的地位。人们将其进行了分类，现将各种分类方法分述如下。

（一）按产生原因分类

1. 诱发性动物模型

诱发性动物模型（experimental animal model）又称为实验性动物模型，是使用物理、化学、生物或复合致病因素作用于动物，造成动物组织、器官或全身的损害，出现类似人类疾病的表征，即人工诱发产生的特定疾病动物模型。

2. 自发性动物模型

自发性动物模型（spontaneous animal model）指实验动物未经任何人工处置，在自然条件下自发产生或通过遗传育种手段保留下来的动物模型。自发性动物模型以肿瘤和遗传疾病居多。

3. 抗疾病动物模型

抗疾病动物模型（negative animal model）指特定疾病不会在某种动物身上发生，从而可以用来探讨为何这种动物对该疾病有天然的抵抗力。例如，哺乳动物均易感染血吸虫病，而居于洞庭湖流域的东方田鼠却不能复制出血吸虫病，因此可以将其用于血吸虫病的发病机制和抗病机制的研究。

4. 生物医学动物模型

生物医学动物模型（biomedical animal model）指利用健康动物生物学特征来提供人

类疾病相似表现的疾病模型。例如，沙鼠缺乏完整的基底动脉环，左右大脑供血相对独立，是研究中风的理想动物模型；鹿的正常红细胞是镰刀形的，可被用作镰刀形红细胞贫血的研究；家兔胸腔的特殊结构适用于胸外手术研究。

5. 遗传工程动物模型

遗传工程动物模型（genetically engineered animal model）指通过遗传工程技术（genetically engineered technology）针对动物遗传物质和/或性状的可遗传性的改变而制备的动物模型。目前依据制备技术，这类动物模型大体分为转基因动物（transgenic animal）、基因敲除动物（knock-out animal）、基因组编辑动物（genomic edition animal）、RNA 干扰动物（RNA interference animal）、基因敲入动物（knock-in animal）、基因组随机诱变动物（genomic random mutagenesis animal）等。在遗传工程中，可插入、删除或替换感兴趣的基因，这个插入或替换的基因可以来源于同一物种或不同物种，甚至跨生物界的物种，遗传工程之美就在于可以实现不同物种之间的基因拼接，利用此技术可制备人源化动物模型。

6. 肠道菌群动物模型

肠道菌群动物模型已广泛应用于感染性、代谢性疾病的病因学研究，如将幽门螺杆菌接种至无菌慢性萎缩性胃炎转基因小鼠体内，可研究幽门螺杆菌对胃上皮细胞的影响及其在胃癌发生中的分子机制；将史氏甲烷短杆菌和多形拟杆菌接种至无菌 *Gpr41* 基因敲除小鼠体内，可研究肠道细菌通过 *Gpr41* 受体调节机体能量平衡的机制。

（二）按系统范围分类

1. 疾病基本病理过程动物模型

疾病基本病理过程动物模型（animal model of fundamently pathologic processes of disease）指各种疾病有共同的一些病理变化过程的模型。致病因素在一定条件下作用于动物，使动物组织、器官或全身造成一定病理损伤，出现功能、代谢和形态结构的某些变化，其中有些变化是多种疾病共有的，而不是某种疾病特有的，如发热、缺氧、水肿、休克、弥散性血管内凝血、电解质紊乱、酸碱平衡失调等，这些均可称为疾病基本病理过程。

2. 系统疾病动物模型

系统疾病动物模型（animal model of different system disease）指与人类各系统疾病相应的疾病动物模型，分为消化、呼吸、心血管、泌尿、神经、血液与造血、内分泌、骨骼等系统的动物模型。也可以按科分类，如传染病、妇科病、儿科病、皮肤科病、五官科病、外科病、寄生虫病、地方病、维生素缺乏病、物理损伤疾病和职业病等动物模型。

（三）按模型种类分类

疾病模型的种类包括整体动物、离体器官和组织、细胞株和数学模型。整体动物模型是常用的疾病模型，也是研究人类疾病常用的手段。

（四）按中医药体系分类

祖国传统医学源远流长，自1960年复制出小鼠阳虚动物模型至今已近60年，在此期间中医药动物模型迅猛发展，已形成较完整的独特体系，以其独特的理论体系（“辨证论治”），独特的评价标准（证、病、症），独特的处置措施（中药、针灸、养生），独特的观察指标（舌、脉、汗、神、色），独特的认识特色（审证求因），形成中医药动物模型体系，进入了人类疾病动物模型的大家族，成为中医药研究的重要工具。

四、常见人类疾病动物模型的制备

（一）肿瘤动物模型

1. 肝癌

建立肝癌动物模型的方法有：①用二乙基亚硝胺（DEN）诱发大鼠肝癌。选用成年封闭群大鼠，雌雄不限，给予0.25% DEN水溶液0.25～1ml灌胃或稀释10倍放入饮水瓶中自由饮水，剂量为2～10ml/（kg·d），饲喂半年左右。②用4-二甲基氨基偶氮苯（DBA）诱发大鼠肝癌。选用成年大鼠，用含0.06% DBA饲料喂养，饲料中维生素B_2不应超过1.5～2mg/kg，连续喂养4～6个月。③用2-乙酰氨基酸（2AAF）诱发大鼠肝癌。给成年大鼠饲喂含0.03% 2AAF的饲料，每只平均2～3mg/d，连续喂养3～4个月。④用亚氨基偶氮甲苯（OAAT）诱发大鼠肝癌。选用成年大鼠，将含1% OAAT的苯溶液涂在大鼠的两胛间皮肤上，隔日1次，每次2～3滴，连续7～8周。⑤用黄曲霉素诱发大鼠肝癌。将0.001～0.015mg/kg黄曲霉素混入饲料连续饲喂6个月。

2. 胃癌

制备胃癌动物模型的方法有：①甲基胆蒽（MC）诱发小鼠胃癌。取20g左右的小鼠，在无菌手术下，在其腺胃黏膜面穿挂含甲基胆蒽的线结。含MC的线结制备：用普通细线，一端打结，将线结置于盛有MC的小玻璃试管内，用酒精灯对玻璃试管微微加温，使MC液化渗入线结，MC浓度为0.05%～0.1%，每条线结含有MC约5mg。手术埋线后4～8个月可成功诱发胃癌。②不对称亚硝胺诱发胃癌。剂量为0.25ml/kg体重，3个月后全部动物发生前胃乳头状癌，7～8个月后有85%～100%发生前胃癌。

（二）消化性溃疡动物模型

1. 应激性溃疡模型

选用大鼠，禁食24～48h，将其固定在鼠板上，垂直浸入20～23℃的水浴中，水面平至大鼠剑突。浸泡20～24h后，处死大鼠，打开腹腔，先结扎幽门，再用注射器将1%的福尔马林8～10ml从食管注入胃内，结扎贲门，取出全胃，30min后沿胃大弯剖开，便可见溃疡。此法方便简单、成功率高，是研究抗溃疡药物的常用模型。

2. 组胺性溃疡模型

选用大鼠，禁食24h，不禁饮水，腹部皮下注射磷酸组胺50mg/kg，2h后再注射1次，3h后处死动物，按上述制作应激性溃疡模型的方法固定胃。此法可诱发食管、胃、十二指肠等发生溃疡，是研究溃疡发生机制及治疗药物的常用模型。

（三）高血压动物模型

1. 肾动脉狭窄性高血压模型

将犬或家兔麻醉后取俯卧位，从脊柱旁1.5～2cm处，右侧顺肋骨缘，左侧在肋骨缘约两指宽处作4cm的皮肤切口，分离皮下组织腰背筋膜，切开内斜肌筋膜，推开背长肌，暴露肾并小心地钝性分离出一段肾动脉，选用合适直径的银夹或银环套在肾动脉上造成肾动脉狭窄。如果是单侧肾动脉狭窄，则间隔10～12d后将另一侧肾摘除。手术几天后，血压开始升高，1～3个月后血压升至高峰，并可长期维持下去。

2. 肾外包扎性高血压模型

肾外异物包扎，压迫肾实质，造成肾组织缺血，使肾素形成增加，血压上升。选用120～150g大鼠，对其进行麻醉后，消毒皮肤，沿脊椎中线切开皮肤，在左侧季肋下1.5～2cm和距脊椎1cm处用小血管钳分开肌肉，用两指从腹下部将肾脏自创口中挤出，将肾脏与周围组织剥离，将自制的双层乳胶薄膜剪成"X"形，沿肾门将肾脏交叉包扎。然后在对侧切开取出右肾，分离后切除，分别缝合肌肉和皮肤创口。约20d，30%大鼠出现高血压。

（四）糖尿病动物模型

1. 病毒诱发法

选用DBA/2雌性小鼠，皮下接种脑炎、心肌炎病毒M型变异株，4～7d后出现明显的高血糖，伴血液及胰腺中胰岛素含量降低。

2. 四氧嘧啶法

选200g左右的SD大鼠，雌雄不限，用40mg/kg四氧嘧啶静脉注射1次，观察血糖＞300mg/dl，持续2周则认为造模成功。

3. 链脲菌素法

将链脲菌素在酸化生理盐水中溶解成1%溶液，给大鼠静脉注射40～100mg/（kg·次）。观察血糖＞400mg/dl，持续3d即认为造模成功。

4. 高糖饲喂诱发法

选用5周龄的SHR/NLHCP大鼠，喂饲含54%蔗糖的饮食。1个月后，进行口服葡葡糖耐量试验（OGTT）监测，6个月后胰岛素反应异常，9个月后出现体重减轻。

（五）呼吸系统疾病动物模型

1. 肺炎动物模型

在无菌操作下，将大鼠用20%乌拉坦麻醉，仰卧固定于手术台，沿颈部正中切开皮肤，钝性分离皮下组织，暴露气管，用5号针头插入主支气管，先注入活菌液（1×10^6～1×10^9cfu/ml）0.25ml，再注入0.5ml空气。拔出针头，用小动脉夹向头侧轻轻夹住气管，置动物头上轻轻摇动30s，以利于细菌均匀分布于下呼吸道。松开动脉夹，缝合肌肉及皮肤，置动物头高脚低位，倾斜30°位置直至苏醒，以免胃内容物吸入。麻疹病毒肺炎模型：制备操作程序与上述相同，但注入主支气管的是麻疹病毒或活疫苗0.15～0.25ml（每只麻疹疫苗用麻疹稀释液稀释至1ml）。

2. 肺气肿模型

给动物气管或静脉内注入一定量的木瓜蛋白酶、胰蛋白酶、致热溶解酶、败血酶、脓性痰或白细胞分离出来的蛋白酶等，可复制出实验性肺气肿。以木瓜蛋白酶形成的实验性肺气肿病变明显且典型。

3. 肺水肿模型

肺水肿有多种造模方式。吸入氧化氮可造成大鼠和小鼠中毒性肺水肿；气管内注入50%葡萄糖液可引起渗透性肺水肿；切断豚鼠、家兔、大鼠颈部两侧迷走神经可引起肺水肿；静脉注入10%氯仿（家兔0.1ml/kg、犬0.5ml/kg）可引起急性肺水肿；腹腔注入6% NH_4Cl水溶液可引起大鼠（0.4ml/kg）、豚鼠（0.5～0.7ml/kg）肺水肿。

4. 肺纤维化模型

气管内注入博来霉素是目前最常用的复制肺纤维化动物模型的方法。将大鼠麻醉后固定于鼠台上，拉出鼠舌，趁动物吸气瞬间迅速将平端聚乙烯塑料管（连注射器，内盛博来霉素A5生理盐水溶液）通过声带开口插入气管4～5cm，缓慢注入博来霉素溶液，剂量为5mg/kg。注入药物后将动物直立旋转，尽量使药液在肺部分布均匀。也可将大鼠、小鼠麻醉后切开颈部皮肤，分离气管，用4号针头刺入气管内给药，此法在小鼠中常用。

（六）神经系统疾病模型

1. 脑瘤模型

可将甲基胆蒽等化学致癌剂埋于皮层，或用肿瘤移植法复制脑肿瘤。

2. 脑卒中模型

常用显微手术法结扎大鼠、猫或犬大脑中动脉，或将自凝血块注入颈内动脉，引起梗塞。

3. 癫痫模型

常用家兔肌内注射马桑内酯或噪音刺激大鼠等方法复制癫痫模型。

4. 脑水肿模型

于颈内动脉内注入伤寒内毒素制作急性模型或用外力作用引起外伤性脑水肿。

（七）中医“证”动物模型

中医“证”模型是在动物身上复制临床不同的症候，以不同的证型表现出来。

1. 阳虚模型

肌注醋酸氢化可的松；口服地巴唑；口服羟基脲或手术切除双侧肾上腺。

2. 阴虚模型

饲喂甲状腺片；皮下注射L-甲状腺素钠盐或人工高位小肠侧瘘手术。

3. 脾虚模型

饲喂含大黄、玄明粉或番泻叶的低蛋白饮食，或皮下注射利血平。

4. 寒证模型

三联疫苗腹腔注射，或口服寒凉泻。

5. 热证模型

口服或注射温热药。

6. 里实证模型

强毒细菌注入犬阑尾肌层。

7. 血瘀模型

家兔皮下注射10%高分子右旋糖酐，剂量为1.5g/kg；或静脉注射10%葡聚糖生理盐水，5ml/kg体重；大鼠皮下注射0.1IU肾上腺素0.2ml/次，2次/d，加水刺激5min，处置1～2d。

8. 血虚模型

于实验第1、4、7d皮下注射2%乙酰基苯肼生理盐水溶液，每100g体重第1次注射1ml，第2、3次注射0.5ml。小鼠隔日放血1次，共7次，放血量第一次约为总血量的20%，以后各次均为0.5ml，限食。

9. 肝郁模型

用艾叶注射液2ml（含生药2.0g）行大鼠腹腔注射，每日1次，半月后改为隔日1次。

选用小鼠，则腹腔注射艾叶注射液 0.6ml（含生药 0.3g），每日 1 次。40d 左右成模。

（八）肠道菌群动物模型

悉生动物模型：将一种或几种已知菌群接种于无菌动物并定植成功，制备出悉生动物模型，精确研究益生菌或有害菌的功能及作用机制。

人源化菌群动物模型：将正常人体肠道菌群接种于无菌动物，制备出人源化肠道菌群模型，支撑抗生素、药物、益生菌、益生元和食物等对人类菌群影响的研究，支撑菌群与宿主相互关系等多方向研究。

粪菌移植动物模型：将特定类别患者肠道菌群接种于无菌动物，制备出粪菌移植动物模型，以研究菌群与疾病之间的因果关系。

第四节　遗传工程动物模型

一、转基因动物

1. 转基因载体的构建

转基因载体的结构包括基本结构［启动子、目的基因、poly(A)］（图 5-1）和多个表达调控元件，这些元件共同作用使目的基因在体内有效表达。若使用组织特异性的启动子，则能起到组织特异性表达的作用；若将其整合到可调控系统中，还可控制基因的表达。目前常用的基因调控系统主要有四环素（tetracycline）诱导系统、他莫昔芬（tamoxifen）诱导系统和干扰素诱导系统。

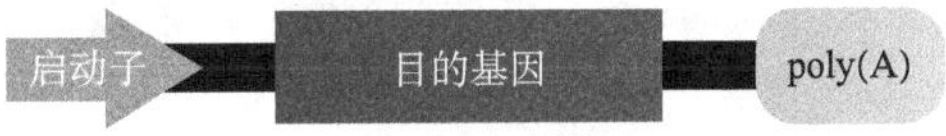

图 5-1　转基因载体的基本构成

2. 转基因的导入

转基因导入的方法有多种，如 DNA 显微注射法、反转录病毒感染法、胚胎干细胞介导法、体细胞核移植法、精子介导法，它们各有优缺点。

3. 转基因首建动物的获得

将导入了转基因的胚胎移植到同期发情的受体代孕母体，妊娠并产子，在出生幼崽中筛选出阳性动物，即首建动物。

4. 转基因品系的建立

利用首建动物繁殖后代，筛选阳性动物，建立群体。

二、基因敲除动物

通过特定基因敲除，使动物在其他基因功能不受影响的前提下，特异性地缺失靶基

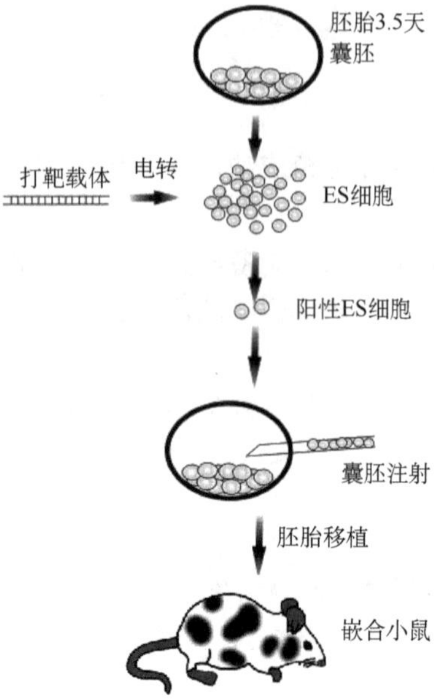

图 5-2　基因打靶生产动物基本流程

因，从而更准确地呈现靶基因的功能。基因敲除模型广泛应用于生物医学的各个领域。

1. 基于胚胎干细胞同源重组的基因敲除

同源重组是遗传重组的一种类型，基因打靶技术就是以同源重组为基础的一个典型技术。实验动物基因敲除（gene knock-out）的产生和发展建立在胚胎干细胞（embryonic stem cell，ES 细胞）技术和同源重组技术的基础之上，其基本流程如图 5-2 所示。

1）基因打靶载体的构建

（1）打靶载体的结构。基因打靶载体包括载体骨架、靶基因同源序列、突变序列和选择性标记基因等非同源序列，其中同源序列是同源重组效率的关键因素。打靶载体分基因插入型载体（gene-insertion vector）和基因置换型载体（gene-replacement vector）（图 5-3）。

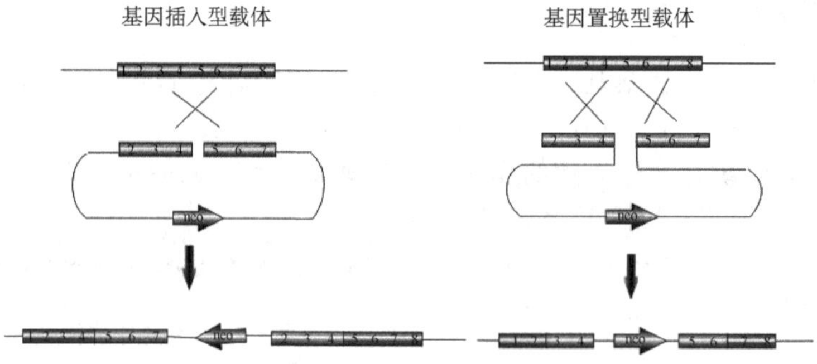

图 5-3　打靶载体作用示意图

（2）基因打靶的基本策略。进行基因打靶时有两种策略可供选择，完全基因敲除或条件性敲除。完全基因敲除是指通过同源重组使目的基因在细胞或者动物个体中完全失活。条件性敲除可在特定时间和空间上调控表达。基于 Cre-LoxP 系统的条件性基因打靶（conditional gene targeting）将实现上述时间-空间上的特定表达。

Cre-LoxP 系统是噬菌体 P1 的位点专一性重组系统。Cre 重组酶能介导两个相同 LoxP 位点间特异性的重组。LoxP 的基本结构如图 5-4 所示，8bp 中间间隔序列决定了 LoxP 的方向，同时也是区分不同种类 LoxP 的标志。如图 5-5 所示，当两个相同的 LoxP 位于同一条 DNA 上且方向相同时，Cre 酶能去除两个 LoxP 位点间的序列片段（图 5-5A）；当两个相同的 LoxP 位于同一条 DNA 上且方向相反时，Cre 酶能够使两个 LoxP 位点间的序列倒位（图 5-5B）；当两个相同的 LoxP 位于两条不同的 DNA 时，Cre 酶能介导两条 DNA 的交换或者染色体的易位（图 5-5C）。

2）胚胎干细胞的 DNA 同源重组与基因敲除细胞的筛选　基因敲除载体构建完成后，一般将线性化的载体转染至胚胎干细胞，通过双抗性筛选富集发生了 DNA 同源重组

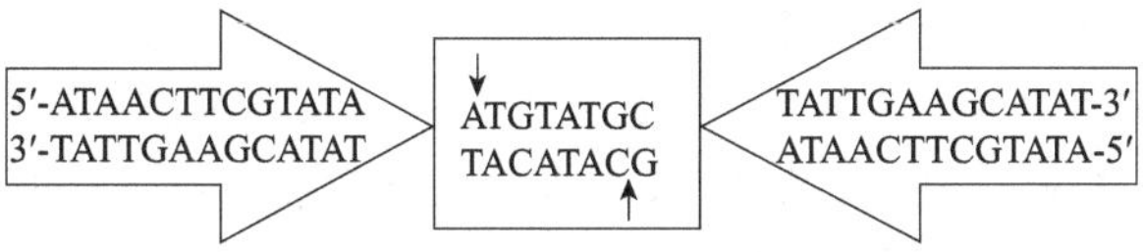

图 5-4　LoxP 的基本结构

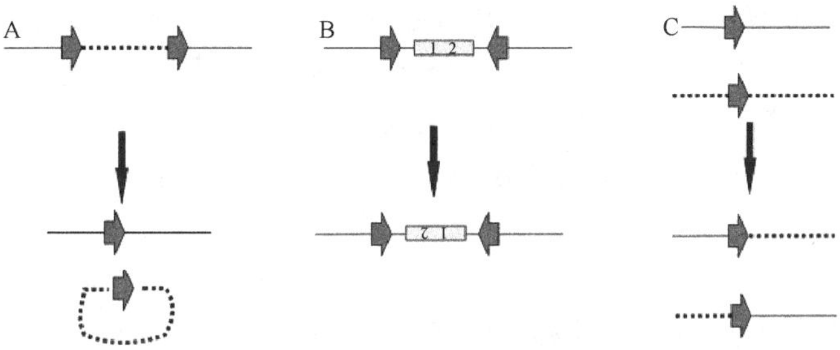

图 5-5　Cre 酶介导的重组

的基因敲除干细胞。

3）嵌合体动物的制备和基因敲除个体的获得　将发生了 DNA 同源重组的胚胎干细胞导入同种异体动物的早期胚胎（囊胚或桑椹胚），由于胚胎干细胞的多能性，胚胎干细胞会随着动物早期胚胎自有细胞一起进行分裂、增殖、分化等，由此在胚胎发育过程中嵌入各个器官和组织（包括生殖系统），获得嵌合体动物。通过嵌合体动物与野生型动物的配种繁殖，可将敲除的基因型传递给后代，获得基因敲除杂合子动物。通过杂合子动物之间的配种繁殖，可在下一代动物中获得基因敲除的纯合子个体。

4）条件性基因敲除的实现　利用 Cre-LoxP 系统进行条件性基因敲除时，先通过上述嵌合的策略获得靶序列两侧含有 LoxP 序列的 flox（flanking-LoxP）动物。再将 flox 动物与组织器官特异性表达 Cre 酶的转基因动物交配，获得组织器官特异性表达 Cre 酶的 flox 杂合动物（Cre-flox＋/－）。通过 Cre-flox＋/－动物之间的横交配种，可在后代中筛选获得表达 Cre 酶的 flox 纯合动物（Cre-flox＋/＋），由此实现组织器官特异性基因敲除。如果将 flox 动物与组织器官特异性表达可诱导的 Cre 酶（如 ERT-Cre）的转基因动物交配繁殖，可实现可诱导的条件性基因敲除。

2. 基于 CRISPR/Cas9 系统的基因敲除

（1）Cas9 靶位点［小向导 RNA（small guide RNA，sgRNA）或基因编辑衍生 RNA（CRISPR-derived RNA，crRNA）的识别位点］的选择。Cas9 靶位点的选择既可通过在线设计软件（如 Optimized CRISPR Designe，sgRNA Scorer 等）进行，又可进行人工选择。选择靶位点时，前间区序列相邻基序（protospacer adjacent motif, PAM）结构域的存在是首要前提。靶位点的 GC 含量（50%～70%）偏高有利于 Cas9 蛋白发挥更强的切割活性。另外，要确保 Cas9 靶位点在基因组中的唯一性，尤其是在 PAM 上游约 10bp 的序列为 sgRNA 结合靶位点的“种子序列（seed sequence）”，该部分的序列特异性对于降低 Cas9 蛋白的脱靶效应十分重要。对于编码基因，靶点尽量选择在可编码序列（CDS）的前 2/3 区域并且在起始密码子 ATG 之后，但不要在最后一个外显子上，最好能破坏重要的域和

所有的异构体 / 变体。同时还应避免第一个起始密码子下游存在额外的具有相同阅读框的起始密码子。靶点也可选在内含子与外显子交界处，以破坏基因的剪接。原则上不要选择 5′-UTR 和 3′-UTR。Cas9 靶位点确定后，最好对靶位点进行测序验证以排除可能存在的单核苷酸多态性（SNP）位点对后续实验的影响。

（2）CRISPR/Cas9 制剂的制备。基因敲除动物的 CRISPR/Cas9 制剂通常为 RNA，包括 Cas9 mRNA 和 sgRNA [或反式作用 crRNA（tracrRNA）与 crRNA 的混合物]，也可用纯化的 Cas9 蛋白与 sgRNA 或 tracrRNA/crRNA 的混合物，某些情况下也可用表达 Cas9 和 sgRNA 分子的质粒。Cas9 mRNA 和 sgRNA 的制备一般利用基于 T7 启动子的体外转录系统来实现。需要注意的是，制备 Cas9 mRNA，T7 启动子的转录起始碱基 G 需要使用特有的含“帽子”结构的碱基，且转录结束后，还需在 3′ 端添加多聚腺嘌呤 [poly（A）] 的反应（加尾反应）。制备 sgRNA，T7 启动子起始转录的前两个碱基固定为 GG，因此 sgRNA 识别序列应选择 5′ 端以 GG 起头的序列。表达 Cas9 和 sgRNA 分子的质粒可在动物细胞中对靶基因位点进行敲除或修饰。通过转染环形的表达 Cas9 和 sgRNA 的质粒，可实现 Cas9 和 sgRNA 分子的短暂性表达，对细胞靶基因位点进行切割和突变，之后通过单细胞克隆的分离、培养和鉴定筛选突变细胞。筛选出来的细胞若是胚胎干细胞，可通过嵌合体获得基因敲除动物，若是分化细胞，则可通过体细胞核移植（SCNT）培育基因敲除的克隆动物。

（3）基因敲除动物的制备、鉴定与繁殖。若通过对早期胚胎进行基因敲除或修饰以制备基因敲除或修饰动物，可通过显微注射法或电穿孔法将准备好的 CRISPR/Cas9 制剂（Cas9 mRNA/sgRNA 混合物或 Cas9 蛋白 /sgRNA 复合物）导入胚胎细胞。其导入后，即可对靶基因位点进行切割和突变，为获得活体动物，将胚胎移植于受体雌性动物生殖系统内，实现基因修饰胚胎的体内发育，获得基因修饰或敲除首建动物个体（founder animal）。若通过体细胞核移植的方式制备基因敲除或修饰动物，则以发生了预期基因突变的细胞为核供体，以去核的卵母细胞为核受体，用发生了预期基因突变的体细胞核置换卵母细胞原有细胞核，获得核移植胚胎，并用电穿孔将其激活，再将核移植胚胎移植于受体雌性动物的生殖系统内，即可获得基因敲除的克隆首建动物。

首建动物的基因型鉴定一般以首建动物的基因组 DNA 为模板，通过 PCR 扩增获得靶基因位点序列。首建动物靶基因位点的 PCR 产物可通过 T7EN1 酶切验证其有无序列突变。为了更精准地获得基因突变信息，将 PCR 产物进行 TA 克隆，每个首建动物随机挑取 15～20 个 TA 克隆进行双脱氧法测序。然后，对测序验证基因敲除成功的首建动物进行有计划的繁殖建群。

（周晓杨，王　勇）

第六章　医学实验数据的记录与处理

第一节　实验数据的记录

实验数据的记录是对科研活动的真实描述和记载，包括各种载体的文字、图表、照片等。观察和记录在科学实验活动中占有十分重要的地位。实验时应如实、详细地记录实验数据，保证实验数据的完整性和准确性。另外，实验中还应详细记录实验进行的全过程，包括所用技术方法中实验参数的设置采用等。

一、实验数据的完整性和准确性

数据的完整性一方面是指按照设计要求收集所有的实验数据。如果因一些意外原因或不能人为控制的因素而导致部分实验数据缺失，应尽可能地补充这部分实验并获取数据。对于不可补救的实验（或因实验材料短缺，或因资金不足等），应科学地处理缺失数据。数据完整性的另一方面是指应将所有实验数据用于分析过程，不得因某些数据与研究者预期的结果有较大差距而随意剔除，或不引入分析过程。如果某些数据确有特异之处，除非有确凿的原因（如操作不当所致），否则应依靠统计学方法进行科学判断，以确定这些数据是否属于极值（extreme value）或异常值（outlier），并决定取舍与否。

数据的准确性是指实验数据的记录应准确无误。一方面，应避免数据收集过程中出现任何过失误差，如点错小数点，抄错数字，弄错度量衡单位，换算错误等。消除此类误差的办法是：在数据记录过程中，除观测者认真记录外，还应有专门的复核者进行审核，以确保数据的准确。另一方面，应杜绝研究者根据个人意愿对数据进行篡改或杜撰。这一现象虽不多见，但危害极大，应为所有科研工作者所戒。

二、实验数据的记录方法

为保证获取高质量的数据，有必要规范实验数据的记录方法。这样，一则可以保持记录数据的整洁和有序，便于日后的数据分析与整理存档；二则有利于数据的核查与监察，保证数据的真实性。

实验数据的记录至少应包括以下内容。

1. 实验对象编号

有了编号，便于日后核对原始记录。如果实验对象是患者，还应列出姓名和病案号等信息。

2. 分组

实验对象的分组应在实验开始前，根据实验设计模型，通过随机化处理（有时也采用非随机化处理）确定。

3. 观察指标

观察指标也称为观察变量，用以描述观察对象的一些基本特征，如性别、年龄、体重等，以及表达实验的效应，如评价降压药物时的血压记录，评价疗效时的住院天数记录，评价肺功能时的多项血气指标记录，心功能的等级记录，细菌培养是否阳性等。根据不同研究目的，观察指标可以少至一个，也可以多至上百个。

4. 记录时间

由于绝大多数实验研究都要经历一个较长的过程，因此每个实验数据的获取时间有必要记录在案，一则可以由此反映实验的全过程和运行轨迹；再则可以为分析某些可疑的实验结果提供参考线索。原则上，每个实验数据都应有相应的时间记录。若每个实验对象的所有观察指标可以在同一天内获得，甚至间隔数天或更长时间，则应多列出一列或多列记录时间，或在数据后用括号注明记录时间。

5. 记录人和审核人

每页记录纸底端应留有记录人和审核人的签名处，不但记录人要对所记录实验数据的真实性和完整性负责，审核人还要对记录人的工作和行为负责。审核人应是记录人的业务主管，一般由项目负责人、项目监督人、研究生导师或毕业生指导教师等担任。

实验数据记录的一般格式如表 6-1 所示。

表 6-1 实验数据记录的一般格式

编号	姓名	病案号	组别	指标 1（时间）	指标 2（时间）	……	时间
1							
2							
3							
4							
…							

第二节 实验数据的处理

医学实验研究中，实验数据的分析是获得科学结论的必要论据。因此，数据分析是研究过程的关键环节之一。一项优秀的研究工作不应等到实验全过程结束后才根据所采集实验数据决定采用何种分析方法，而是在实验设计中就对于应该采用的分析方法做多方论证和比较，尤其是参阅已有文献的处理方法。

一、常见数据类型

确定总体之后，研究者应对每个观察单位的某项特征进行测量和观察，这种特征能表现观察单位的变异性，称为变量（variable）。对变量的测得值称为变量值（value of variable）或观察值（observed value），由变量值构成资料（data）。可将资料分为以下几种类型。

1. 计量资料

计量资料（measurement data）又称为定量资料（quantitative data）或数值变量（numerical variable）资料。为测定每个观察单位某项指标的大小而获得的资料，变量值是定量的，表现为数值大小，一般有度量衡单位。例如，调查某幼儿园 3 岁女童的发育状况，以女童为观察单位，女童的身高（cm）、头围（cm）、体重（kg）等资料均属此类资料。

2. 计数资料

计数资料（enumeration data）又称定性资料（qualitative data）或无序分类变量（unordered categorical variable）资料。为将观察单位按某种属性或类别分组计数，分组汇总各组观察单位数后而得到的资料。其变量值是定性的，表现为互不相容的属性或类别，如试验结果的阳性、阴性的二分类或互不相容的几个类别的多分类。

3. 等级资料

等级资料（ranked data）又称半定量资料（semi-quantitative data）或有序分类变量（ordinal categorical variable）资料。为将观察单位按某种属性的不同程度分等级后分组计数，分类汇总各组观察单位数后得到的资料。其变量值具有半定量性质，表现为等级大小或属性程度。例如，观察患者尿液中的蛋白质含量，以人为观察单位，根据反应强度，结果可分－、±、＋、＋＋、＋＋＋、＋＋＋＋六级。

统计分析方法的选用，是与资料类型密切联系的。在资料分析过程中，根据需要在有关专业理论指导下，各类资料间可以互相转化，以满足不同统计分析方法的要求。对于能测量的指标，尽可能设计为定量指标，这将为分析中的资料转化带来方便；此外，对于那些原本为计数或等级的资料，在资料分析过程中，为满足某些统计分析方法的要求（如各类回归分析的要求），有时要在有关理论和实践的指导下设法转化为计量资料，这称为资料或指标的量化，具体内容请参考相关专业书籍。

二、实验数据的处理

1. 实验数据的逻辑检查

在数据分析开始时，应首先对数据进行逻辑检查，以保证数据至少不会出现大的偏差，这些偏差可能来自原始数据，也可能来自数据录入过程，或来自数据转换过程。逻辑检查最简单的方法是根据最大值和最小值判断。例如，当某资料身高变量的最大值显示为17.8m 时，很可能原始数据为 1.78m，在记录或录入过程中点错了小数点而导致出错。

2．偏离数据的判断和处理

个体数据偏离其所属群体数据较大，且经证实确为实验所得时，则该数据称为偏离数据。偏离数据有两种简单的划分形式，即极值（extreme value）和异常值（outlier）。个体数据＞第 75 百分位数或＜第 25 百分位数超过四分位间距的 3 倍时被定义为极端值。个体数据＞第 75 百分位数或＜第 25 百分位数的值在四分位间距的 1.5～3 倍时被定义为奇异值。

对偏离数据的处理通常用敏感性分析方法（sensitivity analysis），即将这些数据剔除前后各做一次分析，若结果不矛盾，则不剔除；若结果矛盾，并需要剔除，则必须给以充分、合理的解释。例如，该数据在实验中何种干扰下产生，应予说明。

3．缺失数据的处理

由于实验中遇到各式各样的问题，最终数据可能是不完整的，即产生了所谓的缺失数据（missing data）。处理缺失数据的最简单方法是剔除缺失数据所属的观察单位，但该方法浪费信息严重，特别是在变量较多的情况下。为避免浪费信息，常常仅剔除分析过程所涉及的缺失数据。例如，在做 10 个变量的两两相关分析时，某一个变量的缺失数据只在该变量与其他变量的相关分析中被剔除，而其他变量之间的相关分析并不失去该缺失数据所属的观察单位。处理缺失数据的最复杂的方法是估计缺失数据，该方法的优点是充分利用了信息，但操作难度较大。

4．选择正确的统计方法

分析数据的首要前提是能够正确地识别资料类型，在此基础上，结合统计方法的适用条件，最后选择恰当的统计方法进行分析。

计量资料的统计分析方法可分为两大类，即参数、非参数统计方法。若原始数据满足正态分布和方差齐性要求，可用参数方法；若原始数据不满足正态分布，则采用非参数统计法。在多数情况下，医学中的计量数据符合正态分布，因而参数方法是较为常用的分析方法。进行两个样本均值比较时，如果方差齐性，则用 t 检验；多个样本均数比较则用方差分析。

计数资料一般情况下选用 χ^2 检验或秩和检验，如两样本率比较时常采用 χ^2 检验。对于等级资料，常使用秩和检验。

第三节　统计学软件 SPSS 在医学科研工作中的应用

社会科学统计软件包（statistical package for social sciences，SPSS）是国际上最流行并最具权威的统计分析软件之一。目前已更新至 25.0 版，SPSS 最大的优点在于其指令相当简单与友善，且提供了一套最简便的数据转换（data transformation）系统，是其他统计软件所无法相提并论的，因而成为非统计专业人员应用最多的统计软件，也是国际期刊引用最多的统计软件。

一、视窗版 SPSS 的基本架构

当使用者打开视窗版 SPSS 时，视窗版 SPSS 中包括了应用视窗与数据编辑视窗，至于语法视窗、结果输出视窗与脚本视窗，虽然未出现在画面上，但使用者可以利用应用视窗的 File（文件）功能表中的 New（打开新文件）或 Open（打开旧文件）指令打开。以下分别说明这几个主要视窗。

1. 应用视窗（图 6-1）

应用视窗包括两部分：一为功能表，二为快速工具栏。现分别做如下说明。

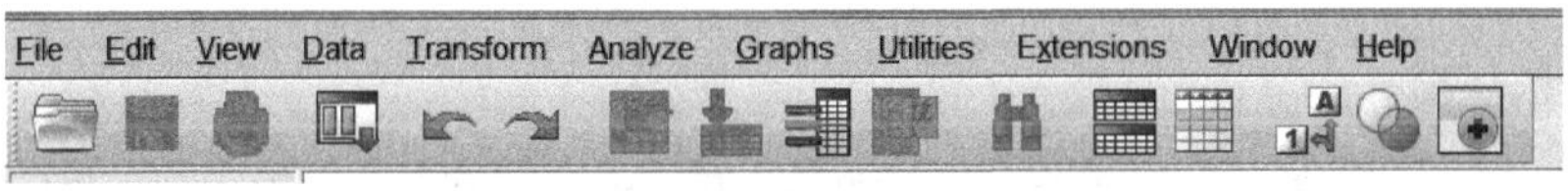

图 6-1　视窗 25.0 版的应用视窗

1）功能表　应用视窗中的功能表包括以下 11 项功能，现分别说明。

（1）File（文件）功能表：主要是新建或打开不同的 SPSS 数据文件、程序文件或结果输出文件，同时可读取由其他软件所产生的速算表或数据库文件。

（2）Edit（编辑）功能表：主要为修改或编辑语法视窗和结果输出视窗中的内容。包括剪切、复制、粘贴、清除等功能。在 options 选项里，可以更改软件的语音、输出文件的保存位置等。

（3）View（查看）功能表：主要提供状态列、工具列、字形、网格线等工具打开或关闭的界定。

（4）Data（数据）功能表：主要有界定原始数据文件中变量、数据文件管理及根据界定条件搜寻适当观测值等功能。

（5）Transform（转换）功能表：主要用于数据转换，包括产生新变量、变量编码值转换、计算次数及观察值等级排序等。

（6）Analyze（分析）功能表：主要用来界定各种不同统计程序。

（7）Graphs（图形）功能表：主要用来绘制各种不同统计图形，如柱状图、交叉散点图等。

（8）Utilities（实用程序）功能表：主要用来设定各种视窗版 SPSS 的运行环境。

（9）Extensions（扩展）功能表：主要是在 SPSS 安装各种扩展程序。

（10）Window（窗口）功能表：主要用来选择各种不同 SPSS 视窗。

（11）Help（帮助）功能表：主要用来提供各种不同在线求助的帮助视窗。

2）应用视窗中快速工具栏的功能　应用视窗中快速工具栏的功能如图 6-2 所示。

2. 数据编辑视窗

数据编辑视窗的主要功能是完成数据管理和统计分析，同时有显示数据文件的内容，用于建立新的数据文件，编辑和修改已有数据文件等功能。数据编辑视窗分为两页，其

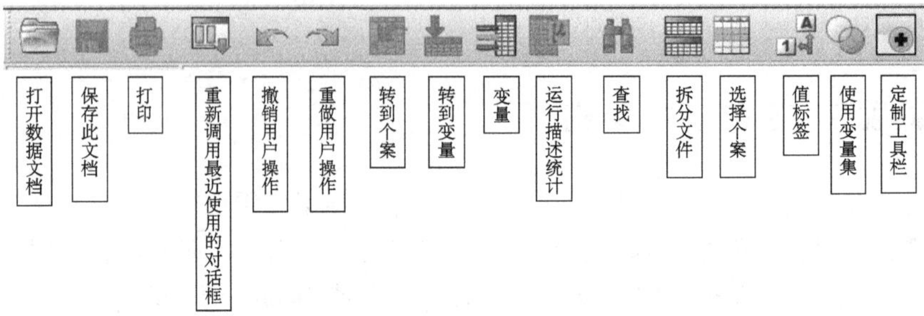

图 6-2　快速工具栏

中 Data View 提供用户录入数据、Variable View 供定义变量用。

在启动时自动打开数据编辑视窗。SPSS 一次只能打开或显示一个数据文件，当数据建立好后，就可通过下拉菜单选择统计分析方法。

3. 语法视窗

语法视窗的主要功能在于为使用者提供编辑或修改视窗 25.0 版的程序文件。语法视窗提供了多个下拉式功能表及对话框，方便使用者撰写程序文件，并且减轻记忆指令的困扰。

使用者打开语法视窗时，若所开启的是一个新文件，只要将鼠标移至应用视窗的 File 文件功能表，单击鼠标左键打开其下拉式菜单，再把鼠标移至视窗中的指令 New（打开新文件）上，即可打开其下层功能，最后，再用鼠标左键点击其中的 Syntax（语法）指令，即可顺利打开语法视窗，如图 6-3 所示。在图中可以看出，语法视窗提供了 File（文件）、Edit（编辑）、View（查看）、Data（数据）、Transform（转换）、Analyze（分析）、Graphs（图形）、Utilities（实用程序）、Extensions（扩展）、Window（窗口）、Help（帮助）等 11 项功能。

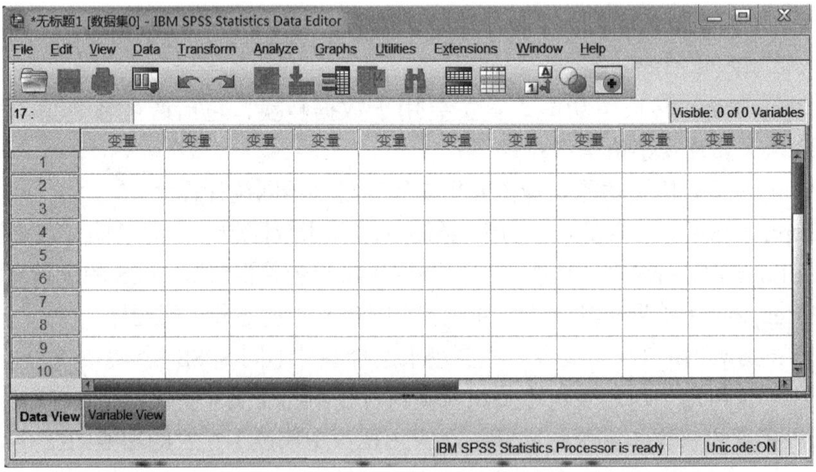

图 6-3　利用指令 New（打开新文件）所打开的语法视窗

如果使用者所要打开的是一个旧的语法文件，则将鼠标移至应用视窗或语法视窗的 File（文件）功能表，单击鼠标左键打开其下拉式菜单，再把鼠标移至视窗中的指令 Open

（打开旧文件）上，即可启动 Open（打开旧文件）指令的对话框，如图 6-4 所示。接着再用鼠标点击其中的文件所在文件夹、文件类型及名称，即可顺利打开这一旧的语法文件。

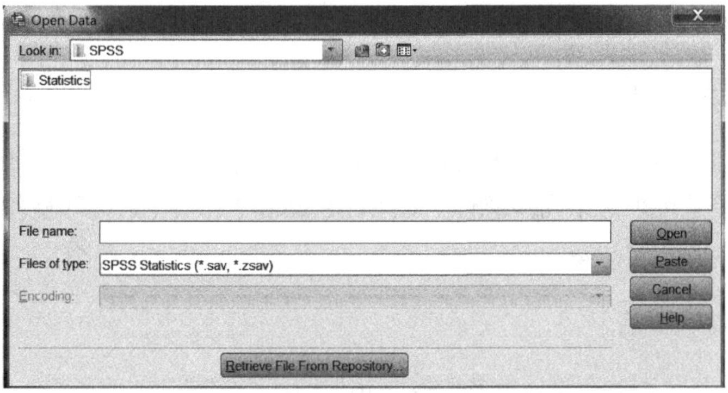

图 6-4　打开旧语法文件 Open（打开旧文件）对话框

4. 结果输出视窗

结果输出视窗（图 6-5）的主要功能是显示所有统计结果，包括文本、图形和表格形式及操作过程中的有关信息。在首次产生分析结果时，SPSS 将自动打开结果输出视窗。根据输出结果的形式，结果输出视窗相应地设有文本编辑器、统计图编辑器和统计表编辑器，用户可通过这些编辑器进行编辑修改并保存修改结果。

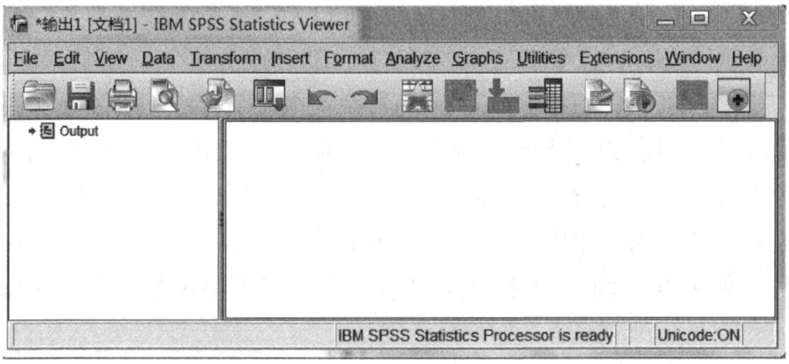

图 6-5　视窗 25.0 版的结果输出视窗

图 6-5 的结果输出视窗包括 File（文件）、Edit（编辑）、View（查看）、Data（数据）、Transform（转换）、Inset（插入）、Format（格式）、Analyzc（分析）、Graphs（图形）、Utilities（实用程序）、Extensions（扩展）、Window（窗口）、Help（帮助）等 13 项功能。

二、应用视窗版 SPSS 进行常用的统计学处理

医学科研数据处理中最常用的统计学方法是 *t* 检验、单因素方差分析及多因素方差分析等。对于 SPSS 在前两者中的具体应用，诸多教科书已有大量介绍，这里只做简单叙述，而重点以一实例详细介绍实际工作中如何应用 SPSS 进行多因素方差分析。

（一）*t* 检验

t 检验的应用条件是：当样本含量较小时，理论上要求样本为来自正态分布总体的随机样本；当两个样本均数比较时，要求两样本总体方差相等（方差齐性）。

1. 独立样本 *t* 检验

对于相互独立的两个来自正态分布总体的样本，利用独立样本 *t* 检验来检验这两个样本的均值和方差是否来源于同一总体。在 SPSS 25.0 中，独立样本 *t* 检验由“Independent-Samples T Test”过程来完成。

2. 配对样本 *t* 检验

用于检验来自正态分布总体的两个彼此相关的样本均值之间的差异，以了解样本在因变量上的平均数高低是否会因自变量的不同而有所差异。配对设计主要存在以下形式：两个同质受试对象分别接受不同的处理；同一受试对象分别接受不同的处理；同一受试对象分别接受处理前后。在 SPSS 25.0 中，配对样本 *t* 检验由“Paired-Samples T Test”过程来完成。

3. 单样本 *t* 检验

用于样本均数与已知总体均数进行比较。在 SPSS 25.0 中，单样本 *t* 检验由“One-Samples T Test”过程来完成。

（二）单因素方差分析

单因素方差分析（one-way ANOVA）也称为一维方差分析。它检验只有单一因素影响（一个或几个相互独立的）作为因变量时，该因素各水平分组的均值之间的差异是否具有统计意义。还可以对该因素的若干水平分组中哪一组与其他各组均值间具有显著性差异进行分析，即进行均值的多重比较。one-way ANOVA 过程要求因变量属于正态分布总体，并通过方差齐性检验。如果因变量的分布明显是非正态的，则不能使用该过程，而应该使用非参数分析过程。如果几个因变量之间彼此不独立，应该用重复测量（repeated measure）过程。

（三）多因素方差分析

在基础、药物、临床及预防，特别是行为科学研究中经常会遇到同一受试对象（检测样品）接受某种（些）处理因素后，在不同时间点上做 *m* 次重复观测或测量，获得某个（些）观测指标的变量值；或从同一受试对象的不同部位（组织）重复测得同一指标的变量值。而此类数据统计分析不当的现象在国内医学期刊中较为普遍，有些研究人员用配伍组设计资料的方差分析（two-way ANOVA）来处理，然而这样会导致扩大第一类错误的严重后果；有些研究人员只做单因素方差分析（one-way ANOVA），其后果是损失了主效应和交互效应分析的宝贵信息；还有些研究人员由于分析条件所限，分别在各时点上进行对比（*t* test），这样不仅可损失资料所蕴含的部分信息，有时也可能得出不切实际的解释。因此，对这一问题应该引起足够的重视。考虑到非统计专业人员对此类数据的正确处理不很熟悉，故本章专门介绍如何用 SPSS 25.0 软件处理重复测量的定量数据，并如何正确地表达分析结果。有关重复测量的定性数据或等级数据，由于较为少见，且统计方法并不成熟，故不在此介绍。

常见行为科学模型是每组受试者接受不同的处理，在两个以上不同时间点进行测量并获得相应次数的记录数据（例）。

［例］

为了研究海马在空间学习记忆中的作用，以 18 只大鼠为研究对象，随机分为三组，分别是损伤海马（实验组）后训练 5d，假损伤海马（对照组）后训练 5d，正常大鼠（正常组）训练 5d，以逃逸潜伏期作为测量指标，实验结果见表 6-2。

表 6-2　三组动物在不同时间的逃逸潜伏期（s）

组别	动物编号	时间				
		第一天	第二天	第三天	第四天	第五天
实验组	1	53.50	47.96	46.63	36.65	31.42
	2	81.80	62.25	69.13	59.59	56.67
	3	82.50	51.58	62.71	48.00	42.42
	4	68.88	60.84	21.54	27.59	28.21
	5	42.67	47.17	28.80	51.55	41.13
	6	68.50	58.96	53.63	46.65	41.42
对照组	1	45.38	19.96	22.42	20.38	6.29
	2	43.70	41.50	25.22	20.72	12.38
	3	87.75	67.46	42.88	32.92	20.38
	4	41.34	59.63	43.55	29.13	22.13
	5	36.84	25.50	33.80	15.75	19.50
	6	86.80	62.13	40.42	13.75	18.13
正常组	1	40.65	42.34	31.67	25.50	24.50
	2	52.29	41.42	35.34	18.30	21.13
	3	64.17	37.04	31.29	12.75	11.13
	4	66.38	58.42	45.33	15.05	14.34
	5	58.29	35.67	30.42	17.80	16.34
	6	60.45	52.57	32.35	15.53	11.23

上例属于一独立一相关的重复测量计量资料，下面分别讨论怎么用 SPSS 25.0 处理这些数据，并解释相关的结果。

1. 准备分析数据

在数据编辑窗口中输入数据。首先在 Variable View 窗口中定义组别和时间，然后在 Date View 窗口中输入组别代号和原始数据，如图 6-6 所示。

2. 启动分析过程

打开窗口中 Analyze 功能表 General Liner Model 下的 Repeated Measures 指令的对话框（图 6-7）。

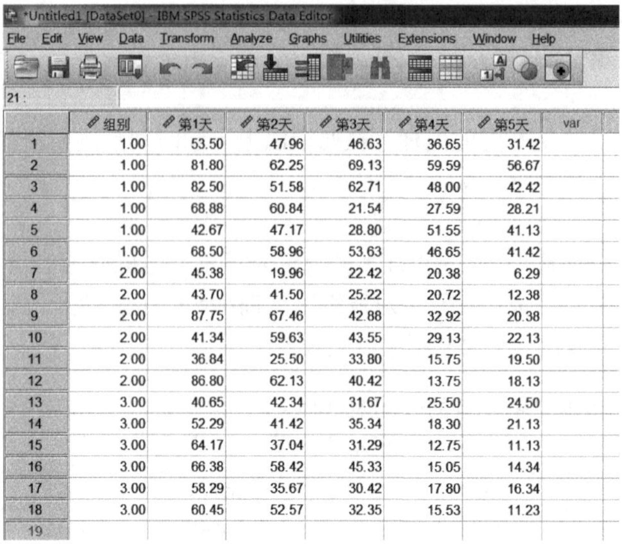

	组别	第1天	第2天	第3天	第4天	第5天	var
1	1.00	53.50	47.96	46.63	36.65	31.42	
2	1.00	81.80	62.25	69.13	59.59	56.67	
3	1.00	82.50	51.58	62.71	48.00	42.42	
4	1.00	68.88	60.84	21.54	27.59	28.21	
5	1.00	42.67	47.17	28.80	51.55	41.13	
6	1.00	68.50	58.96	53.63	46.65	41.42	
7	2.00	45.38	19.96	22.42	20.38	6.29	
8	2.00	43.70	41.50	25.22	20.72	12.38	
9	2.00	87.75	67.46	42.88	32.92	20.38	
10	2.00	41.34	59.63	43.55	29.13	22.13	
11	2.00	36.84	25.50	33.80	15.75	19.50	
12	2.00	86.80	62.13	40.42	13.75	18.13	
13	3.00	40.65	42.34	31.67	25.50	24.50	
14	3.00	52.29	41.42	35.34	18.30	21.13	
15	3.00	64.17	37.04	31.29	12.75	11.13	
16	3.00	66.38	58.42	45.33	15.05	14.34	
17	3.00	58.29	35.67	30.42	17.80	16.34	
18	3.00	60.45	52.57	32.35	15.53	11.23	
19							

图 6-6 组别代号和原始数据在 Date View 窗口中输入后的界面

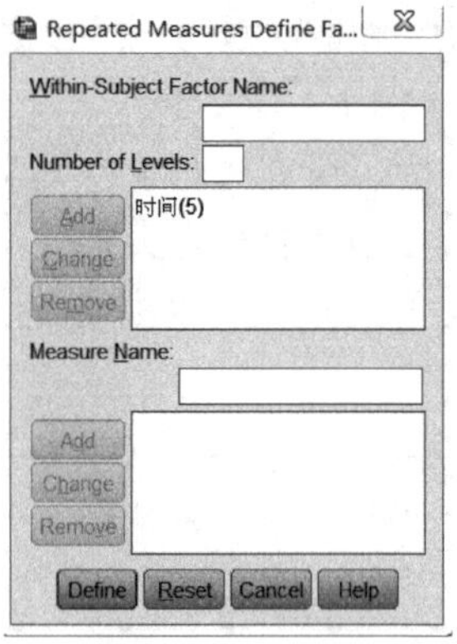

图 6-7 Repeated Measures 指令的对话框的选择路径界面

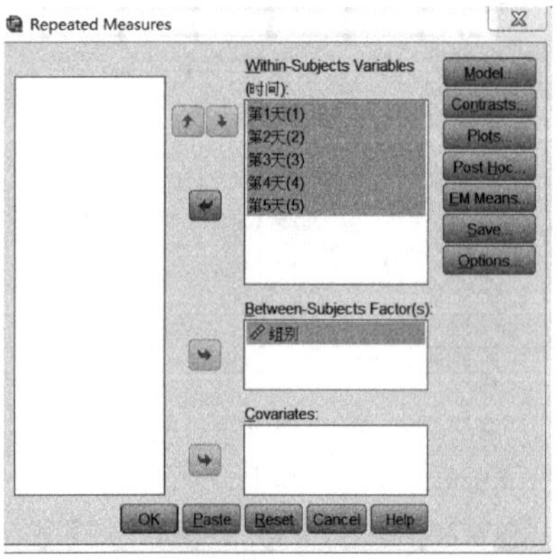

图 6-8 变量在 Repeated Measures 指令的第二层对话框格式输入后的界面

3. 设置分析变量

在 Within-Subject Factor Name 后的方格中输入自变量“时间”，然后在 Number of Levels 后方格中输入自变量水平数 5，最后点击 Add 钮。

完成上述操作后，再点击 Define 钮，打开 Repeated Measures 指令第二层对话框。把组内变量移至 Within-Subjects Variables 方格中，把组间变量移至 Between-Subjects Factor（s）方格中（图 6-8）。

4. 设置其他参数

（1）点击 Model 钮，选择 Build Terms，把组别移至 Between Subjects Model 框，下拉 Build Terms 钮选择 Main Effects。

（2）点击 Plots 钮，把组别移至 Separate Lines 框，把时间移至 Horizontal Axis 框，再点击 Add 钮，最后点击 Continue 钮。

（3）点击 Post Hoc 钮，把组别移至 Post Hoc Tests for 框，选择 LSD（或 Tukey），点击 Continue 钮。

（4）点击 EM Means，将时间移至 Display Means for 框中，选中 Compare Main Effects 钮，下拉选择 Confidence Interval Adjustment：LSD（none），再点击 Continue。

（5）点击 Options 钮，选择 Descriptive Statistics。

5. 提交执行

输入完成后，最后点击 OK 钮，SPSS 即会运行统计分析，并将统计分析结果输入视窗中（图 6-9）。

Mauchly's Test of Sphericity[a]

Measure: MEASURE_1

Within Subjects Effect	Mauchly's W	Approx. Chi-Square	df	Sig.	Epsilon[b] Greenhouse-Geisser	Huynh-Feldt	Lower-bound
时间	.142	26.142	9	.208	.556	.744	.250

Tests the null hypothesis that the error covariance matrix of the orthonormalized transformed dependent variables is proportional to an identity matrix.

a. Design: Intercept + 组别
Within Subjects Design: 时间

b. May be used to adjust the degrees of freedom for the averaged tests of significance. Corrected tests are displayed in the Tests of Within-Subjects Effects table.

图 6-9　球形检验的检验结果输出界面

6. 结果与分析

1）整体比较

（1）球形检验的检验结果及分析。

球形检验的结果为 $P=0.208>0.05$，说明重复测量数据之间不存在相关性，资料满足 Huynh-Feldt 条件，可以用随机单位组设计的单变量方差分析（univariate ANOVA）处理资料；反之，当 $P\leqslant 0.05$ 时，表明资料不满足 Huynh-Feldt 条件，此时需采用校正重复测量方差分析，需先进行单变量方差分析然后进行校正，或将从各时间点上测得的数据视为来自不同的指标，采用多变量方差分析。

（2）时间主效应和两自变量之间交互效应的显著性检验（图 6-10）。

主体内效应检验

测量: MEASURE_1

源		III 类平方和	自由度	均方	F	显著性
时间	假设球形度	15495.737	4	3873.934	41.638	.000
	格林豪斯-盖斯勒	15495.737	2.223	6970.717	41.638	.000
	辛-费德特	15495.737	2.975	5208.388	41.638	.000
	下限	15495.737	1.000	15495.737	41.638	.000
时间 * 组别	假设球形度	1023.475	8	127.934	1.375	.226
	格林豪斯-盖斯勒	1023.475	4.446	230.204	1.375	.261
	辛-费德特	1023.475	5.950	172.004	1.375	.246
	下限	1023.475	2.000	511.738	1.375	.283
误差 (时间)	假设球形度	5582.294	60	93.038		
	格林豪斯-盖斯勒	5582.294	33.345	167.412		
	辛-费德特	5582.294	44.627	125.087		
	下限	5582.294	15.000	372.153		

图 6-10　组内主效应和交互效应的检验结果输出界面

图 6-10 中数据第一行的假设球形度结果显示，时间主效应的 $F(4,60)=41.638$，$P<0.001$，所以时间效应非常显著，说明测量指标（逃逸潜伏期）随时间变化有显著差异。这里所说的时间主效应的差异显著性可能来自三组（实验组、对照组、正常组）中

的任何一组的时间效应的显著性，需要后续的两两检验（Post Hoc test）才能确定，包括进行每个时间点上 3 个分组之间的两两比较、每组 5 个时间点之间的两两比较；图中数据第五行的假设球形度结果显示，交互效应的 F（8，60）=1.375，P=0.226，显示交互作用效应不显著，说明时间因素的效应不随分组而改变，即各组的时间效应类似（表现为曲线走势基本一致）。

（3）组间主效应的检验结果及分析（图 6-11）。

主体间效应检验

测量：MEASURE_1

转换后变量：平均

源	Ⅲ 类平方和	自由度	均方	F	显著性
截距	143822.455	1	143822.455	376.386	.000
组别	5179.069	2	2589.535	6.777	.008
误差	5731.721	15	382.115		

图 6-11　组间主效应的检验结果输出界面

组间效应的 F（2，15）=6.777，P=0.008，所以组间效应非常显著，说明各组之间的测量指标（逃逸潜伏期）有显著差异。

（4）两个自变量各处理水平对因变量的影响如图 6-12 所示。

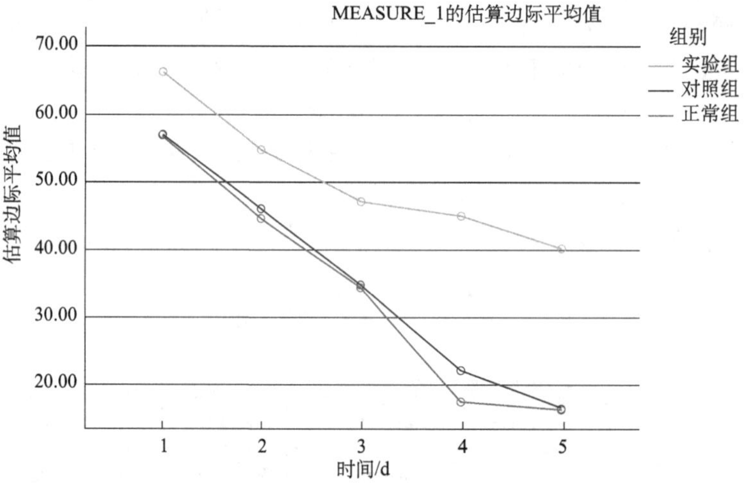

图 6-12　自变量各处理水平对因变量的影响

由趋势图即可看出变量间是否存在交互作用。若变量间无交互作用存在，则各曲线呈完全或近似平行的趋势；反之，若变量间有交互作用存在，则各曲线交叉或有交叉的趋势。

2）每个时间点上 3 个分组之间的两两比较　由于组间差异非常显著（P=0.008），因此我们需要进一步做方差分析，完成两两比较。

（1）操作步骤：① Analyze→General Linear Model→ Multivariate（调用多元方差分析过程）；② Dependent Variables 选入 day1-day5；Fixed Factors 选入组别；③点击 Model 钮，选择 Build Terms，把组别移至 Model 框，下拉 Build Terms 钮选择 Main Effects；④点击 Post Hoc，将组别移至 Post Hoc Tests for 框→选中 LSD（选择 LSD 为两两比较的方法，两两比较方法的选择原则同单因素方差分析）→Continue；⑤点击 Options，选择 Descriptive

Statistics，点击 Continue；⑥最后点击 OK，提交执行。

（2）统计结果与分析：结果首先显示的是每个时间点上 3 个分组之间总的差异性统计（图 6-13）。这里主要看第三部分数据结果（“组别” 部分），其最右侧数据显示，第 4 天和第 5 天，三组之间的差异显著（$P=0.000$）。图中第一部分数据是校正结果（corrected model），只在特殊情况（涉及球形检验后的数据校正）时采用。第二部分数据是交互效应的检验结果。

Tests of Between-Subjects Effects

Source	Dependent Variable	Type III Sum of Squares	df	Mean Square	F	Sig.
Corrected Model	第1天	346.347[a]	2	173.173	.580	.572
	第2天	366.577[b]	2	183.288	1.035	.379
	第3天	626.882[c]	2	313.441	2.012	.168
	第4天	2605.537[d]	2	1302.769	19.179	.000
	第5天	2257.202[e]	2	1128.601	20.502	.000
Intercept	第1天	65026.998	1	65026.998	217.917	.000
	第2天	42282.320	1	42282.320	238.762	.000
	第3天	26999.458	1	26999.458	173.296	.000
	第4天	14314.884	1	14314.884	210.740	.000
	第5天	10694.531	1	10694.531	194.274	.000
组别	第1天	346.347	2	173.173	.580	.572
	第2天	366.577	2	183.288	1.035	.379
	第3天	626.882	2	313.441	2.012	.168
	第4天	2605.537	2	1302.769	19.179	.000
	第5天	2257.202	2	1128.601	20.502	.000
Error	第1天	4476.033	15	298.402		
	第2天	2656.350	15	177.090		
	第3天	2337.001	15	155.800		
	第4天	1018.899	15	67.927		
	第5天	825.731	15	55.049		
Total	第1天	69849.378	18			
	第2天	45305.247	18			
	第3天	29963.341	18			
	第4天	17939.321	18			
	第5天	13777.464	18			
Corrected Total	第1天	4822.379	17			
	第2天	3022.927	17			
	第3天	2963.883	17			
	第4天	3624.437	17			
	第5天	3082.932	17			

a. R Squared = .072 (Adjusted R Squared = -.052)

b. R Squared = .121 (Adjusted R Squared = .004)

c. R Squared = .212 (Adjusted R Squared = .106)

d. R Squared = .719 (Adjusted R Squared = .681)

e. R Squared = .732 (Adjusted R Squared = .696)

图 6-13　每个时间点上 3 个分组之间总的差异性统计

随后显示的是通过 LSD Post Hoc 检验对每个时间点上 3 个分组之间的两两差异显著性进行比较（图 6-14）。

以第 5 天为例，图 6-13 显示，三组在第 5 天有显著差异 $F（2，15）=20.502$，$P<0.001$，通过 LSD Post Hoc 检验发现（图 6-14），实验组与对照组和正常组之间有显著差异 $P<0.001$，对照组和正常组之间没有显著差异 $P=0.996$。

3）同一组内 5 个时间点之间的两两比较

（1）操作步骤：①点击Data →Split Files，选中Organize Output by Groups，将组

Post Hoc Tests

组别

Multiple Comparisons

LSD

Dependent Variable	(I) 组别	(J) 组别	Mean Difference (I-J)	Std. Error	Sig.	95% Confidence Interval Lower Bound	95% Confidence Interval Upper Bound
第1天	实验组	对照组	9.3400	9.97333	.364	-11.9177	30.5977
		正常组	9.2700	9.97333	.367	-11.9877	30.5277
	对照组	实验组	-9.3400	9.97333	.364	-30.5977	11.9177
		正常组	-.0700	9.97333	.994	-21.3277	21.1877
	正常组	实验组	-9.2700	9.97333	.367	-30.5277	11.9877
		对照组	.0700	9.97333	.994	-21.1877	21.3277
第2天	实验组	对照组	8.7633	7.68310	.272	-7.6128	25.1395
		正常组	10.2167	7.68310	.203	-6.1595	26.5928
	对照组	实验组	-8.7633	7.68310	.272	-25.1395	7.6128
		正常组	1.4533	7.68310	.853	-14.9228	17.8295
	正常组	实验组	-10.2167	7.68310	.203	-26.5928	6.1595
		对照组	-1.4533	7.68310	.853	-17.8295	14.9228
第3天	实验组	对照组	12.3583	7.20648	.107	-3.0019	27.7186
		正常组	12.6733	7.20648	.099	-2.6869	28.0336
	对照组	实验组	-12.3583	7.20648	.107	-27.7186	3.0019
		正常组	.3150	7.20648	.966	-15.0452	15.6752
	正常组	实验组	-12.6733	7.20648	.099	-28.0336	2.6869
		对照组	-.3150	7.20648	.966	-15.6752	15.0452
第4天	实验组	对照组	22.8967*	4.75838	.000	12.7544	33.0389
		正常组	27.5167*	4.75838	.000	17.3744	37.6589
	对照组	实验组	-22.8967*	4.75838	.000	-33.0389	-12.7544
		正常组	4.6200	4.75838	.347	-5.5223	14.7623
	正常组	实验组	-27.5167*	4.75838	.000	-37.6589	-17.3744
		对照组	-4.6200	4.75838	.347	-14.7623	5.5223
第5天	实验组	对照组	23.7433*	4.28364	.000	14.6130	32.8737
		正常组	23.7667*	4.28364	.000	14.6363	32.8970
	对照组	实验组	-23.7433*	4.28364	.000	-32.8737	-14.6130
		正常组	.0233	4.28364	.996	-9.1070	9.1537
	正常组	实验组	-23.7667*	4.28364	.000	-32.8970	-14.6363
		对照组	-.0233	4.28364	.996	-9.1537	9.1070

Based on observed means.
The error term is Mean Square(Error) = 55.049.
*. The mean difference is significant at the .05 level.

图 6-14　每个时间点上 3 个分组之间的两两比较结果

别移至Groups Based on 框中（按分组对数据文件进行拆分）；②点击Analyze →General Linear Model →Repeated Measures，在Within-Subject Factor Name 框中输入时间，Number of Levels 框中输入5 →Add，再点击Define ；③Within-Subject Variables 框输入 day1-day5 ；④点击EM Means，将时间移至Display Means for 框中，选中Compare Main Effects 钮，下拉选择Confidence Interval Adjustment: LSD（none），再点击Continue ；⑤最后点击OK，提交执行。

（2）统计结果与分析（以实验组为例）。结果首先显示的是该组 5 个时间点之间总的差异性统计（图 6-15）。这里主要看第一行数据的结果，其最右侧数据显示，5 组之间的差异显著（P=0.001），图中其他数据是其他统计方式的检验结果，可以忽略。

随后显示的是实验组的 5 个时间点之间的两两比较结果（图 6-16）。

图 6-15 显示，实验组的时间差异非常显著 F（4，20）=6.691，P=0.001。以第 1 天

为例，通过 LSD Post Hoc 检验发现（图 6-16），实验组在第 1 天的逃逸潜伏期与第 2 天的逃逸潜伏期没有显著差异 $P=0.069$，但是与第 3、4 和 5 天的逃逸潜伏期均有显著差异，其 P 值分别是：$P=0.022$，$P=0.030$，$P=0.007$。

Tests of Within-Subjects Effects[a]

Measure: MEASURE_1

Source		Type III Sum of Squares	df	Mean Square	F	Sig.
时间	Sphericity Assumed	2495.784	4	623.946	6.691	.001
	Greenhouse-Geisser	2495.784	2.226	1121.153	6.691	.011
	Huynh-Feldt	2495.784	4.000	623.946	6.691	.001
	Lower-bound	2495.784	1.000	2495.784	6.691	.049
Error(时间)	Sphericity Assumed	1865.128	20	93.256		
	Greenhouse-Geisser	1865.128	11.130	167.570		
	Huynh-Feldt	1865.128	20.000	93.256		
	Lower-bound	1865.128	5.000	373.026		

a.组别=实验组

图 6-15　单组内部（实验组）不同时间点的总的差异性统计

Pairwise Comparisons[a]

Measure: MEASURE_1

(I) 时间	(J) 时间	Mean Difference (I-J)	Std. Error	Sig.[c]	95% Confidence Interval for Difference[c] Lower Bound	Upper Bound
1	2	11.515	4.998	.069	-1.332	24.362
	3	19.235*	5.871	.022	4.143	34.327
	4	21.303*	7.084	.030	3.093	39.514
	5	26.097*	5.857	.007	11.042	41.151
2	1	-11.515	4.998	.069	-24.362	1.332
	3	7.720	7.585	.355	-11.777	27.217
	4	9.788	5.320	.125	-3.888	23.465
	5	14.582*	4.170	.017	3.862	25.301
3	1	-19.235*	5.871	.022	-34.327	-4.143
	2	-7.720	7.585	.355	-27.217	11.777
	4	2.068	5.728	.733	-12.655	16.792
	5	6.862	5.358	.257	-6.913	20.636
4	1	-21.303*	7.084	.030	-39.514	-3.093
	2	-9.788	5.320	.125	-23.465	3.888
	3	-2.068	5.728	.733	-16.792	12.655
	5	4.793*	1.477	.023	.996	8.591
5	1	-26.097*	5.857	.007	-41.151	-11.042
	2	-14.582*	4.170	.017	-25.301	-3.862
	3	-6.862	5.358	.257	-20.636	6.913
	4	-4.793*	1.477	.023	-8.591	-.996

Based on estimated marginal means

*. The mean difference is significant at the .05 level.

a. 组别 = 实验组

c. Adjustment for multiple comparisons: Least Significant Difference (equivalent to no adjustments).

图 6-16　实验组的 5 个时间点之间的两两比较结果

（吴广延）

第七章　医学科研论文写作

第一节　医学科研论文基本知识

医学科研论文是记录、保存、交流医学科研成果及医学科研思想的重要形式，是以医学及与之相关的知识为理论指导，经过严谨实验设计、实验实施与观察后，对医学科研工作中得到的实验资料进行科学归纳、统计、分析和推理，并最终形成能反映客观规律的一种文字记录。

一、医学科研论文的分类

按照论文的资料来源、写作目的、医学学科及课题性质、论述体裁，医学科研论文可以分为很多种类。

1．按照医学论文的资料来源分类

（1）原著：包括根据具体选题所进行的调查研究、实验研究、临床研究及临床工作经验总结等，是作者研究现状和水平的直接表现，能体现作者的新观点、新方法和新理论。原著是医学期刊文献的主要组成部分。

（2）编著：是作者结合个人的研究经验，把分散的资料按照个人的观点和体系编排起来，使读者能在较短时间内了解某一领域的研究进展情况，如教科书、专著、综述等都属于这一类。其内容的总结以间接资料为主，属于第三次文献。

2．按照医学论文的写作目的分类

（1）学术论文：是对医学领域中的问题进行研究和探讨，并把医学研究的新成果、新理论或新技术中取得的成就进行文字总结，作为信息进行交流。

（2）学位论文：是学位申请者为申请学位而提出的供评审其科研水平的学术论文，主要反映作者在学位攻读期间所做的科研工作和科研成果。

3．按照医学学科及课题性质分类

（1）基础医学论文：属于医学基础理论的研究，大部分为实验研究。

（2）临床医学论文：大部分属于临床应用研究，可分为诊断、治疗、护理等方面。

（3）预防医学论文：如卫生保健、防疫、流行病学调查等。

4．按照论述体裁分类

分为论著、案例报道、经验交流、技术方法、文献综述等。

因论文种类不同，在写作目的、内容及表达形式上也各有不同。虽然有差别，但它们的许多要求却是共同的。作者在写作医学科研论文时，必须坚持严肃的态度、严谨的学风和严密的方法，并遵循其基本原则进行。

二、医学科研论文的基本要求

1. 创新性

所谓“创”，是指创造、创见，指论文报道的主要内容是前人未发表过的，其研究成果是他人没有做过的新发现、新理论、新方法、新工艺等，而不是重复别人的工作。所谓“新”，是指论文提供的信息是鲜为人知的、新颖的，即使是在他人研究的基础上，也应仿中有创，仿中有新，有所发现，有所改进，推陈出新，有自己的独到之处，不能步人后尘，低水平重复。

2. 科学性

科学性是衡量医学论文水平的重要条件和首要条件。科学性就是要求论文实事求是，能真实地反映所做研究的本质和规律，不能主观臆造和弄虚作假。从选题、实验设计、数据处理和讨论，每个步骤都要严谨、合理、周密，要经得起重复和论证。具体要求如下。

（1）真实性：是指论文的写作过程中要尊重客观事实。选题确凿可靠，实验设计合理，实验方法正确，研究结果忠实于实验事实和原始资料，讨论的论点、论据客观、有说服力。

（2）准确性：论文必须准确地反映实验结果和研究成果，尤其不要随意捏造数据或丢弃数据，要尊重实验事实和实验数据。

（3）逻辑性：是指论文的写作要结构严谨、层次清楚、论点鲜明、论据充分。

（4）重复性：他人采用同样的实验方法不能重复得出所报道的研究成果，则该论文就没有科学性和重复性。

（5）公开性：是指写作的科研论文通常最终需要公开发表，以便同行进行学习和交流。

3. 实用性

医学论文发表后，对人类医学事业具有使用价值，是一种社会承认的劳动。发表论文的最终目的就是给同行参阅，效仿使用，并推动医学事业向前发展，能取得良好的社会和经济效益。从现代需要的观点出发，医学论文有的能解决防病治病的实际问题，具有实用价值；有的着眼未来，能促进医学科学技术的发展，具有较高的理论价值和社会价值。

4. 可读性

写作医学论文是为了交流、传播，存储新的医学信息，让他人用较少的时间和脑力就能顺利阅读，了解论文的内容和实质。这不仅要求论文结构严谨、层次清楚、用词准确；还要求论文语言通顺、文风清新、可读性强。

5. 规范性

生物医学论文写作主要采用国际通用格式——IMRAD 格式，即前言（introduction）、材料和方法（material and methods）、结果（results）和讨论（discussion）。该格式由国际医学期刊编辑委员会推荐通用，概括了论文的 4 个关键性问题，适用于临床试验、观察研究和实验室研究论文。IMRAD 格式的优点：使作者、编辑和同行专家及读者对论文有一个统一的写作规范和标准；利于国际国内检索，便于作者模仿，专家及编辑审读。

三、医学科研论文写作前的准备工作

1. 写作素材的获取

1）认真选题　选题既有原则性，同时应注意选题的技巧性。在基本原则的指导下发挥一定的技巧，才能创造出优质高产的选题，为读者提供有价值的论文。①要善于发现空白。选题空白是指在基础医学、临床医学及社会医学的研究中，还没有引起人们重视的课题，或是在学术研究中一些焦点争论不休、相持不下的问题，这些都称为空白。从另外一个角度来讲，要注意医学期刊选题的空白，注意医学期刊中哪些选题被遗漏，哪些选题还没有被期刊所重视，哪些论文交代得还不清楚，有探讨的价值，从而得到启示，发现空白。②善于建立对应性选题。就医学论文选题而言，通常一方面来自我们工作的实践，另一方面通过别人的选题得到借鉴。在这里我们讲的是借鉴别人的选题，升华自己的构思，启迪思路从而走捷径，这种选题比较容易成功，同时可以少走弯路，少花费时间。③在医学论文的选题中，补充丰富别人的观点难免有雷同之处，但这不完全等于重复性的选题。相反，可从他人的选题中发现问题，得到启示，在此基础上产生新的认识、新的观点，使之更加全面、更加丰富。在科学的征途上，医学的发展是没有终止的，不断地修正，不断地补充，丰富其理论与实践，这是必然的。因此，补充前人的观点，丰富其内容，是医学论文选题中又一个技巧和捷径。④在矛盾中寻求选择。科学技术在发现问题、提出问题、解决问题的过程中不断发展，医学也同样是在认识矛盾与解决矛盾的过程中得以发展的。由于人们对事物的认识不同，看问题的角度不同，以及受各种主客观因素的影响，难免对同一问题有着不同的观点，在学术上争鸣也是正常的。在医学论文的选题上，可概括学术争鸣的焦点进行选题，通过临床论证提出自己的观点与看法。这样的选题常常能引起编辑部门的注意，刊出后会受到读者的关注。

2）重视查新　查新的目的是决定选题，了解研究相关背景和现状，解决实际问题，以衡量论文的价值。

3）严密设计　实验设计需严格遵循随机原则、对照原则、重复原则、均衡原则等，参见“实验设计的基本知识”一节（第四章第二节）。

2. 原始资料的组织和处理

1）原始资料的组织　阅读文献后，就会积累大量的原始资料，要在这些原始资料中找出那些能够阐明、证实研究设计的观点。在对这些原始资料进行组织时，要注意分组的方法，分组一般在同质的基础上进行。分组时应尽量注意科研的习惯性。

2）*原始资料组织后的情况*　原始资料组织后一般会遇到三种情况：一是实验结果获得了预期效果，能够说明原来的假说；二是实验结果基本上能解释实验设计要说明的问题，但不够完整充分，需要补充实验进一步论证；三是实验结果不能完成证明之前的假说，甚至出现了预料不到的现象，这就需要认真分析和总结，从选题开始一步一步找出问题，如实验设计是否严谨，实验方法是否妥当等。

3）*挖掘原始资料和表达原始资料*　在结果（或数据）整理和分析过程中应认真、仔细地思考采用哪些图表和表格，并要充分重视检索并查阅重要的相关文献，具体包括具有研究背景意义的文献、提供实验方法参考的文献、支持或冲突性证据的文献、提供论据或论点比较用的文献。

4）*原始资料的层次安排*　原始资料应该紧紧围绕论文的主题，有层次地安排在论文的各部分，使各部分内容之间保持内在的联系，由浅入深、由非特异性到特异性，以揭示事物的客观规律。

3. 拟定提纲

提纲可以反映整个论文的思路，为下一步的论文写作提供参考。提纲的格式可以根据个人习惯进行安排。在拟定过程中思考：为什么要写这篇论文？发现了什么？要阐述哪些观点和论据？用什么方式表达？

第二节　医学科研论著写作

医学科研论著应该是医学科研论文中最重要也是最常见的种类。经过前期慎重的科研选题、实验设计，后期艰苦的实验实施、结果分析等科研过程，在多数情况下还需要进行最后一步——科研论著的写作，这是进行医学学术和科研成果交流所必需的。医学科研论著写作是医学科研工作者最重要的基本功之一。

一、医学科研论著写作的总体要求

医学科研论著是对科研工作的总结，反映了医学科研成果、科研水平。论文中所有的数据必须从实验结果中来，不能任意捏造。论点和论据要鲜明且有说服力，逻辑层次更要严密分明。论著一般主要包括前言、材料和方法、结果、讨论 4 个部分。

二、医学科研论著写作的方法和常用技巧

1. 题目命名

题目是作者表达论著的特定思想内容，反映研究范围和深度的最鲜明、最精炼的

概括，是读者认识全文的窗口。读者根据所阅读的文题，即可决定是否需要阅读全文。题目起到了画龙点睛、一语道破的作用。医学论文题目的命名基本要求如下：①准确(accuracy)。题名要准确地反映论文的内容。作为论文的“标签”，题名既不能过于空泛和一般化，也不宜过于烦琐，使人得不出鲜明的印象。如果题名中无吸引读者的信息，或写得不堪理解，如《干扰素治疗慢性肝炎的疗效观》一文，作者采用了随机、双盲、对照的研究设计，具有较大的学术意义。但题目未反映设计科学、论证可靠的研究精华，显得有些平淡。若将其改为《干扰素治疗慢性肝炎的随机双盲对照研究》，则提高了该篇论文的科学性与可信性。②简洁(brevity)。题名需用词简短、明了，以最少的文字概括尽可能多的内容。如若能用一行文字表达，就尽量不要用2行(超过2行有可能会削弱读者的印象)。在内容层次很多的情况下，如果难以简短化，最好采用主、副题名相结合的方法，其中副题名起补充、阐明作用，可取得很好的效果。③清楚(clarity)。题名要清晰地反映论文的具体内容和特色，明确表明研究工作的独到之处，力求简洁有效、重点突出。为表达直接、清楚，以便引起读者的注意，应尽可能地将表达核心内容的主题词放在题名开头。此外，题名中应慎重使用缩略语。尤其对于可有多个解释的缩略语，应当严加限制，必要时应在括号中注明全称。只有那些全称较长，缩写后已得到科技界公认的，才可使用。为方便二次检索，题名中应避免使用化学式、上下角标、特殊符号(数字符号、希腊字母等)、公式、不常用的专业术语等。题目要忌空泛和烦琐、要避免笼统、模棱两可、华而不实。另外，还应尽量少用副词，并且避免使用系列论文的形式，如“研究之一”“研究之二”等。文题尽可能不用简称和缩写词，较好的题目如《清醒无制动豚鼠经典眨眼条件反射的建立及其习得规律研究》。

2. 作者及单位

作者应该是参与了选题、论证、文献查阅、方案设计、资料整理和总结、写作等工作的人。作者的署名及署名顺序一定要按贡献大小和工作主次排名。必须是参加全部工作或部分工作的人员，对本文内容能负责并能进行答辩。第一作者必须是论文的主要负责人。

3. 摘要

摘要是对论文内容的高度概括，能够反映研究水平和研究状况，排列在正文开始之前，具有相对独立性，可单独引用，如在PubMed数据库中大部分都以摘要形式出现。摘要可以使读者大概了解全文的主要内容，以决定是否需要阅读全文。因此，摘要的内容要求高度浓缩，要准确、简练、完整地介绍论文研究的目的、方法、结果和结论。确保简洁而充分地表述论文的IMRD，适当强调研究中创新、重要之处(但不要使用评价性语言)；尽量包括论文中的主要论点和重要细节(重要的论证或数据)。

例如，《清醒无制动豚鼠经典眨眼条件反射的建立及其习得规律研究》的摘要如下。

目的：利用清醒无制动豚鼠建立经典眨眼条件反射并分析其习得规律。方法：以眶周埋置的金属记录电极记录眼轮匝肌活动，以“随动”喷气装置刺激动物角膜，以纯音作为条件刺激，角膜刺激作为非条件刺激，以眼肌电判断其眨眼行为，在清醒无制动的豚鼠上进行条件刺激与非条件刺激的多次配对，进行经典眨眼条件反射的训练。结果：可顺利于豚鼠的内眦采集并记录到眨眼肌电信号，动物可成功建立经典眨眼条件反射，其第 4 天、第 7 天、第 10 天的 CR 习得率分别可达 31%、61.33%、82.67%，第 15 天、第 20 天的 CR 保持率可达 81.33% 和 82.33%。结论：应用眼肌电记录技术及“随动”给气刺激方法可以在清醒无制动豚鼠上建立经典眨眼条件反射实验。其操作简单，方法可靠，成功率高，可用于对体型较大、不易固定动物的条件性眨眼行为研究。

4. 关键词

可从论文内容中提炼出最能反映其主要内容的名词或短语。通常不选用冠词、连词、代词，以及无检索意义的副词、形容词。关键词用以表示全文主题内容信息，是论文的信息点和检索点，一般为 2～5 个，通常来自题目，也可以从论文中挑选。每个关键词都可以作为检索论文的信息，若选择不当，会影响检索效果。

5. 前言

前言说明论文写作背景、理由、主要研究成果及其与前人工作的关系等，目的是引导读者进入论文的主题。基本要求如下：①尽量准确、清楚且简洁地指出所探讨问题的本质和范围，对研究背景的阐述做到繁简适度。②在背景介绍和问题的提出中，应引用“最相关”的文献以指引读者。优先选择引用的文献包括相关研究中的经典、重要和最具说服力的文献，力戒刻意回避引用最重要的相关文献（甚至是对作者研究具某种“启示”性意义的文献），或者不恰当地大量引用作者本人的文献。③采取适当的方式强调作者在本次研究中最重要的发现或贡献，让读者顺着逻辑的演进阅读论文。④解释或定义专门术语或缩写词，以帮助编辑、审稿人和读者阅读稿件。⑤叙述前人工作的欠缺以强调自己研究的创新时，应慎重且留有余地。

例如，《大脑联合皮层电刺激作为条件刺激可以诱导建立豚鼠眨眼条件反射》一文的前言如下。

眨眼条件反射（eyeblink conditioning，EBC）是联想型学习记忆研究的重要模型。EBC 的建立需要条件刺激（conditionde stimulus，CS）和非条件刺激（unconditioned stimulus，US）的联合给予。一般来说，CS 多采用外周刺激，如经听觉通路、视觉通路或体感通路给予相应的刺激等，也有以中枢内部的直接刺激作为 CS 并成功建立 EBC 的研究。例如，采用电刺激小脑皮层平行纤维作为条件刺激，甚至 CS、US 均从中枢内部给予。有研究发现，相对于外周给予 CS 的训练效果，中枢 CS 可以更快地建立 EBC。这些研究采用的中枢 CS，其所刺激的部位多是外周信号向中枢传入时所途经的脑内区域，如外侧脑桥；也有的是外周信号在脑内的传导支路，如听觉信号在小脑内部的投射路径——平行纤维的走向区域等。问题是，如果直接刺激感觉信号的中枢整合部位即大脑联合皮层，可否诱导建立 EBC? 如果可行，对于 EBC 的建立速度有无影响? 对于延迟性 EBC（DEBC）和痕迹性 EBC（TEBC）的建立是否有效应差异及其机制是什么？这些问题的回答对于探讨条件反射的形成机制具有重要意义。

条件反射是最简单的也是应用最广泛的学习记忆行为模型。受到广泛重视的 DEBC 的双部位假说认为，EBC 的建立依赖于听觉信号和躯体痛刺激传入信号共同到达小脑，在小脑皮层和小脑间位核引起突触可塑性变化，这与巴甫洛夫所推测的皮层暂时联系假说有很大的不同。显然，动物千百万年来缓慢进化的生存之本——条件反射，其行为虽然简单但机制却远未阐明。本研究从大脑联合皮层的不同部位施加CS，训练动物习得两类EBC行为，旨在为了解不同种类条件反射所依赖的不同神经环路，进而探讨条件反射的共同机制这一根本问题提供初步的实验依据。

“前言”部分注意事项如下。

（1）前言是否概括总结了先前的重要科研工作，如科研背景信息是否引导出目前的科研工作？

（2）前言是否陈述了目前科研工作要解决的问题？

（3）是否清楚明白地提出了科学假说？

（4）是否简要地介绍了实验设计方案和最重要的研究成果？

（5）前言是否程度合理？

（6）思想表达是否有逻辑性等？

（7）其他科学家的工作是否得到充分的确认？

（8）是否有充分的参考文献作为依据？

（9）是否存在剽窃行为？

6. 材料与方法

材料与方法的目的是说明实验材料及测定的方法和过程。对于实验方法，若为已有方法或重复前人的方法，只需注明出处即可，而对于创新方法则要详细具体地叙述。此外，为了防止偏差或混杂等因素的干扰，凡采用了预防或排除处理的措施者，需予交代。而采用的统计学分析方法、软件等也是必须要交代的内容。

“材料与方法”部分注意事项如下。

（1）材料和方法部分的内容是否与结果部分的内容相适应？

（2）是否阐明了试剂的来源、产地、用量和方法？

（3）所使用生物制品的属、种、系、株及来源是否得到确认？生物制品的年龄、性别或者生理状态是否重要？在你的实验中使用动物是否合乎伦理规范？

（4）是否对实验所用的仪器设备做了详细说明（生产厂家、型号规格、来源）？

（5）实验方法是否阐述得详尽？

（6）是否提供了准确的测量步骤和定量方法？

（7）是否为论文中采用的实验方法提供了明确的参考文献？

（8）所使用的统计方法是否恰当？

7. 结果

结果是论文的核心部分，全文的结论由此得出，讨论由此引发。结果是结论的依据，反映论文水平的高低及价值。将实验所得的资料集中，进行综合分析，即可获得科研结果。在处理这些原始资料时，应实事求是、随机地加以分析，不应有意无意地加以挑选。各种研究结果应注明统计学的差别与意义。所有的结果项目均应围绕研究的主题展开，要有逻辑、有层次地一一罗列，与主题无关的不宜全部列出，还应将图表与文字配合应用。图与表之间的内容更不能重复。附表与附图都可以使统计数据一目了然。附表的基本要求是内容简明、数据准确，目前采用三线型表。而附图的种类较多，应依据不同的资料进行选择。

"结果"部分注意事项如下。

（1）读者是否能够既快又容易地理解数据？

（2）是否提供了足够的信息使读者能够根据所提供的数据得出自己的结论？

（3）表格、曲线图等图表中是否包括在结果中能用一两句话表述清楚的数据，是否包括了实验组间大量无差别的数据？

（4）结果是用均数表示，还是使用中位数或者相关数值表示？

（5）结果部分包括标准差了吗？

（6）统计分析是否适合这组数据？

（7）实验组间差别有多大？这种差别是否具有实际意义？

（8）该统计方法是否适合于这组数据？

（9）使用了何种软件来分析数据？

8. 讨论

讨论是把研究结果从感性认识提高到理性认识阶段，以供进一步实践的参考。讨论中要以结果为依据，合理分析，找出内在联系。要紧密结合文中研究所获得的重要发现，以及从中引出的结论进行讨论，要尽可能地将结果提高到理论水平来认识。对所得结果进行补充说明或解释，对结果进行分析探讨，对可能原因、机制提出见解，并阐明观点。指出该结果的可能误差及教训，将结果与当前国内外研究结论进行比较，提出新的见解，并对其理论和实践意义做出评价。讲明实验条件，尤其是未控制的部分、未解决的问题，缺点更应当说明。结合文献阐明自己的结果与他人结果的异同，突出自己的新发现、新发明、新创造、新观点。讲述因果关系，说明偶然性与必然性，以及本文的理论意义和实用价值。提出在调查研究过程中的经验体会，指出进一步的研究方向、展望、建议及设想。

"讨论"部分注意事项如下。

（1）是否解释了研究结果与研究背景之间的关系？

（2）是否着重阐述了所研究的问题？研究结果是怎样解决所提出的问题的？

（3）是否重新阐述了假说？实验结果是否支持假说？

（4）是否阐明了实验设计的独特方面？这些独特方面对得出的实验结果产生了什么作用？实验设计或者方法是否影响实验数据和结论？

（5）是否一次性概括总结了得出的结论及支持这些结论的证据？是否过分细致地重述结果？

（6）是否有与你的结论相矛盾的重要例外数据？

（7）讨论部分是否按照逻辑顺序组织？是否删除了多余陈述？

（8）是否用积极正面的陈述结束了讨论？是否从理论和实践两方面指出了科研工作的意义？

9. 参考文献

参考文献是整个研究和写作论文的基础，为了尊重他人的研究成果，必须以严肃的态度列出参考文献。参考文献著录可以反映论文作者的科学态度和论文的科学依据，也可反映出该论文的起点和深度。科研工作都有继承性，今人的研究成果或研究工作一般都是前人研究成果或研究工作的继续和发展。因此，在论文中涉及研究的背景、理由、目的等，必然要对过去的工作进行评价。这在一定程度上为论文审阅者、编者和读者评估论文的价值和水平提供了客观依据。参考文献著录能起到索引作用。读者通过著录的参考文献，可方便地检索和查找有关图书资料，以对该论文中的引文有更详尽的了解。

“参考文献”部分注意事项如下。

（1）参考文献的引用必须是作者直接阅读的原著，切忌从他人引用的文献中，不经阅析地转引。

（2）参考文献在正文中引用处按顺序用上角码标注，然后在文末按规定格式逐条列出，编号应该一致。

（3）参考文献的格式应按期刊要求规范化，一般格式为作者，题目，期刊名称，年份，卷（期），起止页。

第三节　医学文献综述写作

文献综述是在确定了选题后，在对选题所涉及的研究领域的文献进行广泛阅读和理解的基础上，对该研究领域的研究现状（包括主要学术观点、前人研究成果和研究水平、争论焦点、存在的问题及可能的原因等）、新水平、新动态、新技术、新发现和发展前景等内容进行综合分析、归纳整理和评论，并提出自己的见解和研究思路而写成的一种文体。它要求作者既要对所查阅资料的主要观点进行综合整理、陈述，还要根据自己的理解和认识，对综合整理后的文献进行比较专门的、全面的、深入的、系统的论述和相应的评价，而不仅仅是相关领域学术研究的“堆砌”。

一、文献综述写作的准备工作

检索和阅读文献是写作文献综述的重要前期工作。一篇综述的质量如何，很大程度上取决于作者对本课题相关的最新文献的掌握程度。如果没有做好文献检索和阅读工作，就去写综述，是决不会写出高水平综述的。

好的文献综述，不但可以为下一步的论文写作奠定一个坚实的理论基础和提供某种延伸的契机，而且能表明写作者对既有研究文献的归纳分析和梳理整合的综合能力，从而有助于提高对学位论文水平的总体评价。

二、文献综述的分类

1. 动态性综述

着重介绍研究的阶段性成就，由远及近地综合分析某一个专题，反映这方面研究工作的进展。

2. 成就性综述

介绍某一方面、某一项目的新成就、新技术、新进展。这种综述文献，可不考虑历史和现状，直接跨到所需要的时间上来。

3. 争鸣性综述

系统地总结出几种学术观点，加以分类、归纳和总结。按不同的观点，分别叙述。对原文的引用严格，作者的概括、分析较少。

4. 简介性综述

作者概括多方面的事实、现象，对某一个问题、某一种疾病的文献资料进行综合的叙述，只按内容本身的特点，加以分段安排。

三、文献综述写作方法

文献综述是概括、回顾过去的事实。作者应该以客观的态度叙述前人的观点，可以有作者自己的学术观点和倾向，但要寓意其中，贯穿于内，含而不宣。文献范围是限定的，专题性极强，不能庞杂。综述的内容主要包括学术观点、研究结论、实验结果等。写作文献综述一般经过4个阶段：选题，收集、阅读、整理文献，拟定提纲及写作。

1. 选题

选题是写好文献综述的首要条件。选题要从实际出发，具有明确的目的性，在理论或实践上有一定意义。选题来源包括：①与自己实际工作或科研工作有关的、较为熟悉的问题；②相关研究课题中问题研究的综合评价；③从掌握的大量文献中选择反映本学科新理论、新技术或新动向的题目。文献综述的题目不宜过大，越具体越容易收集资料，从某一个侧面入手，容易深入。

2. 收集、阅读、整理文献

确定综述题目后，应围绕题目收集和阅读文献。选择文献应先看近期的（近3～5年），后看远期的，在广泛阅读资料的基础上，深入复习几篇有代表性的文献，必须找到原文进行阅读，尤其应细读有权威性的文献。在阅读文献过程中，应做好读书卡片或笔记，为写作综述准备资料。如所选题目是前人未进行过综述的内容，须从收集文献开始。如在前人综述基础上继续进展，可先找到最近年代的综述，再续查其后的新文献。收集文献要求尽可能齐全。要写好综述，收集文献是基础，阅读文献是关键。

3. 拟定提纲

必须在精读大量文献、结合自己工作的基础上，列出较为详细的写作提纲，写出大小标题，做到有纲有目。然后将主要资料、结果及主要观点分门别类列于其下。应尽量做到标题与内容的一致性，注意逻辑性，使写作综述的框架结构达到层次分明、条理清楚。根据写作提纲，逐项展开内容，并注意观点与内容的一致。在写作过程中，可根据需要调整结构和补充内容。论述观点时，作者可有倾向性，但也应列出不同观点。初稿写出后，要反复修改和补充，包括内容增减、结构统一、数据核对和文字润色，综述发表前，最好请有关专家和同行审阅，力求做到主题明确、层次清楚、数据可靠、文字精练、表达准确。

4. 写作

在写作过程中要紧紧围绕拟定提纲进行，一般包括前言、主体、结束语和参考文献。

（1）前言。用简明扼要的文字，引出综述的核心主题，说明写作这一篇综述的必要性，以及与本综述有关的术语、涉及的范围、所要解决的问题等。内容应力求简短，一般以100～200字为宜，使读者在读完前言后对有关问题获得一个初步的轮廓。

（2）主体。主体部分是全文的主要部分，具体写法以能较好地表达综述的内容为准则。通常根据内容的多少，将主体部分分为几段，每段有一个小标题。主体部分每一段落的开始应是综合提炼出来的观点，即论点，接着是文献所提出的实验结果或调查事实，即论据。可见，主体部分是按论点和论据组织材料的。总之，综述主体部分是以综合概括的论点开头引路，继之以诸资料、实验结果为论据展开层次论证。所以，综述也是一种论证文章的体裁，只是论点与论据都是前人文献提供的。

（3）结束语。常见的方式有：①扼要地概括、精练主题部分的主要内容；②介绍尚待解决的问题及对前景的展望；③某些篇幅较小的综述，也可以省略结束语。

（4）参考文献。参考文献是综述的重要组成部分。列出文献目录的目的有两个：一是为本综述提供依据，提高综述的可信性；二是为读者提供原始文献的线索。国际上许多生物医学期刊的综述文献，其参考文献常达数百条之多。

四、文献综述写作的注意事项

1. 搜集文献应尽量全

掌握全面、大量的文献资料是写好综述的前提，否则，随便搜集一点资料就动手写作是不可能写出好的综述的。

2. 注意引用文献的代表性、可靠性和科学性

在搜集到的文献中可能出现观点雷同，有的文献在可靠性及科学性方面存在差异，因此在引用文献时应注意选用代表性、可靠性和科学性较好的文献。

3. 引用文献要忠实于文献内容

由于文献综述有作者自己的评论分析，因此在写作时应分清作者的观点和文献的内容，不能篡改文献内容。引用文献不宜过多。文献综述的作者引用间接文献的现象时有所见，如果综述作者从他人引用的参考文献转引过来，这些文献在他人引用时是否恰当、

有无谬误，综述作者是不知道的，所以最好不要间接转引文献。

4. 参考文献不能省略

有的科研论文可以将参考文献省略，但文献综述绝对不能省略，而且应是文中引用过的、能反映主题全貌的并且是作者直接阅读过的文献资料。

5. 综述篇幅不可太长

杂志编辑部对综述的字数一般都有一定数量的约定。作者在初写综述时，往往不注意这点，造成虚话、空话较多，重点不突出。综述一般不宜超过5000字。综述并不是简单的文献罗列，一定要有作者自己的综合和归纳。有的综述只是将文献进行罗列，看上去像流水账，没有作者自己的综合与分析，材料与评述不协调，使人看后感到重复、费解。

（胡　波，隋建峰）

第八章　医学科研项目的来源与申请

第一节　医学科研项目基本知识

科研项目依据项目经费来源分为纵向课题、横向课题两种。纵向课题经费主要来源于各级公共财政经费，经费来源包括国家、省（市）和院校等；横向课题经费则来自非公共财政经费，经费来源包括国内外企、事业机构等。

一、纵向课题

（一）国家自然科学基金

国家自然科学基金委员会（NSFC）为国务院下属机构，成立于1986年，是我国支持基础科学研究的重要机构之一。它的资金主要来自国家财政拨款。国家自然科学基金委员会的资助范围面向全国各部门、各地区、各单位的科技人员。

国家自然科学基金主要资助各学科的基础研究和应用基础研究，不支持单纯的应用研究。研究目标主要以获得科研创新成果为主，并通过创新性科学研究培养科技人才，提高基础研究水平。国家自然科学基金项目体系较完善，包括面上项目、重点项目、重大项目、重大研究计划、青年科学基金项目、国家杰出青年科学基金、国际（地区）合作交流项目等。以下重点介绍常见的面上项目、青年科学基金项目和重点项目。

1. 面上项目

面上项目是国家自然科学基金研究项目体系中的主要部分。面上项目支持从事基础研究的科学技术人员在国家自然科学基金资助范围内自由选题，开展创新性的科学研究。

面上项目申请人应在本领域具备一定的工作基础，能领导一个研究组开展创新研究工作。申请的项目有一定的科学意义和研究价值，理论依据充分，学术思想新颖，研究目标明确，研究内容具体，研究方案可行。所依托单位应具备必要的实验研究条件。资助研究期限一般为3年。

2. 青年科学基金项目

青年科学基金项目为专为青年科技工作者设立的基金项目。青年基金申请者年龄限制在35岁以下，以当年的1月1日计算。

青年科学基金项目申请、评审和管理机制与面上项目基本相同。青年科学基金项目申请人应有一定的自身科研基础，可不强调研究团队。研究期限一般为3年。

3. 重点项目

重点项目是国家自然科学基金研究项目系列中的另一个重要类型。其定位是在已有较好工作基础和积聚的重要研究领域、对学科发展具有重要推动作用的领域或者学科生长点开展深入、系统的创新性研究工作。研究期限一般为4年。资助强度目前在200万元以上。

（二）科技部项目

科技部项目由国家财政拨款，按研究领域和层次组织项目。主要设立各类攻关项目。项目按照每年公布的研究目标招标。目前影响最大的项目是国家重点研发计划。

随着现代科技的突飞猛进，从“科学”到“技术”到“市场”，其演进周期大为缩短，技术更新和成果转化更加快捷，为适应新技术革命和产业变革的特征，科技部于2016年开始实施国家重点研发计划。该计划由原来的国家重点基础研究发展计划（973计划）、国家高技术研究发展计划（863计划）、国家科技支撑计划、国际科技合作与交流专项、产业技术研究与开发基金等项目整合而成，重点资助事关国计民生的战略性、基础性、前瞻性研究项目，包括事关产业核心竞争力、自主创新能力、国家安全方面的重大科学问题、重大共性关键技术和产品，为国民经济和社会发展主要领域的重大、核心、关键科技问题的突破提供持续性的支撑和引领。 国家重点研发计划的出台是我国新时期满足国家发展需求、适应新技术革命和产业变革的适时之举。

已经停止执行的863计划（1986年3月设立）以发展新技术、研发新产品为目标，是改革开放时代国家的重大科技计划，在我国科学技术需要急起直追的年代，863计划的实施有力推动了我国高新技术的进步。已经成为历史的973计划（1997年3月设立）是当时推动国家发展和科学技术进步的战略性、前瞻性、全局性和带动性的基础研究发展计划，该计划面向国家重大需求，立足国际科学发展前沿，旨在解决中国经济社会发展和科技自身发展中的重大科学问题。计划的实施显著提升了中国基础研究创新能力和研究水平，带动了中国基础科学的发展，培养和锻炼了基础研究队伍，形成了一批高水平的研究基地，为经济建设、社会可持续发展提供了科学支撑。

二、横向课题

横向课题是指由国内外企业、事业机构出资支持的科研项目，主要是为了解决企事业机构自身急需的应用技术、技术难题或产品研发。横向课题由申请者与企事业机构协作制定。

横向课题是科研工作的重要组成部分，也是高等学校利用人才资源、仪器设备，充分发挥科技优势，服务于经济建设和社会发展的有效途径。

第二节　医学科研项目的申请

医学科研工作者在其长期的科研工作中必须不断地自主申请各类科研项目，因此申请者必须掌握项目申请书的正确写法，通过申请书将自己的研究设想、研究方案及工作基础等充分地表达出来，使同行专家和主管部门认可，才有可能得到科研资助。一份好的申请书应充分表达出研究项目的必要性、创新性、科学性和可行性。所谓必要性是指项目研究意义重大，创新性是指项目研究设想前人没有涉及，科学性是指符合主流对某一问题的基本常识，可行性是指项目所需的技术和物质条件已基本具备。一份好的申请书应能够反映出申请者较高的学术水平、严谨的科研作风。

一、项目申请书的主要内容

项目申请书是科研项目立项资助的核心依据。申请者必须按照各类项目申请书的要求，认真细致地填写。填写内容应力求完整、精练，申请者对申请书中的任何一个环节的疏忽都可能导致竞争的失败。项目申请书一般包括以下几方面内容。

（一）简表

简表是对整个申请书主要内容和特征的概括表达。下面介绍简表中的几个关键事项。

1. 项目名称

项目名称是申请项目内容的高度概括。项目名称应简明、具体、新颖、醒目。好的项目名称应能确切反映项目的研究对象、研究内容。项目名称字数一般应控制在 25 个字以内。项目名称用词应规范，不可口语化或使用方言。对要求英文题目者，英文应尽量与中文含义一致，不要出现语法错误。

2. 申请金额

申请金额的重要依据是项目指南，即科研部门计划资助经费额度。另外，项目研究的实际开支是申请金额的另一重要依据。

3. 申报学科

申请者填写申报学科时，应根据所申请项目的研究内容来确定。一般可允许报两个，但是应该重点选好第一个。遇到相近学科、交叉学科时，应选报能体现创新和研究基础的学科。

4. 项目组成员

项目组成员是指在项目组内对项目学术思想提出、研究方案制定及对项目完成起重要作用的人员。项目组成员必须形成合理梯队，既有课题设计指导者，又有实验的主要实施者，还应有必要的辅助人员；既有一定高级职称人员，又有中级职称、初级职称和研究生等不同高层次人员。高级职称人员过多或无均会被认为非合理人员组成。

5. 项目摘要

项目摘要是整个项目申请书的高度压缩，是项目的核心与精华体现。各类申请书对项目摘要字数均有要求，一般在 250 字以内。摘要内容应包括简要背景、存在的问题、采用的主要方法、研究内容、预期结果、理论意义及应用前景（或预期的经济效益）等。项目摘要是项目评审者评审项目的重要内容，故申请者应该认真提炼，反复推敲。

在项目摘要后一般要求列出主题词，其数目不多于 5 个，中英文主题词应一致。

（二）经费预算

项目的经费预算是否合理，直接影响项目的同行评议结果。项目经费预算一般包括以下几大项，即研究经费（包括科研业务费、实验材料费、仪器设备费、实验室改装费和协作费等），国际合作与交流费，劳务费和管理费。在预算经费时要根据可能资助的强度来设计研究项目内容。具体预算时，应以研究经费为主，劳务费和管理费按规定的比例支出，不得超出。

（三）立题依据

立题依据是申请书中最重要的部分，是整个项目的灵魂。立题依据包含 4 个方面的内容：项目的研究意义、国内外研究状况的分析、研究设想、参考文献。

1. 项目的研究意义

项目的研究意义是指所研究项目的理论价值，即对于所研究领域的理论贡献，这一理论贡献对本领域问题的解决具有启发或参考意义。项目的研究意义大小取决于选题方向。申请人必须大量阅读国内外的文献，熟悉本研究领域的国内外最新进展，并结合自身的优势特色、工作基础，提出有重要理论和实践价值的研究方向作为立题的基础。

2. 国内外研究状况的分析

在阅读国内外文献的基础上，阐明该项目目前的国内外研究现状、研究动向、尚存在的问题。国内外研究现状、研究动向的阐述应有针对性，即阐述与本项目有关的部分，而非面面俱到。国内外的研究状况应是论证本项目立题的依据，不应将此部分写成文献综述格式。对存在的问题分析也应有针对性，与本项目无关的问题不提或少提。

3. 研究设想

在前述提出存在问题的基础上，提出本项目针对其中某问题的研究设想。同时，对提出的研究设想的理论依据进行简要分析，并简要提出大致研究思路。这部分最能体现项目的科学性和创新性。

4. 参考文献

一般列出 15 篇左右，25 篇以内为宜。要求文献与本项目密切关联，时间上以近 3 年为主，且以高影响的主流杂志为主。

（四）研究方案

填写研究方案一般包括 6 个方面的内容：研究目标，研究内容，拟解决的关键问题，拟采取的研究方法、技术路线、实验方案及可行性分析，本项目的特色与创新之处，年度研究计划及预期研究成果。

1. 研究目标

研究目标是指通过本项目的实施要达到什么研究理论或实践的目的。研究目标要具体、集中、有限。

2. 研究内容

研究内容要紧紧围绕研究目标展开。本项目准备从哪几个方面来证实提出的研究设想，即本课题由哪些分课题深入扩展而来；明确从哪个角度、哪些范围、哪个水平进行研究；每个方面或分课题计划选择什么样的可供考核的技术或经济指标等。内容要具体，但适度概括，围绕一定逻辑层次逐步展开。研究内容切忌分散、涉及面大而庞杂，也应避免空洞、简单。

3. 拟解决的关键问题

拟解决的关键问题即在整个研究过程中的主要技术环节，关系着整个实验成败的核心技术等问题。要说明关键技术的主要技术特征和指标、控制条件和掌握程度、可能出现的问题及处理措施。关键技术不能太多，只能有一两条。

4. 拟采取的研究方法、技术路线、实验方案及可行性分析

研究方法、技术路线、实验方案实际上要求设计好每一步骤和细节，即如何选动物，如何分组，如何一步一步操作等。要求清楚而具体。常规的研究方法可简写，非常规的研究方法应详细描述。技术路线可采用流程图或示意图。

可行性分析包括理论假设是否有科学依据，实验技术和实验条件能否满足本实验的要求等。

5. 本项目的特色与创新之处

本项目的特色与创新之处是指本研究在选题、设计、方法、技术、路线、成果、应用等方面与众不同之处。科学研究的核心是创新，要简明扼要、准确地表达自己的研究与他人的研究有何不同和本研究独具的创新性。创新点不可太多，一般为一两条，不应超过 4 条。

6. 年度研究计划及预期研究成果

应包括每年的研究进度和每年的主要研究内容，以及可能产生的阶段性成果。凡正式立项的科研项目每年都要检查科研完成情况，是否按计划进度完成。所填写的年度研究计划要具体、量化，具有可检查性。

对预期研究成果应有明确的预测，包括实验结果如何、论文的发表情况、成果的经济效益和社会效益等。

（五）研究工作基础及实验条件

科研评审强调选择创新性强的项目，同时还特别注重项目的可行性，已有的研究工作基础显得十分重要。要求提供项目组主要成员以往的、主要相关的研究基础和实验室支撑条件的背景材料，并进行客观的自我评价。

1. 研究工作基础

研究工作基础是指申请者所在机构开展了相关的哪些工作，水平如何。申请者以往开展哪些工作，成绩如何，以此向评审者介绍其研究基础和研究能力。

项目组主要成员的学历及工作简历，与本项目有关的论著、成果、专利目录也要列出来。

2. 实验条件

应列出来研究方案中所需要的大型主要仪器设备，如果本单位缺少某种仪器设备，一定要写出解决的办法，提倡利用国家重点实验室或部门开放实验室已有的实验条件。

二、写作项目申请书时常见问题分析

（1）文献复习不够，选题起点低，学术思想缺乏创新，属于跟踪性研究或低水平重复课题。

（2）研究方案不能解决提出的问题，缺乏科学性。实验设计有缺陷或不具体。

（3）研究目标不明确，分散而庞杂，往往因为研究内容过多，在有限的资助和有限的时间内难以完成而被淘汰。

（4）申请者工作积累不够，缺少相应的研究工作基础；研究条件较差，缺少必要的仪器设备或必需的实验材料；项目组成员组成不合理。

（黄春基，隋建峰，胡志安）

第九章　医学机能学实验常用方法与技术

第一节　生物信号记录基础知识

生物体的机能活动有电活动和非电活动两类，细胞电活动是器官和组织功能活动的基础。机能学实验中常以生物电活动为指标，观察机体活动的规律及病理条件下的变化和药物对其的影响。生物膜的电学特性是电生理实验的理论基础。

一、生物膜的电学特性及生物电信号的基本特征

生物膜的电学特性包括被动电特性和主动电特性。被动电特性是生物膜的固有特性，是静息状态下的膜电流和膜电位变化的特征。主动电特性以被动电特性为前提。

（一）生物膜的等效电路

生物膜为脂质双分子层结构，它对离子有选择性通透作用，这是神经元和其他可兴奋细胞跨膜电位差形成的基础。膜对离子流动的阻力为膜电阻 R_m。另外，膜脂质双分子层是绝缘层，其两侧存在电位差，可储存电荷，故膜可视为膜电容 C_m。膜电阻 R_m 和膜电容 C_m 以并联方式存在，用“等效电路（equivalent circuit）”来描述膜脂质双分子层的电学特性，如图 9-1 所示。

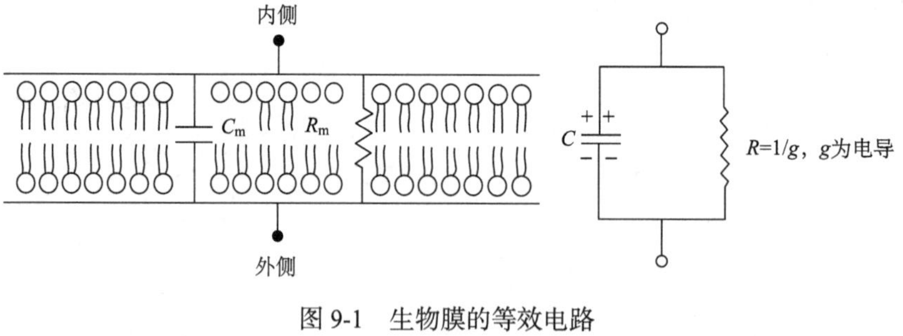

图 9-1　生物膜的等效电路

（二）膜时间常数

矩形脉冲电流引起膜电位变化，纯电阻元件的膜电位变化与脉冲电流变化同步（图 9-2a）；纯电容元件的膜电位变化减慢，但保持其起始斜率（图 9-2b）；含阻容元件的膜电位呈指数性变化（图 9-2c），即膜电位变化率（ΔV_m）是流入电流（I）和膜电容（C_m）的函数，其计算公式为：

$$\Delta V_m = I/C_m$$

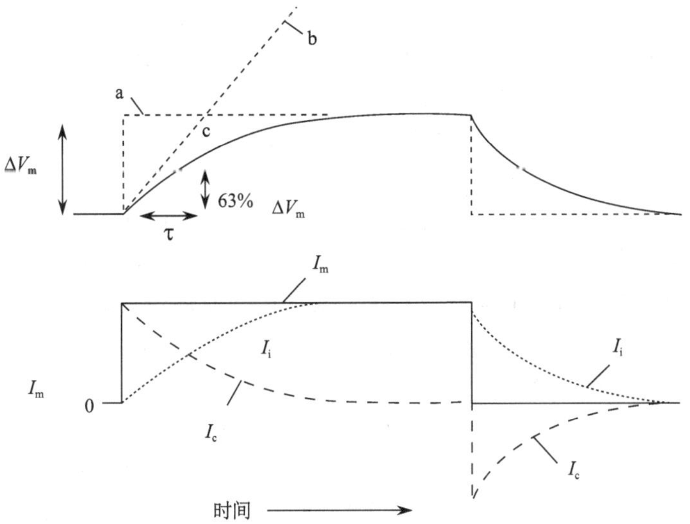

图 9-2　注入矩形脉冲电流引起的膜电位变化

ΔV_m 为膜电位变化率；I_m 为膜电流；I_i 为跨膜离子电流；I_c 为电容电流；τ 是时间常数值；粗线是实际电压变化曲线；细线是测量值；63% 是要求的定义达标点

图 9-2 表明，由于膜电容的存在，膜电位不能瞬时改变。这是因为在注入电流引起膜电位变化之前，膜电容必须充电（或放电），因此膜电位变化需要一定的时间，这个时间的长短由膜的时间常数（time constant）τ 决定。

时间常数代表电阻 - 电容电路（resistor-capacitance circuit，RC 电路）充放电的快慢，即在 RC 电路中，τ 值越大，电容充放电流越小、越慢，电容器两端的电压（UC）达到某一定值所需的时间越长，反之，电容器两端的电压达到某一定值所需的时间越短。即 RC 电路的电位（E）随时间呈指数性改变。

$$\Delta E = IR\left(1-e^{-t/\tau}\right)$$

矩形脉冲电流引起的膜电位变化曲线与 RC 电路充放电曲线一致，按照上式计算，即

$$\Delta V_m = I_m R_m\left(1-e^{-t/\tau}\right)$$

式中，e=2.72，为指数系数；$\tau=RC$，为时间常数。

由上式可知，膜电位下降到最初值的 1/e 所需的时间为一个常数，即膜电位变化达最大值的 63% 所需的时间应为一个时间常数。但不同生物膜的时间常数变化很大（神经元为 1～20ms）。检测发现，单位表面积膜电容非常恒定，约为 10^{-6}F/cm^2。因此，这种不相同的时间常数必定反映了不同细胞 R_m 的不同，甚至同一神经元的各个膜区域之间也存在差异。R_m 的差异反映了膜的离子通道类型、密度和调节方面的差异。在生物机能实验过程中，多种因素如标本干燥、机械牵拉等不良刺激都可使 R_m 增加，从而影响其内在电活动及其对刺激的反应。

（三）膜的离子电流、刺激电流与膜电位变化

1. 膜的离子电流与膜电位变化

膜电位是离子跨膜扩散（离子电流）引起的，内向电流引起膜去极化，外向电流引

起膜复极化或超极化。根据欧姆定律，通过某一导体的电流（I）与导体两端的电压（V 或 E）成正比，与导体的电阻（R）成反比（$I=V/R$）。为了更好地描述离子通道允许电流通过的能力，引进电导（g）的概念。电导即电阻的倒数（$g=1/R$），因而欧姆定律可改写为 $I=gE$。若以膜电位为横轴，流经离子通道的电流为纵轴，则通过通道的电流（I）与电压（V）的关系（current-voltage relationship），简称为 *I-V* 关系或 *I-V* 曲线，理论上应为线性关系，其中斜率（slope）为该通道的电导。但离子通道是一种特殊的导体，当膜受刺激而发生通透性改变时，带电离子将沿着电化学驱动力的方向发生跨膜运动而产生跨膜电流（I）。故 I 的大小不仅取决于跨膜电位（E_m）及通道的电导（g），还与该离子的平衡电位（E_s）有关：$I=g(E_m-E_s)$。也就是说，离子流过通道的驱动力等于 E_m-E_s，即 $F=E_m-E_s$，当 $E_m=E_s$ 时，该离子的电化学驱动力等于 0，跨膜电流为 0。驱动力为负值产生内向电流；反之，产生外向电流。电流为 0 的电位称为反转电位（reversal potential，E_{rev}）。而电导（g）也可表示为 $g=I/(E_m-E_s)$，用电压钳技术钳制的 E_m 值和记录的 I 值便可计算出 g。实际上，许多通道具有非线性的 *I-V* 关系，尤其当可通透的离子在膜两侧的浓度不同或通道的结构不对称时，*I-V* 曲线往往会偏向某个电流方向（如内向电流或外向电流），从而偏离欧姆定律，即所谓“整流（rectification）”现象。研究离子通道的 *I-V* 关系，是了解通道的生物物理学特性和药物作用机制的基本方法。

在生物膜的等效电路中，由于膜电阻（R_m）和容抗（R_c）以并联方式存在，膜电流（I_m）等于跨膜离子电流（I_i）与电容电流（I_c）之和，即

$$I_m=I_i+I_c$$

由上式可知，膜的 I_i 或 I_c 的变化可改变 I_m。实际上，I_i 反映了膜电阻（R_m）的大小，I_c 反映了膜电容（C_m）的大小。因此，R_m 或 C_m 的变化必然会改变 I_m。由欧姆定律可知，I_m 的变化必然将改变膜电位（V_m）。也就是说，R_m 和 C_m 不同时，V_m 也会发生改变。据此，在测量 V_m 的电生理研究中，应尽量排除各种影响因素，保持生物膜 R_m 和 C_m 的稳定状态。

2. 刺激电流与膜电位变化

引起兴奋的条件除细胞的功能状态、有效刺激外，也与刺激电流的方向有关。外向刺激电流使膜去极化，兴奋性升高；内向刺激电流使膜超极化，兴奋性降低，不能引发动作电位。因此，在用微电极技术进行实验时，正电极应置于细胞内，负电极应置于细胞外，刺激电流由膜内流向膜外即形成外向刺激电流，使膜去极化。达到阈电位时，Na^+ 大量内流（内向离子电流），爆发动作电位（AP）。在进行细胞外刺激时，两个电极与神经接触，通电时，在正电极处发生超极化，兴奋性降低；而负电极处发生去极化，兴奋性升高。因此，应将正电极置于远离引导电极的一侧，负电极置于靠近引导电极的一侧，以避免正电极处超极化引起的阻滞作用（阳极阻滞）。

阈下刺激引起的膜去极化属于被动反应。阈刺激或阈上刺激引起的膜反应是“全或无”式的动作电位，属于膜的主动反应。

（四）生物电信号的基本特征

生物电信号主要有低幅、低频、源阻抗大、交直流成分混杂等特性，见表 9-1。

表 9-1　常见医学生物电信号的特征参数

信号名称	幅度	频率（Hz）	源阻抗（kΩ）	极化电压（mV）	干扰（V）
心电图（ECG）	0.1～8mV	0.2～100	数十	± 300	数伏
脑电图（EEG）	0.01～1mV	1～60	数十	± 100	数伏
皮肤电（SP）	0.05～0.2mV	1～100	数十	± 300	数伏
视网膜电图（ERG）	0.001～1mV	DC～200	数十	± 300	数伏
胃电图（EGG）	0.01～1mV	DC～1	数十	± 300	数伏
膜电位（MP）	0.1～100mV	DC～10 000	数十	数毫伏	数伏
肌电图（EMG）	0.1～5mV	DC～10 000	数十	± 300	数伏
心音	0.1～2mV	0.005～2000			
动脉血压（直接）	10～400mmHg	DC～50			
血流（主动脉）	1～300ml/s	DC～20			
心排血量	4～25L/min	DC～20			
心阻抗	15～500Ω	DC～60			
呼吸流量	50～1 000ml/ 次	DC～5			

注：1mmHg≈0.1333kPa；DC 指直流。

1. 低幅

电压为微伏至毫伏，电流为皮安至纳安，与数百毫伏的电极极化电压和数伏的干扰信号比，生物电信号很易受到其他电信号的干扰。

2. 低频

生物电信号频率一般在 0～6000Hz，如心肌细胞动作电位、胃肠平滑肌等慢波电位，频率很低。蟾蜍神经干双相 AP 持续时间约为 2.5ms，其主频为 400Hz，其中较快的负波持续时间约为 1ms，即负波的频率为 1kHz。而家兔减压神经放电等信号的频率可达到 1.2kHz，耳蜗放电的声音最大频率可达 6kHz，通常在 0～2000Hz。了解生物电信号的频率特性及频率范围，对于选择适宜的频带，引导和检测所需的生物电信号是非常必要的。

3. 源阻抗大

包括组织及皮肤内阻、细胞膜电阻等，可达几千甚至数万欧姆。

4. 交直流成分混杂

生物电信号可根据其与时间的关系分为交流信号、直流信号和交直流叠加信号。细胞外记录的生物电信号多数为交流信号，如心电信号、脑电信号、神经干动作电位等。振幅和方向不随时间变化或变化很缓慢的信号可视其为直流信号，如电极电位、细胞静息电位等。生物信号中大多既有直流成分又有交流成分，如细胞内引导膜电位变化

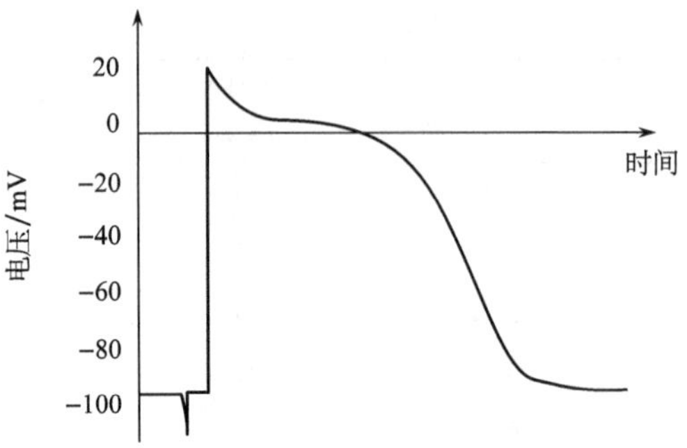

图 9-3　心肌细胞动作电位

过程，细胞静息时的静息电位是直流电信号，细胞兴奋时的动作电位是交流电信号（图 9-3）。有些细胞的动作电位本身也含有直流信号成分，如心肌细胞动作电位平台期电位（图 9-3）。如果生物信号通过直流应变式换能器转换为电信号，则往往为交直流混合信号，如反映肌肉舒张期张力、动脉血压舒张压等的是直流信号，而反映肌肉收缩、心脏射血引起张力和动脉血压变化过程的是交流信号。

二、生物信号的拾取、放大和记录

生物信号的记录包括对电信号的记录和非电信号的记录。对于电信号可以直接拾取、放大和记录，对于非电信号则需要先转化成电信号再进行记录分析。

（一）生物电信号的拾取

拾取生物电信号需用一对记录电极（检测电极和参考电极），对于非电信号，须经相应的换能器转换才能输入记录仪器。记录电极之间的电阻常常影响生物电信号的记录。

电极与组织之间接触造成的电阻为接触电阻；记录电极之间的电阻为极间电阻，极间电阻是由电极电阻与仪器的输入电阻串联组成。接触电阻和极间电阻呈串联方式，与生物电源（信号源）组成一个回路。生物电信号即电源，其电位降落在三个电阻上。仪器记录的信号是极间电阻两端的电位差（电压）。串联电路中，电阻两端电压大小与电阻的大小成正比。因此，拾取信号的第一个原则是电极与组织接触良好，尽量减少接触电阻，其目的是使信号电压绝大部分降落在极间电阻两端，使记录的信号强度更接近生物信号。

电极电阻应越小越好，从而使信号电压主要降落在仪器的输入电阻上。因此，拾取信号的第二个原则是制作电极的材料导电性能要好，电阻要低，常用银或不锈钢材料。实验操作中记录的组织一定要剥离干净，以减少接触电阻。记录体表心电时，需涂抹导电液。

生物电的拾取过程最易受到各类干扰源的干扰。干扰源来自：①生物电之间的相互干扰，如肌电对神经干 AP、肌电对心电、肌电对脑电的干扰；② 50Hz 工频电对记录信号的干扰；③电极极化电位的干扰；④感应电场的干扰；⑤其他种类的电干扰，如空间电磁波、汽车引擎火塞的电磁波干扰等。生物电信号的检测就是从各种生物电信号、背景干扰信号、极化电压中检出所需的生物电信号。不需要的生物电信号需要通过电磁屏蔽和滤波等方法使之衰减。从理论上讲，任何一个信号都可以用一系列不同频率的正弦波叠加而成，利用信号的这一频谱特性，采用滤波技术衰减干扰信号，有助于获取生物信号。常用的滤波有高通滤波、低通滤波和 50Hz 陷波等。

（二）生物信号的输入方式及耦合方式

1）单端输入方式　如图 9-4 所示，生物电信号输入以地电位为参考点，放大器在放大生物电信号的同时，干扰信号也被放大。放大的生物电信号混杂在各种干扰信号之中。单端输入方式抗干扰能力差，在生物电测量中较少采用。

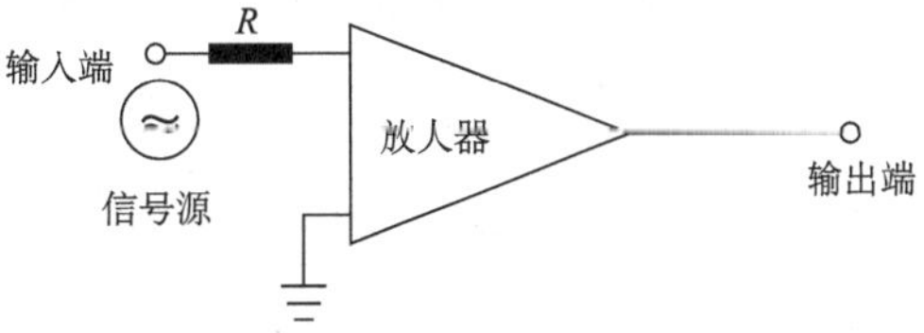

图 9-4　单端输入方式

2）双端输入方式（差分输入）　如图 9-5 所示，生物电信号通过两个输入端送入放大器放大，双端输入方式的优点是放大器在放大生物电信号的同时抑制干扰信号。

双端输入放大器由两个对称的放大器组成，参数对应相同。信号经输入端 1 和输入端 2 送入放大器 1 和放大器 2 被放大，放大器 1 和放大器 2 的输出信号分别为 U_{o_1} 和 U_{o_2}，放大器 3 的输出信号 U_{o_3}=A（$U_{o_1}-U_{o_2}$）（A 是常数）。

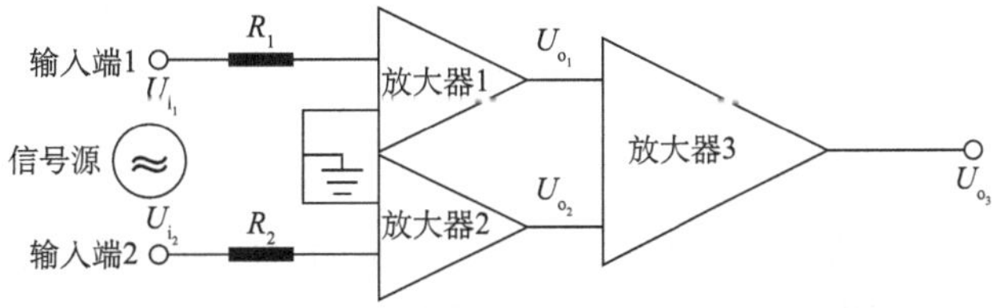

图 9-5　双端输入方式

两个输入端送入幅度、相位和频率相同的信号 U_{i_1} 和 U_{i_2}（共模信号），经放大器放大后，$U_{o_1}=U_{o_2}$，U_{o_3}=A（$U_{o_1}-U_{o_2}$）=0（理想情况），输入的共模信号被抑制。两个输入端送入幅度、相位和频率不同的信号（差模信号），信号经放大器放大后，$U_{o_1} \neq U_{o_2}$，在放大器输出端获得的输出信号 U_{o_3}=A（$U_{o_1}-U_{o_2}$）$\neq 0$，输入的差模信号被放大。

生物电信号混杂在各种干扰信号之中，对两个输入端而言，干扰信号被视作共模信号（幅度、相位和频率相同），而生物电信号是差模信号。生物电放大器采用双端输入方式能极大地抑制干扰信号并放大生物电信号。生物电放大器采用双端输入方式，所观察和记录的生物电信号是生物体、组织或细胞的两点之间的电位差。

3）生物信号的耦合方式　生物信号放大器都设置有交流耦合和直流耦合两种耦合输入方式，生物电信号通过换能器转换后的电信号输入放大器进行放大时，首先要根据源信号的已知交直特性，确定信号的耦合方式。

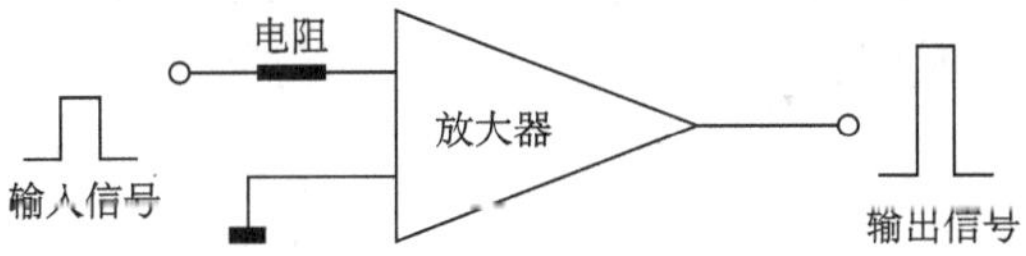

图 9-6　直流耦合方式

（1）直流耦合：指电信号不通过耦合器件（电容器或电感器）直接通过电阻送入放大器的输入端进行放大。输出信号的振幅变大，但时程和相位不变。该方式能观察到信号的真实情况（图 9-6）。

缺点是：当用金属电极引导生物电时，电极在极性溶液（如 0.9%NaCl）中易发生电化学反应，产生表现为直流信号特性的电极电位。电极电位的大小由电极的材质和电极处理情况所决定，在生理盐水中银电极的电极电位可达 100mV，这比多数生物电信号的振幅大得多，用直流耦合方式放大时，电极电位同时被放大并使放大器出现饱和，生物电信号就不能被观察记录到。电极电位也干扰了生物电信号的直流成分。用交流耦合方式可消除电极电位的影响。

（2）交流耦合：指电信号经耦合器件（如电容器）之后再送入放大器的输入端进行放大。电容器有"隔直"效应，故直流电信号不能通过电容器输入，使放大器只能放大交流信号，这避免了电极电位的放大效应。但交流耦合方式记录到的信号中的直流成分往往发生较大的改变（变化大小取决时间常数），导致失真。如图 9-7 所示，方波信号经电阻-电容耦合输入放大器的输入端，信号的顶部（直流）成分被电容器阻隔，方波信号放大后变成了微分波。

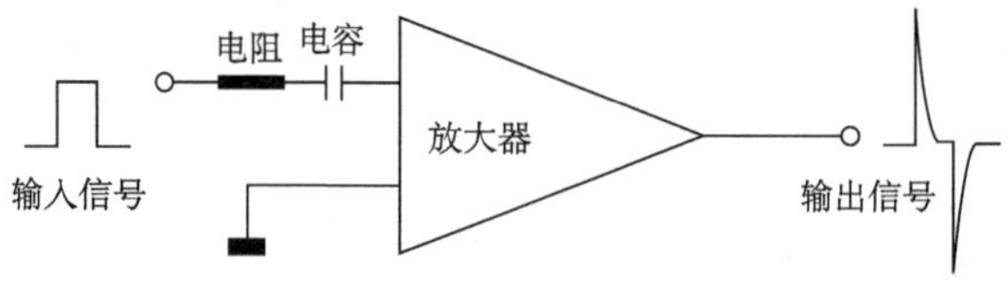

图 9-7　交流耦合方式

为保证不失真，直流信号须用直流放大器，交流信号应使用交流放大器。一般来说，细胞内引导的生物电信号和经过应变式换能器输出的电信号应选择直流耦合方式输入；而细胞外引导的生物电信号需采用交流耦合方式将信号输入放大器。在采用交流耦合方式时应根据信号的频谱特性选择合适的时间常数（或下限转折频率），以避免信号的有用频率成分被衰减。在实际操作中，如采用全程控的生物信号采集处理系统，信号的耦合输入方式选择在系统的高通滤波器界面设置。如果使用了非程控的生物信号前置放大器，则用输入选择旋钮选择 AC（交流）或 DC（直流）耦合。

选择不同的耦合方式有时会得到截然不同的实验结果，如采用交流耦合记录家兔颈动脉血压，所得结果中舒张压为负值，平均动脉压为 0mmHg，这显然是错误的。

（三）生物电信号的放大及放大器性能要求

生物电信号都是很弱的信号，因此在显示和记录之前，必须经过放大。放大器的种类很多，其应用原则有两条：足够的放大倍数，放大后波形不失真。差分放大器除了放大信号的作用外，另一个重要的功能为抗干扰。因此，生物电放大器的性能指标要求很多，包括增益、输入阻抗、带宽、共模抑制比、信噪比等。

1. 高灵敏度

生物电信号多为毫伏级甚至微伏级，要使其能被记录和显示，放大器须有足够的放大倍数，只有这样才能达到驱动记录显示设备进行记录和显示的电压需要。例如，将 0.01mV 振幅的生物电放大到 10V，放大器的放大倍数需要达到 10^6 倍。

2. 高输入阻抗

生物电的源阻抗达几千至几万欧姆，生物放大器输入阻抗与信号源阻抗是串联关系，要使生物电信号 99% 以上输入生物电放大器，单纯的高增益放大器不能满足引导内阻高、信号弱的生物电信号的需要，必须要求放大器具有较高的输入阻抗。放大器的输入阻抗需大于生物电信号源阻抗的100倍以上。一般要求前置放大器的输入阻抗＞10^6Ω（1MΩ），微电极放大器输入阻抗≥10×10^{13}Ω，这样才便于记录高内阻的生物电信号。正常细胞膜阻抗在1×10^3～5×10^3Ω，当微电极阻抗足够大而信号源内阻相对较小，即输入阻抗/输出阻抗极大时，才能顺利检出微弱的生物电信号。

3. 频率响应

生物电信号的高保真放大有赖于生物电放大器良好的低频特性和高频响应，即大带宽。多数生物电信号的频率在0.2～300Hz，有的生物电信号频率比较高，如耳蜗微音器的频率达5000Hz。一般生物电放大器频率要求为DC～10kHz。

（1）带宽。带宽又称为通频带，即实验时根据所观察的生物信号的频率特性，选择相应的频率范围。带宽的选择通过调节放大器的“时间常数”和“高频滤波”实现。其本质是高通滤波器和低通滤波器。高通滤波器是在放大器的输入端接入电容器C，它与放大器输入电阻R_i和电容器C构成高通滤波器。类似地，电阻R和电容器C构成低通滤波器。

（2）高通滤波。时间常数即高通滤波，指让高频成分通过而衰减信号中的低频成分，常用于消除信号基线的漂移和低频噪声，它决定放大器带宽的下限频率（f_1），低于这个频率的信号将被衰减70%以上，而且频率越低衰减越厉害。计算下限频率的公式为

$$f_1=1/2\pi RC$$

式中，$\pi=3.14$，$RC=\tau$。

每一个时间常数τ对应于一个f_1，如τ为5s，那么$f_1=1/2\times3.14\times5=0.03$Hz，τ为0.001s，则$f_1=160$Hz。对于频率较高的生物信号，如家兔减压神经放电，通常将τ值设置在0.001s，对于频率很慢的胃肠电信号，将τ值设为5s或10s，因为胃肠电慢波典型波形频率在0.035～0.5Hz（2～30次/分），如果τ值低于5s，会使有用信号衰减，造成波形失真。

（3）低通滤波。低通滤波又称为高频滤波，即让低频成分通过而衰减信号中的高频成分，常用于消除信号中夹杂的高频噪声，低于滤波值（f_2）的信号全部通过，它决定放大器带宽的上限频率（f_2），二者为RC电路频率响应的参数。图9-8表示，经过了高通滤波和低通滤波可分别消除低频噪声和高频噪声。

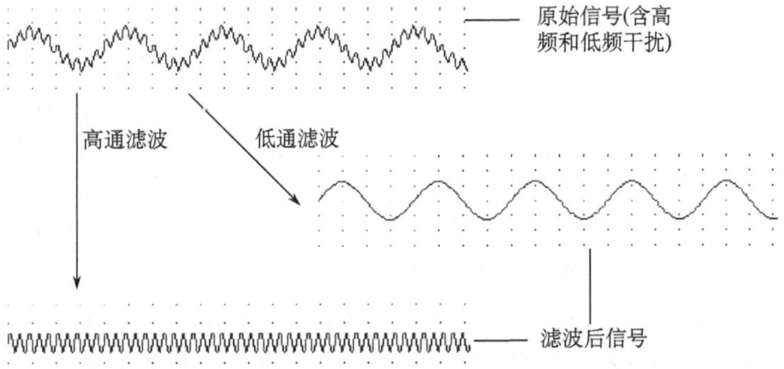

图9-8　低通和高通滤波的效应

（4）滤波器的正确使用。一般而言，对于特定的信号，滤波器的通频带越宽则失真越小，但噪声和干扰就越大。这就需要根据具体情况优化选择，原则上滤波和时间常数的调节不能造成信号失真。如果滤波器应用不当则可能造成信号失真，如图 9-9 所示。

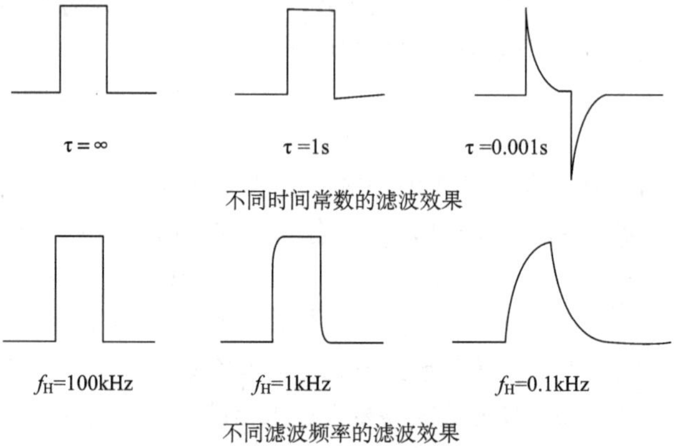

图 9-9　不同的滤波器对一方波进行滤波

可见时间常数太小时方波的直流成分被严重衰减，而高频滤波太小时信号高频成分被衰减

表 9-2 给出了记录不同生物信号时常用的高频滤波与时间常数的参考值。

表 9-2　记录不同生物信号时常用的高频滤波与时间常数的参考值

信号种类	高频滤波	时间常数	备注
血压	30Hz	DC	
张力	30Hz	DC	
其他换能器信号	30Hz	DC	如温度、呼吸等
人、蟾蜍体表心电图	30Hz	2～5s	
家兔心电图	30Hz 或 100Hz（根据心电图快慢决定）	5s	无需 50Hz 抑制
大鼠、小鼠心电图	100Hz 或 300Hz（根据心电图快慢决定）	5s 或 0.1s	需 50Hz 抑制
胃肠电慢波	3Hz	5s	观察慢波
胃肠电快波	300Hz	0.01s	观察快波
脑电	100Hz	DC	
心肌细胞 AP	1kHz	DC	心肌细胞 AP 中含有直流成分
神经干 AP	10kHz	0.01s	刺激触发方式
减压神经、膈神经放电	5kHz	0.01～0.1s	

以上的参数设置多为实际的经验值及从大量实验波形观察中分析推导出来的数值。时间常数和滤波的设置可以在实验过程中微调。

（5）傅里叶变换与频谱分析。对于特定的生物信号，确定其频率范围非常重要。如何确定生物信号的频率范围涉及复杂的傅里叶变换理论。1822 年，数学家傅里叶证明了一个著名的定理——任何连续测量的时序或信号，都可以表示为不同频率的正弦波信号的无限叠加，并创造了为大家熟知的，被称为傅里叶变换的算法。根据该定理，一个周期性的方波通过傅里叶变换可以分解成奇次谐波之和，反之，也可由分解成的各谐波合成一个周期性的方波。

图 9-10 是 N=1，3，5，7，9 时各谐波的合成图。由图可见，N 值越大，所得合成曲线越近似为方波，当 N 趋于无穷大时，合成曲线将趋于方波。

图 9-11 给出了更通俗的解释。假设船以频率 w、振幅 A 产生振荡；跷跷板以频率 $3w$、振幅 $A/3$ 产生振荡；小孩的玩具以频率 $5w$、振幅 $A/5$ 产生振荡，那么如果把以上 3 种运动都分别放在不同的趋势图中加以考虑，则这 3 者将会各自产生一个单独的正弦波。

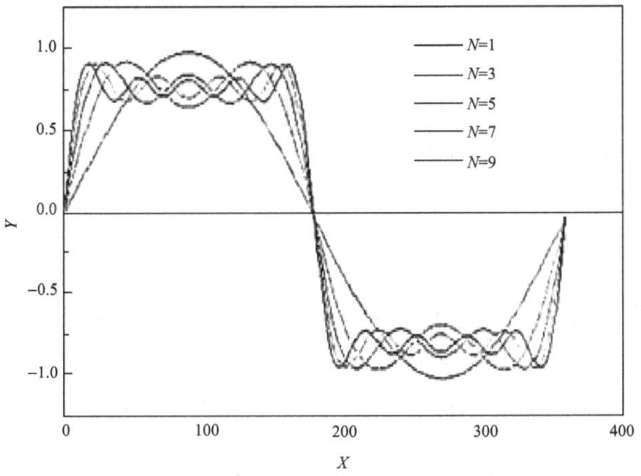

图 9-10　周期性方波的合成

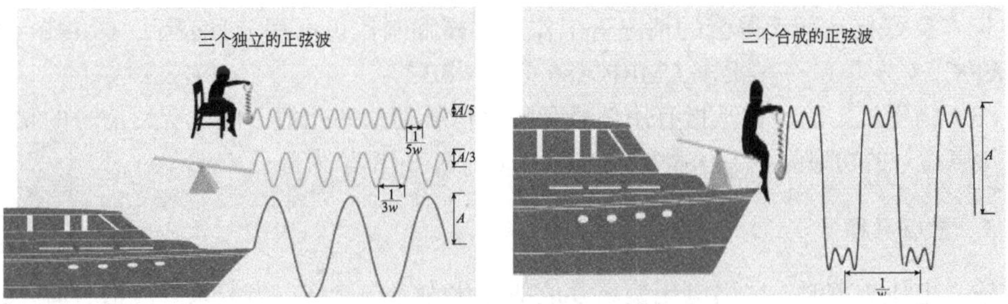

图 9-11　由正弦波合成方波的过程模拟

因此，任何一个周期性函数都可以用傅里叶级数来表示，任何信号都可以看成不同频率的正弦波的叠加，这种用傅里叶级数展开并进行分析的方法在数学、物理、工程技术等领域都有广泛的应用。例如，要消除仪器或机械的噪声，就要分析这些噪声的主要频谱，从而找出消除噪声方法；又如，要得到某种特殊的周期性电信号，可以利用傅里叶级数合成，用一系列正弦波形合成所需的电信号；等等。

频谱分析是以组成信号的正弦波的频率为变量研究信号特性的方法。生物医学工程上称随时间变化的信号为时域信号，大多数生物信号为时域信号。频谱分析是针对信号的频域特点，该法可使一些在时域中无明显特征的信号在频域里表现出明显特征，这是频域分析的最大优点。除此之外，频域分析还有使复杂计算简单化等优点。对于离散时间信号，从时域到频域的转换要进行烦琐的叠加计算，而快速傅里叶变换（FFT）技术已大大方便了这一运算过程，促使频谱分析的应用越来越广。

4. 高共模抑制比（common model rejection ratio，CMRR）

（1）共模信号与差模信号。当记录生物体或生物标本的电活动时，生物体或生物标本可同时受到各种形式的电磁场的影响，如图 9-12 所示。设某电磁场源存在于 O 点，对于神经干上有 A、B 两点的距离，OA＝OB，即 O 点对 A、B 两点的影响强度相同，这种电磁场源在 A、B 点产生电动势，其方向和大小则相同，输入放大器中，就是共模信号。外界干扰信号多为共模信号。差模信号指差分放大器输入两端方向和大小不相同的电压信号。生物电信号多为差模信号。差分放大器在放大生物电信号的同时，具有很强的抑制共模信号的作用，差分放大器对共模信号抑制作用的强弱，取决于同级放大器的静态和动态对称性的好坏，这种对称性又与接触电阻、局部组织电阻、放大器的输入电阻及构成放大器的元器件的对称性有关。

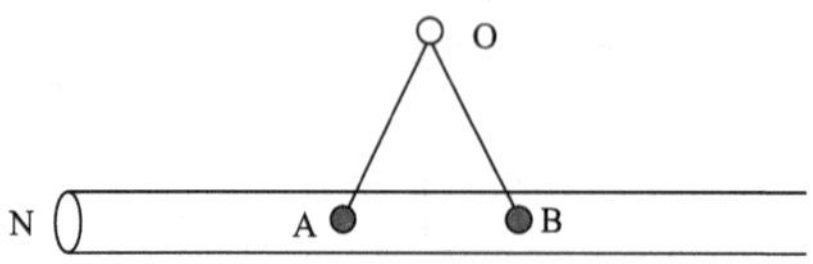

图 9-12　神经干 A、B 两点的生物电信号受干扰电场 O 影响的示意图

N. 神经干；A、B. 生物电信号；O. 干扰电场

（2）共模抑制比。共模抑制比又称为差分比，指同一差分放大器的差模信号电压增益与共模信号电压增益的比值。即

$$\mathrm{CMRP}=K_d/K_c$$

式中，K_d 为差模信号电压增益；K_c 为共模信号电压增益。

生物电放大器一般要求 CMRP＞10^4，最好为 10^6。当 CMRP＞10^5 时，该差分放大器可在标本良好接地而无屏蔽的情况下工作。共模抑制比也可用分贝表示，CMRP＝20×lg（K_d/K_c）（分贝）。一般要求 CMRP＞80 分贝（dB）。

（3）信噪比。信噪比是指有用信号和噪声信号的功率比值，假设有用信号的功率为 P_s，噪声信号的功率为 P_n，信噪比为 10×lg（P_s/P_n），单位为分贝（dB）。

5. 零点漂移

输入电压为零时，输出电压偏离零值的变化为零点漂移。当记录直流信号时，极间耦合采用直接耦合方式，即直流放大器。在直接耦合的放大器中，第一级放大器易受外界温度或超低频干扰的影响，使工作点的缓慢变化被逐级放大，使输出电压偏离其初始值，形成漂移。放大倍数越大，偏离越严重。其影响是漂移电压和有效信号电压无法分辨，严重时，漂移电压甚至把有效信号电压淹没，使放大电路无法正常工作。产生零点漂移的原因除温度变化外，交流电源的变化和元件质量差也是重要因素。降低漂移的措施有：稳定环境温度，采用温度补偿反馈电路；选用专用的低漂移集成运算放大器；采用调制放大器；采用带恒流源的差分放大器，提高共模抑制比等。目前的生物信号采集处理系统一般均有针对直流漂移的补偿措施，具体应用时点击零点平衡即可。严重的零点漂移可能需要针对相应的硬件进行调整，如各类换能器多有零点平衡调节螺丝，各类非程控的专业放大器面板上也有零点平衡调节钮，必要时可以使用。

（四）生物电信号的观察和记录

观察生物电信号时需辨认信号真伪。凡是实验不需要的信号统称为干扰信号，各类干扰信号的特性不同，其辨认方法也不同，需要具体实验具体讨论。生物电信号的记录和保存方法有多种，可以输入记录仪、示波器、微机等，可参阅相关教材，但目前应用最广的是各类通用或专用的生物信号采集处理系统。

1. 模拟测量与数字测量

血压、张力、体温、动作电位等多数生物信号从理论上来讲大都是连续变化的模拟量，即在时域是连续的。传统测量仪器显示的数值都是模拟量。由于仪器本身的局限性，显示数值的分辨率只能达到 2 或 3 位有效数字（如指针式仪表），而且模拟信号（测量数据）在测量过程中易受噪声干扰的影响。随着数字技术的发展，测量仪器日渐数字化，数字技术和计算机技术的应用大大提高了测量的精确度、可靠性、灵活性和自动化程度。

生物信号采集处理系统就是在计算机的基础上发展起来的专业化系统。其工作原理为：通过数字信号和模拟信号的相互转换装置——数据转换器，对输入的模拟信号进行采样离散和数字化，即将生物电信号（analog signal）转换成二进制的数字信号（digital signal），输入计算机显示，并通过专用的实验系统软件进行信号的实时存储或在线、离线分析。同时，也可从数字式编码信号转换为对应的模拟信号，以驱动模拟终端设备（如 *X-Y* 绘图仪、记录仪和示波器等）。变换的结果只能在一些个别点完全等同。模拟量与数字量之间不可避免的差异，称为量化误差或量化噪声。

2. 数据转换器

数据转换器有模-数转换器（analog-to-digital converter，A/D）及数-模转换器（digital-to-analog converter，D/A），数据转换是数字技术和微处理机在信息处理、测量、通信和自动控制系统等领域里应用最广泛的技术之一，是生物信号处理系统的关键硬件。根据使用对象的不同，转换设备有通用型、高性能型、高分辨率型、高速型等。转换器的主要指标有转换时间（转换速度）、转换电平、精度、分辨率等。

（1）转换时间（转换速度）或采样频率。模-数转换过程需要一定时间 τ，即模-数转换器的采样时间和转换时间。τ 值正比于转换位数 n。A/D 转换所需的时间决定了系统的最高采样速率，两者为倒数关系。采样频率应该≥信号频谱中最高频率的 5～10 倍，采样频率一般可取信号频谱中最高频率的 10 倍，以获得比较好的效果，否则将出现波形失真（图 9-13）。例如，心电信号频谱中的最高频率为 100Hz（高频心电信号除外），用 1000Hz 的采样频率，即 1ms 的采样时间，转换得到的数字量保留心电信号绝大部分信息。

（2）分辨率。模-数转换器的分辨率用位数表示，位数越高，分辨率越强，转换绝对精度也越高，转换的数字量越接近模拟量。16 位模-数转换器，转换绝对精度可达满表值的 0.025%。例如，12 位 A/D，转换电平为 ±5V，则分辨率为

$$\text{分辨率}=\frac{\pm 5\text{V}}{2^{12-1}}=\frac{\pm 5\text{V}}{2048}=\pm 2.44\text{mV}$$

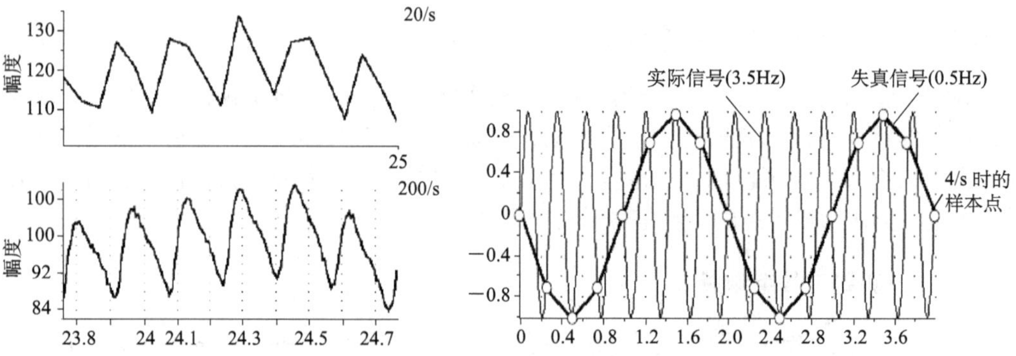

采样频率低导致波形失真(上图)　　采样频率太低导致频率失真(粗线)

图 9-13　采样频率不足对原始波形态和频率的影响

3. 叠加或平均

一般来说，生物信号的幅度常常很小而噪声很大，有用的信号易淹没在噪声之中，造成测量和处理困难。如果信号和噪声的频谱不一致，可用滤波法分离出有效信号，但如果信噪比太小，该方法的效果较差；如果噪声和信号频谱重叠，滤波则已不适用。此时用叠加平均法可抑制噪声，提高信噪比。

平均法是指对具有确定参考点的重复信号多次叠加，然后取平均值。因噪声具有随机特性，叠加后大部分可相互抵消，而信号具有重复特性，是有规律的，叠加后信号增强。叠加 *N* 次后，信号幅度增加 *N* 倍，而噪声则衰减到原来的 1/*N*。这个技术常用于诱发生物电的测量。

计算机采集、处理生物信号的一般工作原理及过程如图 9-14 所示。

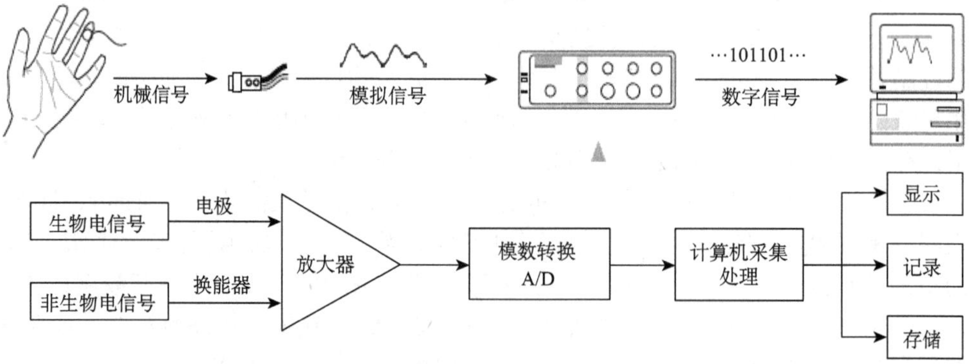

图 9-14　生物信号采集、处理系统原理图

（五）干扰的排除

电信号记录实验过程最重要的工作常常是排除干扰。各类干扰信号如最常见的 50Hz 的交流电干扰信号的强度多远大于所要记录的信号，如不加以排除，可使记录的信号变形，甚至完全掩盖生物电信号，从而影响实验效果。最基本的抗干扰措施是使实验动物标本接地、记录线采用屏蔽线、采用金属网对实验的生物信号源区进行屏蔽等，必要时

实验可在屏蔽室里进行。各类仪器的噪声及其供电的电源线是重要干扰源。电子仪器在工作时，组成它的元件会产生或大或小的电位波动，称为仪器的噪声。这是仪器自身质量决定的，可借助金属网屏蔽。各种屏蔽金属网均要可靠接地，地线最好使用专用的屏蔽线。信号电平与噪声电平的比值叫作信噪比，当信噪比太小时则不能满足实验记录的要求。

三、医学机能实验中电刺激的应用

（一）电刺激的应用

电刺激是生理学实验中最常使用的人工刺激，是由流入可兴奋组织的一个或多个电流脉冲所组成，由电流脉冲的波形、强度、频率、时间间隔等参数来控制刺激的输出。

1. 刺激波形

刺激电流的常用波形有三种，即正弦波（sine wave）、方波（square wave）和不对称的波形（如感应电波）。其中应用最多的是方波，其他根据实验需要可设计多种不同刺激序列。

2. 刺激强度

刺激电流的强度用电压（电位差）或电流的强度来表示。电流强度一般在几微安到几十毫安，电压可在200V以内。电刺激之所以能引起组织兴奋，是由于它可使细胞膜静息电位降低到阈电位。在进行电刺激时，要根据实验要求严格控制电压强度或刺激电流密度，电流太低则不能引起兴奋，电流过大可引起组织内电解和发热效应，使细胞受到破坏。一般来说，电流与电压强度是平行增减的。但要注意的是，经多次刺激之后，电压的变化不大，而电流则可能因电极尖部的极化作用而降低。

3. 刺激频率

要严格选取所需刺激的频率。尤其对于中枢刺激，不同刺激频率会导致不同刺激效果。例如，用电刺激狗脑的额叶眶回，当频率为6次/s时呼吸变慢；30次/s时呼吸停止；60次/s时呼吸加深、加快；180次/s时无反应。实际工作中以60～100次/s为最适刺激。很少采用大于1000Hz的刺激。当刺激频率过高时，有一部分刺激会落在组织的不应期而无效。

4. 刺激间隔

当一串刺激停止之后，在一些脑组织结构中的后效应可延续几毫秒到几秒之久，为了避免对下次刺激的影响，应在中枢兴奋状态和中枢抑制状态消失后，再给予刺激，尤其在叠加处理时更为重要。例如，在观测大脑皮层诱发电位时，外周的刺激频率要适当控制（如小于0.5Hz），否则前一次的诱发电位后效应会影响当次的电位效果；在刺激皮质运动区观察肢体运动时，各串刺激间的间隔至少要1min；刺激来自4区及6区的下传系统则每串刺激常需间隔30～40min，而刺激下丘脑外侧部时，则这种间隔可不加考虑。

5. 刺激部位和刺激极性

任何需要研究的部位均可以给予或大或小的电刺激，刺激极性的要求一般也不大。但中枢刺激时对于刺激部位的定位要求较高，实验后多需要检查核实。毁损刺激时一般采用阳极毁损，但神经干的刺激要注意阳极阻滞问题。

（二）刺激伪迹

生物体是一个容积导体，当对其同时进行刺激和记录生物电时，刺激器输出和放大器输入具有公共接地线，使得一部分刺激电流直接流入放大器的输入端，使记录设备记录到一个刺激电流产生的波形，这称为刺激伪迹。刺激伪迹往往先于生物电出现，常被用作刺激开始的标记。由于生物电很微弱，当刺激电极靠近记录电极时，刺激伪迹往往是远远超过生物电的，这会严重干扰生物电的记录。为了减少伪迹，在电生理实验中尽量使刺激电极和记录电极离得远些。还可以采取以下几种方法减少伪迹。

（1）应用刺激隔离器，使刺激电流两个输出端与地隔离，切断刺激电流从公共地线返回的可能，使刺激电流更局限在刺激电极的周围，伪迹即可减小。

（2）在生物体上适当地接地，甚至有时多点接地，通过移动接地点的位置使刺激电流在容积导体中的分布发生变化，使记录放大器的两个输入端恰好在等位面上，刺激伪迹为零。

（3）旋转刺激电极或记录电极的方向，使两个电极处在刺激电流电场的等位线上。

第二节 膜片钳实验技术

膜片钳技术（patch clamp technique）是现代电生理实验技术当中的一种。电生理实验技术已在基础医学、临床医学、心理学、药理学等领域得到广泛应用，包括在体电信号和离体电信号记录、单细胞和薄组织切片水平的记录、细胞外和细胞内记录、自发电活动和诱发电活动记录，以及行为结合在体电生理实验、分子生物学技术结合电生理实验等，诸多教科书均有相关介绍。这里重点介绍基于细胞和离子通道水平的电生理记录方法——膜片钳实验技术。

膜片钳技术是通过记录电流反映细胞膜上单一的（或多个的）离子通道分子活动的技术。1976 年，欧文·内尔（Erwin Neher）和伯特·萨克曼（Bert Sakmann）首次在蛙肌细胞膜上记录到乙酰胆碱受体（AchR）单通道电流，其分辨率达到 pA 级，从而使电生理研究从细胞水平进入分子水平。由于膜片钳技术能够对离子通道在各种电位状态产生的电流和离子类型做出定性、定量的分析，从而成为研究膜通道蛋白构型最理想的方法之一。Neher 和 Sakmann 合作发明了膜片钳技术，发现细胞膜存在离子通道，并因此获得 1991 年度诺贝尔医学或生理学奖。

一、膜片钳技术的基本原理

膜片钳技术是在传统电压钳技术基础上发展起来的新的电生理技术。传统的电压钳技术只能研究一个细胞上众多通道的综合活动规律而无法反映单个通道或者单一类型离子通道的活动特点。膜片钳技术的优势是将玻璃微电极尖端吸附的 1μm^2 至几平方微米细胞膜的电位固定在一定水平上，对通过该范围膜片（patch）内的离子通道的微小电流做动态或静态的观察。进一步通过负压吸引技术，使微电极尖端与细胞膜表面形成 10～100GΩ 的高阻封接（gigaohm seal），近似电绝缘，从而大大减少记录时的背景噪音，使单个离子通道开放产生的电流信号得以分辨出来，如图 9-15 所示。

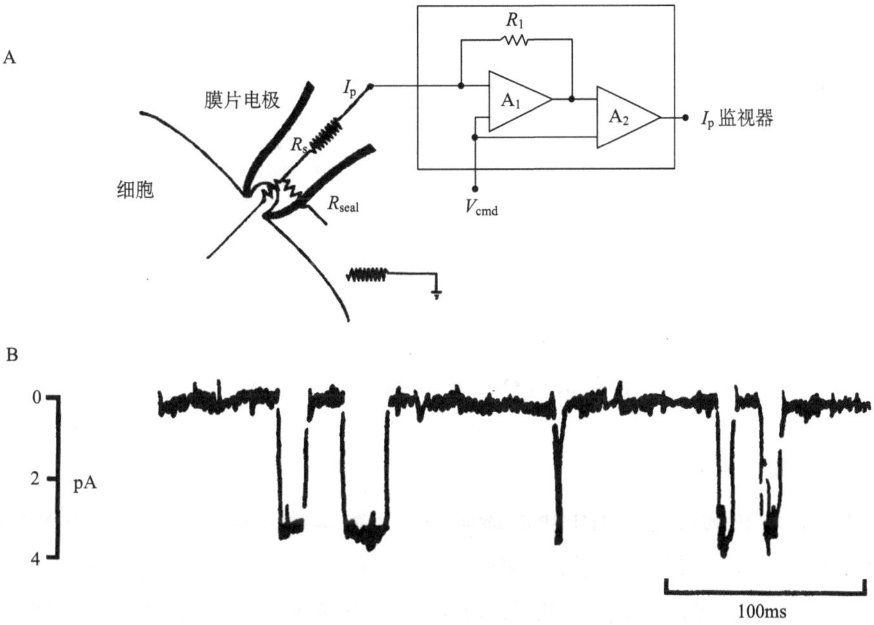

图 9-15　膜片钳技术原理图

A．膜片钳放大器的探头电路，图中电路由高增益集成运算放大器 A_1 和 A_2 组成；B．在大鼠胚胎骨骼肌细胞膜片上记录到的由 Ach 激活的单通道离子电流，强度为 pA 级。R_s．串联电阻；R_1．反馈电阻；R_{seal}．封接电阻；I_p．电极电流；V_{cmd}．命令电压

膜片钳实验的基本方法是，将充灌电极内液的玻璃微电极在显微推进器的操纵下，与细胞膜形成高阻封接，导致电极内膜片与电极外的膜在电学上和化学上隔离起来。只要对微电极施以电压就能对膜片进行钳位，从微电极引出的微小离子电流通过高分辨、低噪声、高保真的电流电压转换放大器输出至电子计算机进行分析处理。

二、膜片钳的记录形式

膜片钳主要有 4 种记录模式，即细胞贴附模式（cell-attached mode 或 on-cell mode）、膜内面向外模式（inside-out mode）、膜外面向外模式（outside-out mode）、全细胞模式（conventional whole-cell mode）和穿孔膜片模式（perforated patch mode），如图 9-16 所示。根据研究目的和观察内容的不同，可采取相应的记录方法。目前最常用的是全细胞模式和细胞贴附模式。

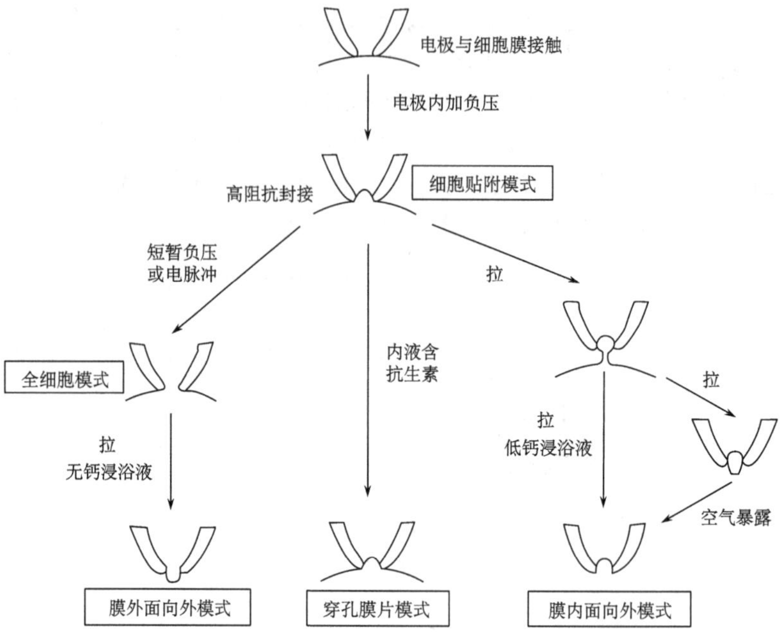

图 9-16　膜片钳法的各种记录模式

1．细胞贴附模式

将充有电极内液的玻璃微电极紧密吸附于细胞表面，给玻璃微电极内以负压吸引，形成高阻抗封接后，直接对电极尖端所包围的小膜片进行钳位，记录该膜片所含通道（可含有一个或数个通道）的活动电流。此时的电极灌注液是类似胞外液的溶液。其优点在于不需灌流，细胞质及细胞内环境完整，可在细胞正常生理环境中研究递质或电压激活的单通道活动。缺点是不能人为直接地控制细胞内环境条件，不能确切测定膜片上的实效电位。此外，即使在浴液中加入刺激物质，也不能到达与电极内液接触的膜片。如果膜片内离子通道对浴液中的刺激物质有反应，则说明这种刺激物质是经过细胞内某些第二信使的介导间接起作用的。

2．膜内面向外模式

在细胞贴附模式下将膜片微电极在低钙浸浴液中提起，使电极尖端的膜片切割下来，形成膜内面向外模式。如果不是在低钙浸浴液中提起，在微电极尖端可逐渐形成封闭的囊泡，并与细胞脱离，短时间地暴露于空气中，可使囊泡的外面破裂，与电极相连的膜片与整个细胞分离，这也会形成膜内面向外模式。这一模式的电极灌注液是细胞外液，而浴槽液的成分是细胞内液。此种构型下，能较容易改变细胞内的离子或物质浓度，也能把酶等直接施加到膜的内侧面，因此适用于研究胞内激素或第二信使等对离子通道或离子型受体功能的调节。

将细胞贴附模式膜片以外的某部位的胞膜进行机械破坏，经破坏孔调控细胞内液，并在细胞吸附状态下进行内面向外的单一离子通道记录，这种模式称为开放细胞吸附膜内面向外模式（open cell-attached inside-out mode），这种方法能较好地保留细胞内因子。

3. 膜外面向外模式

从后述的全细胞记录模式下，将微电极提起，可以拉下电极周围封接的细胞膜。在无钙的环境中，拉断的细胞膜会自行融合成封闭的膜结构，其膜外面朝向浴槽液，所以这个模式称为膜外面向外模式。这种模式与常规的全细胞模式类似，只是模式的对象不再是整个细胞，而是细胞的一小片膜。此构型多用于研究细胞膜外侧受体控制的离子通道，或细胞膜上信使物质二酰甘油、花生四烯酸等对离子型受体功能的调节。

4. 全细胞模式和穿孔膜片模式

在形成高阻抗封接后，如在吸管内施加一个短促的负压或电脉冲，使吸附的膜片破裂，吸管内的溶液与细胞内液导通，可形成常规全细胞模式。这一模式的电极内液与细胞内液成分类似。其优点在于容易控制细胞内液成分，适合于小细胞的电压钳位。其不足之处在于胞内小分子物质可从细胞内渗漏（wash-out）到膜片微电极腔内液中。

为克服胞质渗漏的问题，用两性霉素 B（amphotericin B）或制霉菌素（nystatin）经膜片微电极灌流到含类甾醇的细胞膜上，在已形成细胞贴附模式的膜片上形成只允许一价离子通过的导电性孔道，借此对全细胞膜电流进行记录，这种方法称为穿孔膜片模式。与常规全细胞模式相比，穿孔膜片模式胞质渗漏缓慢，对细胞内环境的影响较小，容易获得稳定、长时间的记录。穿孔膜片模式的局限性在于无法研究除单价离子外的其他物质在细胞内的作用，而且抗生素使细胞膜产生记录所需的通透时间较长。

全细胞模式是使用得最多的模式。在电流钳记录时，全细胞模式与传统的细胞内记录类似。但由于在全细胞模式下，电极与细胞膜紧密封接，细胞的泄漏小，因而记录到的信号更真实。在电压钳方式下，记录到的是整个细胞许多通道的跨膜离子电流，需通过各种通道阻断剂以分离电流。

三、膜片钳实验操作

用膜片钳进行离子通道特性的研究，要求较高的技术水平和实验条件作保证，主要实验过程如下。

1. 标本制备

根据研究目的，可采用不同的细胞组织，如心肌细胞、平滑肌细胞、肿瘤细胞等，几乎所有细胞都可进行膜片钳研究。制备标本时，应该结合分子生物学技术，现在也运用分子克隆技术表达不同的离子通道，如利用非洲爪蟾卵母细胞等。要成功封接细胞膜需要两方面的因素保证，一是设法获得干净的细胞膜表面，二是制成合格的电极。

2. 电极制备

选择适当的玻璃毛细管，可使用软质玻璃（苏打玻璃、电石玻璃）或硬质玻璃（硼硅玻璃、铝硅玻璃、石英玻璃）。软质玻璃电极常用作全细胞记录，硬质玻璃由于导电率低、噪声小而常用于离子单通道记录。膜片微电极是将玻璃毛细管用微电极拉制仪多步拉制而成，尖端直径为 1～5μm。拉制的电极尖端短、前端锥度大、狭窄部长度缩短，可降低电极的串联电阻，减小电极所引入的干扰。同时，较短的尖端可以有效减小电极的电容，并缩短全细胞记录时的电极液透析时间，这对于记录非常有利。膜片微电极一般要求在使用前制作，防止触碰或尖端沾染灰尘。

为了进一步减小电极与灌流液之间的电容，还可在电极前端涂以硅酮树脂（Sylgard）。经此处理后，上述电容可由 6～8pF 减少到 1pF 以下。硅酮树脂对形成 10 亿欧姆封接无影响，但可减少本底噪音，对单通道记录很重要。在进行全细胞记录时，不用 Sylgard 也可以得到满意的效果。

在记录非常小的电信号时（如单通道电流），封接阻抗的要求更高（如 10GΩ 以上），一般需要对电极尖端进行热抛光处理（fire-polished），即在显微镜下，通过加热的铂丝使电极尖端变得光滑，且烧去尖端的杂质。热抛光也可以减小尖端的直径，从而有利于在小细胞或神经元轴突上进行记录，并在封接后更易保持稳定。但是，热抛光也会使电极串联电阻增大。为了克服这一问题，可以在热抛光的同时在玻璃管内加一个正的气压，这样可以使尖端颈部略微膨大，从而有效降低电极的阻抗。两步抛光法可以形成阻抗和尖端大小都比较满意的电极，即第一步用压力热抛光，增大尖端，减小阻抗，第二步不加压力，使尖端直径缩小。通常在涂抹 Sylgard 后一小时内对微电极进行抛光，否则很难改变电极尖端的形状。

电极在实验前要灌注电极液，电极内液用 0.2μm 的微孔滤膜进行过滤。一般电极充灌可分灌尖（tip filling）和后充（back filling）两步。灌尖时将电极尖端浸入内液中 5s 即可，由于毛细作用，溶液会进入电极最尖端处，然后从电极后端用细小的聚丙烯注射管插至尖端附近，将溶液充至 1/5 长度，用手指轻轻弹除尖端残留的气泡即可。灌注后的电极电阻一般为 2～10MΩ，而全细胞记录则最好在 6～8MΩ。

3．膜片钳实验系统

根据不同的电生理实验要求，可以组建不同的实验系统，但有若干共同的基本部件，包括机械部分（防震工作台、屏蔽罩、仪器设备架）、光学部分（显微镜、视频监视器、单色光和荧光系统）、电子部件（膜片钳放大器、刺激器、数据采集的设备、计算机系统）和微操纵器（图 9-17）。

膜片钳放大器是整个实验系统中的核心，它可用来做单通道或全细胞记录，其工作模式可以是电压钳，也可以是电流钳。从原理上来说，膜片钳放大器的探头电路即 *I-V* 有两种基本结构形式，即电阻反馈式和电容反馈式，前者是一种典型的结构，后者因用反馈电容取代了反馈电阻，降低了噪声，所以特别适合超低噪声的单通道记录。

大多数膜片钳实验要求所有实验仪器及设备均具有良好的机械稳定性，以使微电极与细胞膜之间具有极小的相对运动。防震工作台放置显微镜和与之固定连接的微操纵器，其他设备置于台外。屏蔽罩由铜丝网制成，接地以防止周围环境的杂散电场对膜片钳放大器探头电路的干扰。仪器设备架要靠近工作台，便于测量仪器与光学仪器配接。

倒置显微镜是单细胞膜片钳实验系统的主要光学部件，它不仅具有较好的视觉效果，便于将玻璃电极与细胞的顶部接触，而且是借助移动物镜来实现聚焦，具有较好的机械

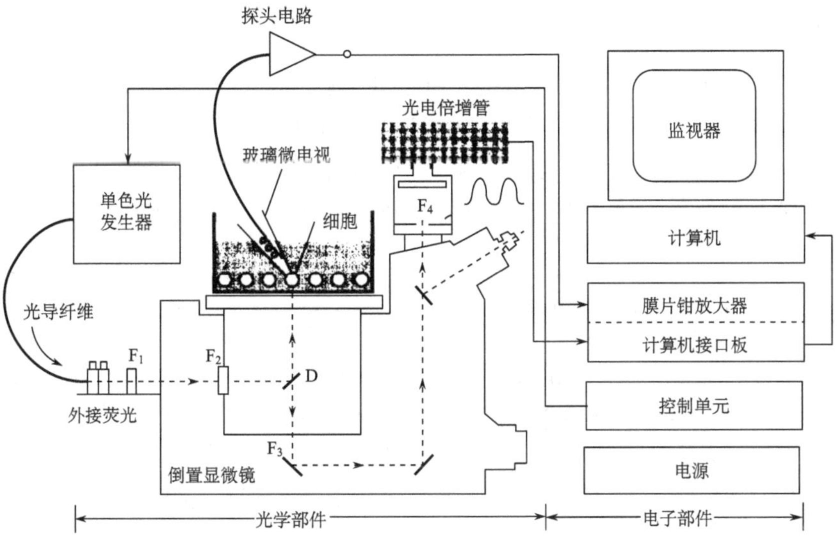

图 9-17　膜片钳实验系统示意图

稳定性。视频监视器主要是用来监视实验过程中的操作，特别是能将封接参数（如封接阻抗）与细胞的形态对应，以实现良好的封接。

4. 实验记录和数据分析

准备工作就绪后即可进行实验操作，进行数据记录和分析。这里主要介绍高阻封接的形成（图 9-18）。

对电极持续施加一个 5mV、10～50ms 的阶跃脉冲刺激，电极进入浴槽液后电阻一般为 5～10MΩ，此时在计算机屏幕显示框中可看到测试脉冲产生的电流波形。用微操纵器使电极靠近细胞，当电极尖端与细胞膜接触时，封接电阻指示会有所上升，将电极稍向下压，电阻会进一步上升。通过细塑料管向电极内稍加负压，细胞膜特性良好时，电阻一般会在 1min 内快速上升，直至形成吉欧（GΩ）以上封接。此时的现象是电流波形再次变得平坦，使电极尖端施加负电压使超极化，有助于加速形成封接。

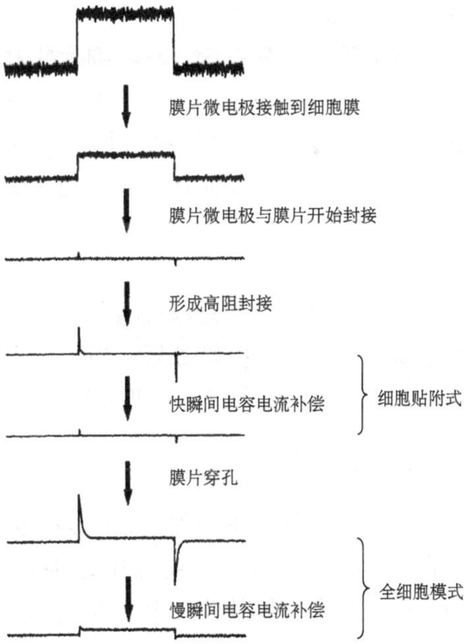

图 9-18　封接时监视到的电极阻抗、封接程度和瞬间电容电流补偿的情况

四、膜片钳单通道记录

细胞贴附式、膜外面向外和膜内面向外这三种形式都属于离子单通道记录，但由于它们形成的结构不同，在实际应用中也有一定的差异。

1. 细胞贴附式记录模式

细胞贴附式对细胞的结构和环境的干扰是最小的，它可以通过吸管改变膜电位，在正常的离子环境中研究递质和电压激活的通道，由于电极液仅与细胞膜外面的很小一部分接触，可在膜的两侧建立离子浓度梯度，研究某种特定的离子通道，而不必担心这种离子浓度对细胞的影响。这一方法还可研究细胞膜不同部位的电流及细胞内信使对它们的影响。

2. 离体膜片的单通道电流记录

单通道电流记录除了细胞贴附式外，尚有“膜外朝外”和“膜内朝外”两种记录模式，此时膜片已离开胞体，称为离体膜片（cell-free patch），细胞内容物已完全丢失，细胞内、外环境均可人为地进行控制，但单通道的基本性质不变。

膜内面向外的膜片主要用于研究细胞质成分对离子通道的影响。由于膜的内面外翻，与外液直接接触，因此通过改变外液就可了解细胞内环境对离子通道的影响。这一方法常用于研究依赖细胞内钙的离子通道，其中之一是钙敏感的钾通道，在低钙时（$<10^7$mol/L），电压依赖性激活需要很大程度的去极化，增加 Ca^{2+}浓度后可使激活所需的去极化电压减弱，相比之下，细胞外 Ca^{2+}则对这种 K^+通道的开放影响较少。

膜内面向外的膜片还常用于研究细胞内的激素和第二信使如三磷酸肌醇、cAMP、cGMP 和 Ca^{2+}等对通道的调节作用，这种调节方式可使通道与细胞外的调节机制脱偶联，而只加入第二信使系统，它与细胞贴附式的记录可以相互印证，相互补充。

膜外面向外的记录方式多用于研究细胞膜外侧受体所控制的离子通道，这些受体直接作用于通道，而不需要经过第二信使系统。由于细胞外液容易更换，加药方便，因而成为一重要的手段，应该注意的是这种模式有细胞质因子丢失的可能性。

3. 结果展示

单通道电流记录是以关闭和开放通道两种状况随时间的变化来表示的，其平均开放时间和关闭时间须经统计处理。当膜两侧电压增加时，单通道电流也增加，离子通道的电导值可通过电流-电压（*I-V*）曲线来计算，它是研究、比较、分析通道类型的重要参数。

4. 注意事项

单通道电流强度一般在 pA 数量级，因此要求将噪音尽量压低，高阻抗封接是降低噪音的必要条件。因此，细胞分离时酶消化适度，使细胞膜表面清洁，没有多余胶原等成分。电极制备后即使用；电极内液和细胞外液使用时经过微孔过滤。

单通道记录实验中，降低噪声是保证实验成功的关键步骤，除了正确选择放大器及记录设备以外，还应该从以下四方面加以考虑：①正确连接仪器。保证系统单点接地（大地或虚地），消除大地环路。②排除外界干扰。应尽量避免靠近强辐射源（如马达、变压器等），采用屏蔽良好的法拉第笼。③实验操作。细胞浴液不宜太多，电极内 AgCl 丝不要浸入液体太深，以免增大前级输入电容；保证电极夹持器（holder）清洁、干燥，任何溶液及灰尘的浸润都会使记录噪声增大。④尽可能提高电极与细胞膜的封接电阻，在一定范围内，封接电阻越高，则噪声越小，通常做单通道记录时封接电阻应在5GΩ以上。

五、膜片钳全细胞记录

1. 全细胞记录技术的应用

全细胞记录是细胞膜离子通道电流的主要记录模式之一，是当前细胞电生理研究中应用最广泛的一种模式。全细胞记录主要应用于：离子通道宏观性质的分析，如离子通道的性质和分类；离子通道微观性质的分析，如某一离子通道活动的测定；细胞内信息传递系统的分析；膜电容的测量及其对细胞分泌活动的研究；胞内钙离子浓度和钙通道电流的同时定量检测；组织切片的全细胞记录；植物细胞的电生理研究等。

2. 常规全细胞记录法

全细胞记录需在高阻抗封接的基础上进一步完成，通常阻抗可达10GΩ，当电极内液使用CsCl和外液中使用河鲀毒素（TTX）时，可高达20GΩ，当用负压或小的电压脉冲破膜时，吸管尖端的串联阻抗（包括细胞膜的碎片）应小于10MΩ，如果阻抗大于20MΩ，可能存在破膜不完全的情况。

在形成全细胞模式，并进行电容和串联阻抗补偿后就可进行实验。按工作方式可以分为电压钳制（voltage clamp）和电流钳制（current clamp）。电压钳制是最基本的工作方式，即对细胞膜电位（或者膜片两侧的电位）进行人为控制，如将膜电位钳制于某一固定水平，或进行阶跃（step）式钳制，同时记录跨膜电流，可根据钳制电位的不同分析测定细胞膜不同的离子通道的活动。全细胞记录到的离子通道电流出现在静止膜电流以上者为外向电流，在静止膜电流以下的为内向电流。只存在激活而没有灭活过程的电流（如几种K^+通道电流），则不出现峰。电流钳制即通过微电极对细胞进行注射，人为控制电流，同时记录膜电位及其变化。如果注射电流为零即常用的零位钳流，可用于测量细胞膜静息电位。如果注射方波脉冲刺激电流，用于诱发、观测动作电位。另外，在全细胞膜片钳技术基础上还可以观测细胞膜电容的变化，从而分析细胞分泌现象。

全细胞钳制须将电极尖端的膜片打穿，电极液与细胞质成分可以很快地交换。因此，为了减少对细胞的影响，电极液应与细胞质成分相似，即高K^+、低Na^+和Ca^{2+}或无Ca^{2+}，也可将药物加到电极液中，进行细胞内给药。

但是，细胞内液被膜片电极内液灌流常造成细胞内物质的丢失，这种现象对小细胞的影响较为明显。它可造成细胞内固有的可溶性机能分子的丢失，而丢失的这些机能分子有些可能在维持离子通道活性和担负细胞内信息传递机制中起重要作用。全细胞记录法中出现的Ca^{2+}通道机能下降（run down）的现象就是上述原因造成的。

3. 穿孔膜片钳法

为克服常规全细胞法中胞质渗漏的问题，可在电极内液中加入一定浓度的两性霉素B或制霉菌素，其特点是不打破电极内的细胞膜片，而代之以在细胞膜上形成高离子通透的小孔来构成可通性电路，而且胞质渗漏极为缓慢，对细胞损伤小，可以长时间稳定记录。制霉菌素形成的孔道具有以下的性质：①对 Na^+、K^+、Li^+、Cs^+、Cl^- 等一价离子具有选择通透性，但对阳离子的通透性更高。而对 Ca^{2+}、Mg^{2+}等多价离子的通透性却非常低。②孔道的通透性几乎无电位依赖性，当控制电压变化时，也可以保证记录系统的良好性能。③经胞膜外途径给予的制霉菌素不进入细胞内，而且不从膜片向外侧方扩散。④直径为 0.8nm 以上或分子质量为 200Da 以上的分子不能通过该孔道，这样几乎所有的细胞内机能分子都不能通过。因此这种方法既保证了多通道的全细胞记录，又使通道的性质和特性不受影响。

六、脑片膜片钳技术

随着膜片钳技术应用范围的逐步扩大，从单细胞水平（急性分离细胞或原代培养细胞），逐步扩展到脑片、脑干脊髓标本和在体膜片钳的记录技术，其中在体膜片钳技术目前比较成功的是应用在斑马鱼等低等动物脑组织中。

脑片上形成高阻封接常用三种方法：吹打清洁法、盲插封接法和红外微分干涉相差显微镜（infrared differential interference microscope，IR-DIC）直视法。

吹打清洁法：将膜片钳微电极尖端折断使其尖端直径为 5～20μm（根据所欲清洁的细胞大小而定），内充生理盐水；在电极夹持器的引导下置于欲清洁部位脑片近处，用正压盐水液流吹打欲记录神经元的脑片表面，这将会吹破表面暴露出神经元；再用此电极作吸管，将游离的组织碎片吸出，然后换用新电极对清洁了的神经元按常规进行封接。此法的便利之处是在显微镜下可选择某类型细胞进行记录。

盲插封接法：用带有正液压的电极向脑片推进时，电极与脑片接触使电阻增大，试验脉冲反应变小，随即将正压解除，改施负压吸引，即可形成高阻封接。此法的优点是只要一般的解剖显微镜即可，也不需要预做清洁处理，既节省时间，又免去吹打对细胞及可以想象到的对突触结构的伤害。

IR-DIC 直视法：利用这种红外线显微镜具有较强穿透能力的红外线，可看清脑片深部神经细胞形态的特点，通过对红外线敏感的摄像机将神经细胞图形显示于监视器上，从而达到对脑片深部神经细胞胞体及其突起进行膜片钳记录的目的。利用这一技术可清楚地看到距脑片表面 80μm 深的神经元胞体及突起，并可追踪树突长达 700μm。目前已在电压钳制下记录树突膜的电流，在电流钳制下记录了树突的动作电位及树突膜上的单通道电流。这一方法的优点有：①通过直接观察神经细胞及其突起，使得膜片钳记录能在神经网络结构完整的脑片深部神经元细小结构（如树突、突触前神经末相等）上进行，并能够在那些以往很少记录过的神经细胞如海马的中间神经元或神经胶质细胞上做膜片钳记录。②因为中枢神经元中大量的突触位于神经元的树突上，因此用膜片钳研究树突膜上的主动与被动电学特性将更有助于揭示神经元的功能。另外，阐明电压依赖性通道在不同神经元胞体和树突膜上的分布情况及类型对于更好地建立神经细胞的电学模型具有重要的意义。③在一个神经元的不同部位插上两支微电极，观察电信号在神经元两点之间的传播过程。

第三节　光遗传学及化学遗传学实验技术

大脑的各项功能依赖于由数量众多的神经元所组成的神经环路和神经网络来实现。因此，解析特定大脑功能的发生机制，就需要通过对相关环路神经元的活动进行控制来实现。既往，在体条件下控制神经元活动的方法主要有两种：药物脑内微注射和脑内微电流刺激。前者主要是通过向大脑内微注射神经细胞膜受体的特异激动剂或拮抗剂，从而实现选择性激活或抑制神经元活动的功能。该方法具有较高的细胞特异性，但由于药物扩散范围和速度难以控制等，控制神经元活动的时间特异性和空间特异性都不高。而脑内微电流刺激法则是通过向细胞注入微电流或在细胞外施加场电位来兴奋神经元。由于注入电流或施加电场的强度和持续时间可以精确控制，故该方法具有较高的时间特异性。但该刺激方法缺乏细胞特异性，并存在无法抑制神经元活动和可能对受刺激的神经元造成损伤等缺点，故在目前的研究中应用已经逐渐减少。为了能够高选择性地（兼顾细胞类型和时空特异性）干预神经元活动，神经科学领域近年来成功发展了光遗传学（optogenetics）技术和化学遗传学（chemogenetics）技术，并得到广泛应用。

一、光遗传学技术

光遗传学技术是将光学刺激（optical stimulation）与遗传学中的基因工程（genetic engineering）相结合的一种神经元活动的控制技术。它利用基因工程技术，将光敏感蛋白表达在特定神经元细胞膜上，再利用特定波长的光刺激精确兴奋或抑制靶细胞的活动。由于光敏感通道可以在启动子的操控下特异地表达在靶神经元上，且光学刺激的时间和模式可以精确控制，故光遗传学技术具有极高的细胞特异性及时间和空间特异性。因此，自斯坦福大学 Karl Deisseroth 实验室首次报道和运用该技术后，它就受到神经科学领域的高度关注和广泛应用，开创了神经科学研究的新局面。近年来，该技术在神经科学之外的其他相关领域的应用价值也逐步展现出来。

（一）实验原理及实验基本流程

对于可兴奋神经元，阳离子内流引起细胞膜去极化。当达到阈电位时即产生动作电位，神经元被激活。相反，阳离子外流或阴离子内流可引起细胞膜超极化，抑制神经元活动。因此，结合基因工程技术，给靶神经细胞引入外源性的光敏感蛋白（light-sensitive protein）编码基因。这些光敏感蛋白通常为离子通道、离子泵或 G 蛋白偶联受体。在表达光敏感蛋白基因的靶细胞，可以通过特定波长的光照刺激引起光敏感蛋白构象快速、可逆地变化，阳离子或阴离子选择性地进入或流出细胞，从而使靶细胞的膜电位发生变化，以达到特异性的兴奋或者抑制靶细胞的目的。

光遗传学实验的基本流程是：首先根据实验设计，选择合适的光敏感蛋白；然后，向特定神经环路的靶细胞转染光敏感蛋白编码基因；在光敏感蛋白充分表达后，应用光照刺激精确调控靶神经元的活动，并通过记录神经元活动的电（钙）信号来验证光刺激调控的效果，同时检测其对神经网络活动和整体行为的影响。

（二）实验操作

1．光敏感蛋白的选择

光敏感蛋白多来自单细胞微生物，是一类可感受特定波长光照刺激、并对光照刺激产生应答的膜蛋白。目前，已经有数十种光敏感蛋白被研发。它们通常具有不同的离子选择性、不同的激发光波长、光照响应速度、持续时间等特性。根据功能差异，光敏感蛋白通常分为活化神经元的光敏感蛋白和抑制神经元的光敏感蛋白两大类。

1）活化神经元的光敏感蛋白　活化神经元的光敏感蛋白被特定波长的光照刺激激活后，促使神经元细胞膜发生去极化。视紫红质通道蛋白-2（ChR2）是最经典和最常用的活化神经元的光敏感蛋白之一。它是一种非选择性阳离子通道蛋白，来自莱茵衣藻，后经人为修饰、改造，成为能够稳定表达于哺乳动物神经细胞的膜蛋白。ChR2 可在 350～550nm 波长（中心波长 470nm）的光照下，发生光学异构反应。非选择性阳离子通道开放，使得细胞外的 Na^+、Ca^{2+} 等阳离子向胞内流动。尽管也有少量细胞内的 K^+ 可通过 ChR2 向细胞外流动，但总体形成的是阳离子内流，引起神经元细胞膜发生去极化，达到阈电位后产生动作电位（图 9-19A）。ChR2 具有快速激活和快速失活的动力学特性，光照后 1～3ms 即可兴奋神经元，撤光 20ms 内效应消失。跃阶视蛋白（step-function opsin，SFO）是 ChR 突变型家族中的一员，它具有双稳态特性，也可以被蓝光快速激活。但其失活时间常数长达几十秒至数分钟，而不像普通 ChR 只有几毫秒，并且黄光可以关闭处于开发状态的离子通道，使 SFO 失活。

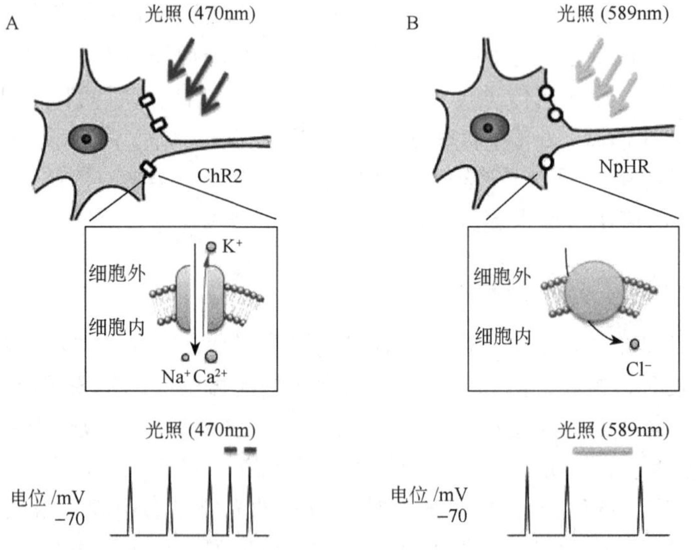

图 9-19　光敏感蛋白调控神经元活动原理示意图

2）抑制神经元的光敏感蛋白　抑制神经元的光敏感蛋白在特定波长的光线激发下，引起神经元细胞膜发生超极化。其中典型的代表是嗜盐菌紫质（*Natronomonas pharaonis* halorhodopsins，NpHR）。NpHR 最早从嗜盐碱菌分离而来，是一种 Cl^- 泵。该蛋白在 525～

650nm 波长（中心波长 578nm）光照射下，发生构象变化，启动 Cl^- 泵，并将细胞外 Cl^- 主动转运到细胞内，引起细胞膜电位超极化，从而抑制神经元活动（图 9-19B）。NpHR 的响应速度也非常迅速，通常光照刺激后 68μs 就可以检测到光电流，刺激停止后约 73μs 光电流消失。新一代 eNpHR3.0 与 NpHR 相比，膜上的表达量显著提升，光电流幅值增加 3 倍，细胞膜超极化水平提高 2 倍，并且可以被红外波长（680nm）的脉冲所激发。古紫质（archaerhodopsin，Arch）则是另一种常用的抑制神经元活动的光敏感蛋白。它最早从苏打盐红菌分离出来，是一种受黄绿光（中心波长 566nm）激活的质子泵，被活化后引起细胞内质子向胞外流动，使神经元细胞膜超极化，进而抑制神经元活动。

2. 光敏感蛋白基因转染

选取满足实验需求的光敏感蛋白之后，即可向靶细胞转染光敏感蛋白基因，并使其充分表达光敏感蛋白。通常采用病毒转染或转基因动物杂交等方法实现光敏感蛋白基因的转染与表达控制。病毒转染法是光遗传学实验中最常用的方法之一，即将光敏感蛋白基因序列通过载体病毒转染到靶细胞基因组中。病毒转染具有高效、快速的优点，并可通过特异性的启动子、局部微注射病毒等方式限制特定范围内的特定神经元受操控。常用的病毒载体主要包括腺相关病毒（adeno-associated virus，AAV）、反转录病毒（retrovirus，RV）、慢病毒（lentivirus，LV）等。其中，AAV 由于具有较高的组织感染特异性，目前在光遗传学的研究应用最为广泛。

当使用病毒载体转染特定类型的神经元时，常需要特异的启动子。而如果这些启动子序列较长，则病毒载体容量不足，为解决这一问题，研究者开发出了 Cre 重组解依赖的表达体系。在 Cre重组酶转基因动物中，Cre重组酶仅在特定类型的细胞内表达。在给 Cre- 动物导入双向倒转的光敏感蛋白基因后，只有表达 Cre重组酶的细胞能够剪切和活化光敏感蛋白基因。因此，光敏感蛋白也仅在特定类型的细胞中表达，即受光控细胞的特异性取决于 Cre重组酶的细胞特异性。采用 Cre-动物和病毒转染相结合的方式，可以方便地实现将光敏感蛋白表达于特定类型神经元。例如，为研究小脑核团至腹侧丘脑投射通路的生理功能，可将以 Synapsin 作为启动子的 Cre重组酶基因序列包裹在反转录病毒中，并微注射于腹侧丘脑，再通过逆向轴突运输至小脑核团投射神经元。同时，将包裹有依赖于 Cre-LoxP 系统的基因操作元件（double-floxed inverted orientation，DIO）的光敏感蛋白 ChR2 基因序列微注射于小脑深部核团。这样，两类基因序列就可以特异转染至支配腹侧丘脑的小脑核团投射神经元，并使其表达 ChR2 和标记蛋白 mCherry（注：樱桃红色，图 9-20），从而为后期确定该通路生理功能奠定基础。

转基因动物则是在动物受精卵或胚胎期，就将光敏感蛋白基因转染到动物体内，这种动物自出生即带有光敏感蛋白，可直接用于光控实验。目前，已构建出的光敏感蛋白转基因小鼠有 ChR2、ArchT 等多个种类。这些动物均可以从美国 Jackson 公司引进，通过与相应的 Cre重组酶转基因动物杂交，子代大脑中特定类型神经元即可表达有光敏感通道。利用此种方式的光敏感通道表达特异性较高。

3. 光刺激的选择

光敏感蛋白在特定神经元充分表达后，需要使用特定波长的光刺激对其活动进行调

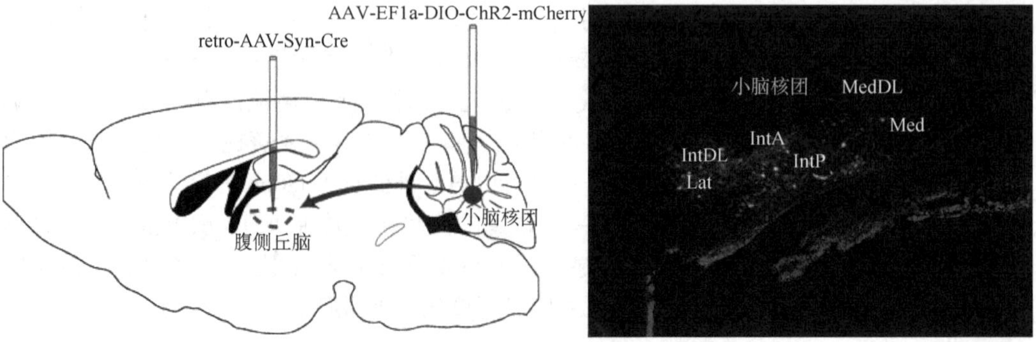

图 9-20　神经通路的特异性标记与控制

retro. 逆行；Int. 间位核；Lat. 外侧核；Med. 延髓；
DL. 背外侧；A、P、L 分别代表前、后、外侧

控。常用的光源主要有激光和发光二极管（light-emitting diode，LED）两类。激光由工作介质受激辐射产生，并经谐振腔放大。其单色性好、发散度小、亮度高。但是成本较高、可以供选择的刺激波长较少。LED 则是一种半导体电子元件，由含氮、磷、砷、镓等的化合物组成，可将电能转化为光能。LED 能够提供稳定的光输出、可供选择的光照波段较多、时间精度高、制造成本低，但是光谱较宽、光强较弱。

光照的参数主要包括波长、光功率、脉冲宽度、刺激时间、刺激脉冲数等。光刺激波长是光照控制的关键因素。采用光敏感蛋白的最高效激活波长，才能够达到最佳的光控制效果。如果需要在同一脑区域操控两种不同递质类型的神经元，因为光照空间范围无法分开，为了确保精确光控特定神经元，两种光刺激的波长不应有重叠。光功率、脉冲宽度、刺激时间、刺激脉冲数等参数则一般根据实验需要，通过光源控制系统进行设置。

激光和 LED 光源产生的都是可见光。由于可见光在穿过脑组织时受到阻挡会发生散射，光强衰减、光束形态变化，因此外部光源无法对深层组织进行有效的刺激。如研究者需要对脑组织深部的神经元进行光控制，通常预先给动物手术安置陶瓷套管，套管口靠近接受光控的组织区域。实验时将光纤一端与激光或 LED 光源连接，通过套管将光纤另一端置入动物体内深部组织，从而使光照刺激输送到靶神经元附近。

在研究动物行为与某类神经元活动之间的关系时，光纤连接的存在可能限制动物活动而对行为学实验形成干扰。因此，研究者已经开始尝试无线的光控方法。新一代的微发光二极管（μLED）体积更加微小，由柔性材料制成，可以置入动物体内并通过电磁感应驱动，为自由活动动物的深部组织提供无线遥控光照刺激，故可用于复杂行为学实验环境中的光遗传学研究。此外，研究者开发出了近红外无线光控技术。该技术利用近红外光能够穿透深层组织的优势，以“上转化纳米颗粒（upconversion nanoparticle，UCNP）”作为光转换器，将来自体外的近红外光在大脑深部区域增频转变为可见光，以操控光敏感蛋白和神经元活动。故该技术将有望成为对深部脑区进行无线光刺激的另一重要手段。

4. 光刺激效应评估

光遗传学研究的目的是观察神经元活动变化的生理和（或）病理意义。因此，对神

经元活动实施光控的同时，就要在细胞、组织或整体行为水平进行效应评估。常采用的效应评估方法有膜片钳记录、在体多通道记录、在体光学成像检测、功能性核磁共振成像检测、行为学测试等。在膜片钳记录中通过电压钳和电流钳，可以记录到光照刺激所引起的动作电位和（或）离子电流变化，还可以对光敏感通道的动力学特性进行研究。在体多通道记录则是检测细胞外电位变化的最常用方法之一。它可以在自由活动动物上，观察光刺激引起的局部脑区神经元集群的峰电位和场电位变化。为了反映光刺激靶细胞对其自身及邻近神经元活动的影响作用，可以将多通道记录电极阵列与光纤相结合，制作出光纤电极（optetrode），用于在给予光照刺激时光照位点附近的细胞外电活动信号（图 9-21）。

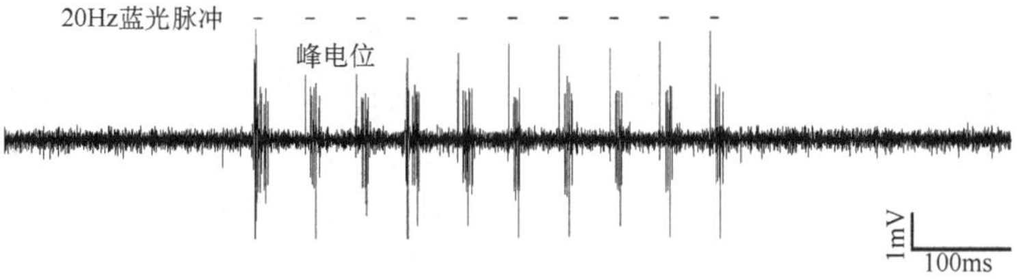

图 9-21　在体条件下蓝光脉冲刺激诱发神经元峰电位

在体光学成像检测的另一类评估光遗传刺激效应的技术，主要包括钙离子成像技术（将细胞内游离钙离子浓度转变为荧光信号）和电压成像技术（通过电压敏感染料将膜电位转变为荧光信号或光吸收信号），它们能够实时动态显示自由活动动物体内群体细胞的活动，主要用于观察光刺激后靶神经元的群体反应变化。功能性核磁共振成像检测是通过血液动力学改变反映各脑区的活跃程度，与光遗传学技术相结合，可提供光刺激引起的全脑网络血流动力学变化的信息，以便于进行神经网络的研究。动物行为学检测则可从动物整体水平反映光刺激的作用，提示靶神经元活动与特定行为功能之间的因果联系，在光遗传学实验中被广泛使用。

（三）技术应用及局限性

光遗传学技术具有高时空分辨率、高细胞特异性、操作方便等优点，为神经科学研究提供了革命性手段。近年来光遗传学技术发展迅速，模式动物已涵盖线虫、果蝇、斑马鱼、小鼠、大鼠、猕猴等多个物种，并广泛应用于神经环路功能、神经可塑性、睡眠觉醒、药物成瘾、帕金森病、阿尔茨海默病等神经领域，也在其他领域包括干细胞、心血管系统、皮肤细胞功能研究中得到应用。

尽管光遗传学技术克服了传统方法控制神经元的许多缺点，但随着该技术的广泛应用，它的一些局限性也逐渐显现：①病毒是转染光敏感蛋白主要载体工具，这些病毒的细胞特异性、表达稳定性、长期使用的毒性仍需要不断优化；②光敏感蛋白基因可能对神经环路造成干扰，研究显示，长期高水平表达 ChR2 可引起轴突形态异常，继而影响功能，因此应该对此提供对照实验；③光敏感蛋白的表达和光刺激在细胞群体中并不均匀，故对细胞群体的操控可能存在量级和范围的异质性；④光学操控系统还需要进一步微型化、便携化，以适应各类行为学测试的需要；⑤研究表明，即使在没有光敏感蛋白的情况下，光刺激也可能抑制神经元活动，进而对动物的行为产生影响，因此涉及抑制型的光遗传学研究时需提供对照实验。

二、化学遗传学技术

化学遗传学的概念是结合遗传学技术的应用，以化学小分子为工具，实现干扰、调节进而分析蛋白质的功能。常用的方法是：改造G蛋白偶联受体的化学结构，使其成为“只由特定药物激活的受体（designer receptor exclusively activated by designer drug, DREADD）”，即只能接受外源性配体信号（特定的化合物）的激活，进而激活相应的信号通路，引发细胞兴奋性以及行为的变化（图9-22）。该技术近年来已被广泛应用于生物学研究的各个领域。现已研发出多种由叠氮平-N-氧化物（clozapine-N-oxide, CNO）选择性激活的DREADD，包括Gq、Gi、Gs等，以及由鼠尾草致幻剂（SalB，是KORD的选择性激动剂）激活的具有抑制效应的阿片受体（KORD）。不同的DREADDs可以满足细胞内不同的G蛋白偶联受体（GPCR）信号通路，通过选择，可以精确激活或抑制Gq、Gi或是Gs信号通路。

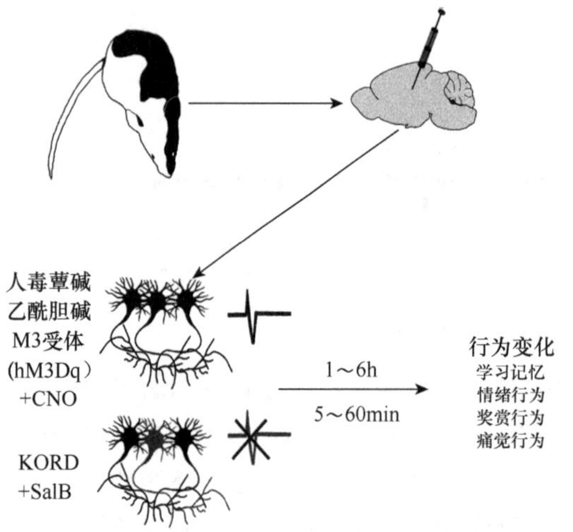

图9-22　运用DREADDS方法研究行为的神经通路（修改自Whissell PD, et al. 2016）

鉴于特定的DREADDs的激活或抑制可以进一步引起钠离子、钙离子通道的打开或关闭，从而诱发神经细胞膜电位的变化，达到控制神经细胞活动的目的，该技术在神经科学领域应用备受关注。其中应用最广泛的是Gq-DREADD和Gi-DREADD，其特点是能双向（激活或抑制）和可逆地控制某一受体。更重要的是，类似于光遗传学技术实现细胞类型选择性的原理，通过设计可使外源性DREADD基因的表达受到细胞特异性启动子的控制。因此实验时只要选定所需要的特定病毒载体注入动物体内，通过转染可使外源受体表达到特定脑区、特定类型的神经元中，然后给动物注射人工化合药物，便可操纵神经元活动，并观察对特定行为的影响。

相对于某些神经受体阻断剂，外源性DREADD和其相对应的配体均是无毒的。与光遗传学相比，该技术应用于神经科学的最大优点是不需要开颅埋置光纤，而只需腹腔注射化学药物即可激活特异受体。这大大减少了对动物行为的无关干扰，实现了对完全自由活动动物的神经元兴奋性的干预。另外，由于配体药物在动物体内代谢需要一定的时间（小时量级），因此使用该技术可以在较长时程上影响动物行为。在研究动物的持续性行为时（如摄食行为），如果采用光遗传技术干预，长时间的光照可能存在热效应问题，而DREADD的优势即可凸显出来。当然，这个优点在某些使用情况下也可以成为缺点，即与光遗传学相比，化学遗传学没有光遗传学调控所具有的高时间分辨率，另外，对神经元动作电位发放的控制也不够精确。在实验研究时可综合考虑和选择两者其一，也可联合使用。

第四节　在体多通道记录技术

神经元通过极其复杂的连接形成神经环路和网络，共同完成对各种行为功能的控制和编码。传统的膜片钳记录技术，通常只能对神经环路和网络中的一个或者少数几个神经元进行同步记录，记录的细胞数量少、持续时间短。同时，膜片钳记录的离体环境，也使得对神经元活动的监测难以与动物行为功能直接联系起来。因此，研究者将微电极阵列植入目标脑区，实现对几百甚至上千的神经元放电活动进行同步记录。结合近年来发展起来的光遗传学技术，在体多通道记录技术可以用于解析各种行为状态下神经元集群的活动特征，从而为确定特定神经环路的生理功能提供必要的技术手段。

一、实验原理及基本流程

多通道记录技术的基本原理在于：将高密度的微电极阵列放置在神经元周围，由于神经元兴奋后 Na^+ 内流，细胞周围的电位低于参考电极位点。同时，由于细胞外记录的是局部电位，各细胞与不同记录电极位点之间的距离不同。因此，不同神经元发放的峰电位（spike），在传递至各电极记录位点时的衰减不同，造成记录的峰电位波形和幅度有所差异。所有电极位点记录的峰电位信号，利用前置放大器进行同步放大，并通过数字信号或者模拟信号进行远距离传输至多通道电生理信号采集仪。在线或离线状态下，利用主成分分析等方法，根据神经元峰电位在不同记录位点的波形和幅度特征，对记录到的集群神经元峰电位信号进行甄选和区分，从而解析神经网络中众多神经元行为相关的活动特征。

多通道记录实验的基本流程是：首先，根据记录脑区的解剖特征，设计和选取合适的微电极阵列，可根据实验需求，对微电极阵列进行改造，如偶联微电极推进器和安装光纤；其次，在麻醉状态下，将微电极阵列植入目标脑区附近，在术后恢复过程中，将微电极阵列逐渐推进至目标脑区，并取得最佳的神经细胞活动记录效果；再次，记录行为过程中神经元集群的活动，离线条件下对神经元峰电位进行准确甄选，并分析神经元集群的活动特征和编码规律；最后，使用直流电损毁记录电极尖端的脑组织，组织学染色确认记录位置的准确性。

二、实验前期操作

1. 微电极阵列的选择

目前，常用的微丝记录电极材质主要有钨丝、镍铬合金丝及金属硅三种。使用这些材质制作的细直径电极丝，可以减少噪音及植入过程中对脑组织的损伤，并具有足够的硬度以穿过脑组织，故不会在下降过程中发生弯折而偏离预定的记录位点。微丝电极通常需要进行集成，以适用于特定解剖结构的脑区记录。

Tetrode 是常用的一种四通道记录电极。它是将四股直径为 20μm 的钨丝旋转交织在一起形成的。其制作简单、价格低廉。但由于钨丝具有较强的韧性，其记录稳定性稍差。镍铬合金丝也常被用于制作 Tetrode 记录电极：将四股直径为 12.5μm 的镍铬合金丝旋转交织在一起，形成 Tetrode 记录电极。但由于其尖端直径过细，电阻较大，往往需要镀金的工序，降低电阻以满足多通道记录的需要。由于镍铬合金丝柔软，由其所制成的 Tetrode 记录电极记录稳定性好。根据记录脑区的特点，Tetrode 电极可以通过石英管进行穿引排列成特定的几何形状，以取得最佳的记录效果。硅电极则主要是利用薄膜技术，在硅片上排放 16 个或 32 个矩形电极记录位点，位点的几何分布可独立设计。由于硅片矩阵很薄，推进阻力小，故电极在脑组织中的移动效率要优于 Tetrode 电极，且记录稳定性好。各种阵列电极丝尖端的电阻通常要求为 200～400kΩ。

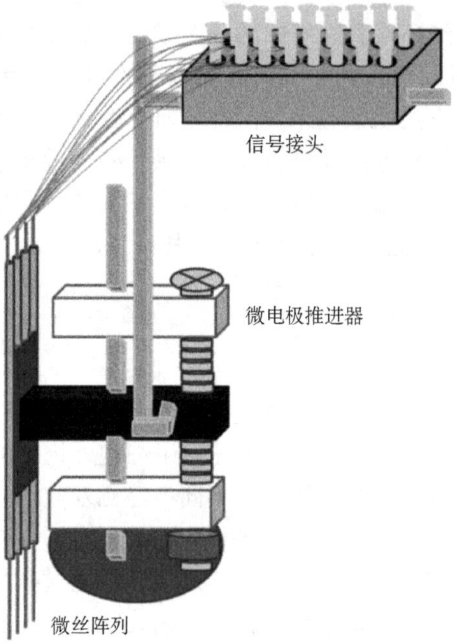

图 9-23　可推进微丝阵列（4×4）电极示意图

在慢性多通道记录实验中，通常需要将微电极阵列与微电极推进器偶联在一起（图 9-23），并将微电极阵列植入预定脑区上方约500μm 处。急性记录实验则无此要求。

2. 植入微电极阵列

在异氟烷麻醉状态下，使用不锈钢螺丝，将参考电极和地线电极锚定在双侧小脑上方。参考电极通常为比微丝记录电极直径更粗的金属螺丝，故具有较大的横截面积，有利于收集到较多神经元活动的总和电变化，具有较好的参考价值。之后，利用 Metabond 齿科水泥在动物颅骨表面制作一个中空矩形基座。用脑立体定位仪，缓慢将微电极阵列植入目标脑区。对慢性记录实验，微丝阵列电极植入预定脑区上方约500μm 处。用牙科水泥将微电极推进器固定于 Metabond 基座上。记录区域通常使用铜网进行保护和屏蔽。术后可给动物腹腔注射镇静剂。

3. 术后监测与恢复

由于手术中植入了微电极阵列和微电极推进器等装置，动物头部负重增加。此外，手术过程中动物颈部背侧肌肉受损，导致动物术后抬头困难（特别是小鼠）。故可以根据实验动物的具体情况，对其头部进行悬吊，以减轻其负重，加速恢复。手术后需每日监测动物体重，直至其恢复至术前水平。此外，对于慢性记录实验，可每日推进阵列电极 70～100μm，直至目标脑区，并最终取得较好的记录效果。

三、神经元集群活动记录及神经元峰电位甄选

动物体重恢复且适应记录环境和流程之后，即可开展行为相关的多通道记录实验

（图 9-24）。阵列电极所记录的电信号，需经过动物头部的前置放大以增强信噪比。多数情况下，放大信号通过模拟信号转换后进行远距离传输。这种传输方式的缺点在于，需要的信号传输线缆较多（与通道数比为 1∶1）。近年来更为方便的数字信号传输已实现，这极大地减少了传输的线缆数量。目前，常用的多道电生理信号采集仪主要有 Plexon、NeuraLynx、Intan Technologies 等公司的产品。

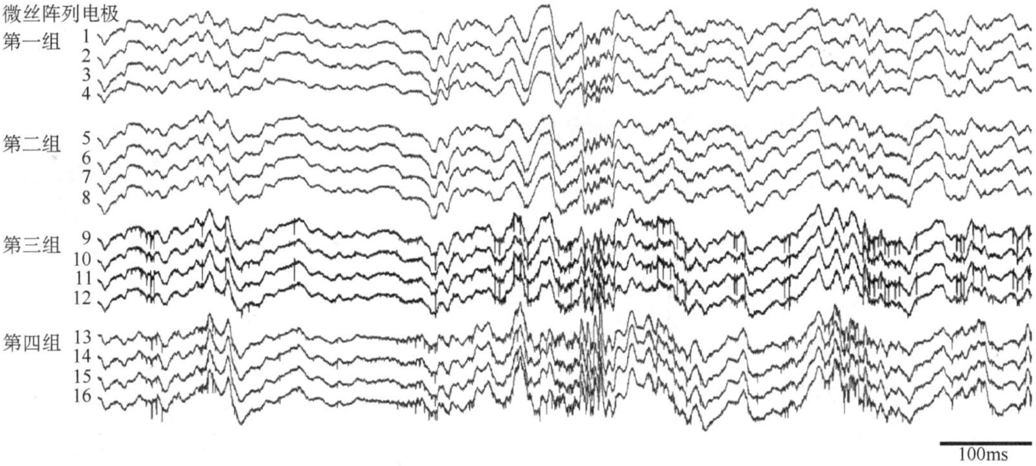

图 9-24　背侧海马 16 通道神经元放电同步记录

多通道记录的电信号数据最终传送至计算机，并进行存储。可以使用特定的软件（如 NeruoScope、Spike2 等）进行数据的显示和初步分析。数据存储方式可以分为两种：①采集到的原始数据为记录时间点附近的神经元放电信号的叠加，并且包含记录时间段内的局部场电位信号。高频段的神经元放电信号先通过幅度阈值检测，把它们从噪声背景中提取出来，再把它们发生的时间点标记出来，然后记录下这一时间点前后一个短时间窗内的原始数据。这就可以将动作电位的整体信息较好地记录下来，并有效减少需存储的数据量。②将原始采集的数据完整记录下来，这种记录方式的优点在于尽可能多地保有了原始数据，便于后期的各种个性化分析；缺点在于数据存储量大，对数据分析所需的时间也比较长，对数据分析电脑的配置要求高。

对存储好的数据，通常在离线状态下进行峰电位甄选。甄选耗时由数据量的大小和待检出峰电位的数量共同决定。尽管有多种不同的甄选分析软件，它们的共同之处在于利用主成分分析等方法，对不同记录位点（或不同维度）处峰电位的波形和幅度等信息进行区分，以实现峰电位的初步甄选。通常情况下，由计算机自动甄选的峰电位集合，还需要实验者进行手动判断甄选，根据波形及峰电位自相关、互相关等信息，最终进行峰电位甄选确认。

四、分析神经元放电与行为的相关性

在甄选出神经元峰电位后，实验者即可利用特定软件（如 Spike2 等）或自行编写分析软件，进行神经元放电与行为的相关性分析，以明确特定行为的神经活动基础

（图 9-25）。常见的数据分析指标有：①神经元放电相位锁定情况；②神经元放电频率及其变化；③刺激前后神经元放电直方图和散点图；④神经元放电的自相关和互相关效应；⑤行为过程中局部场电位振荡频率变化等。

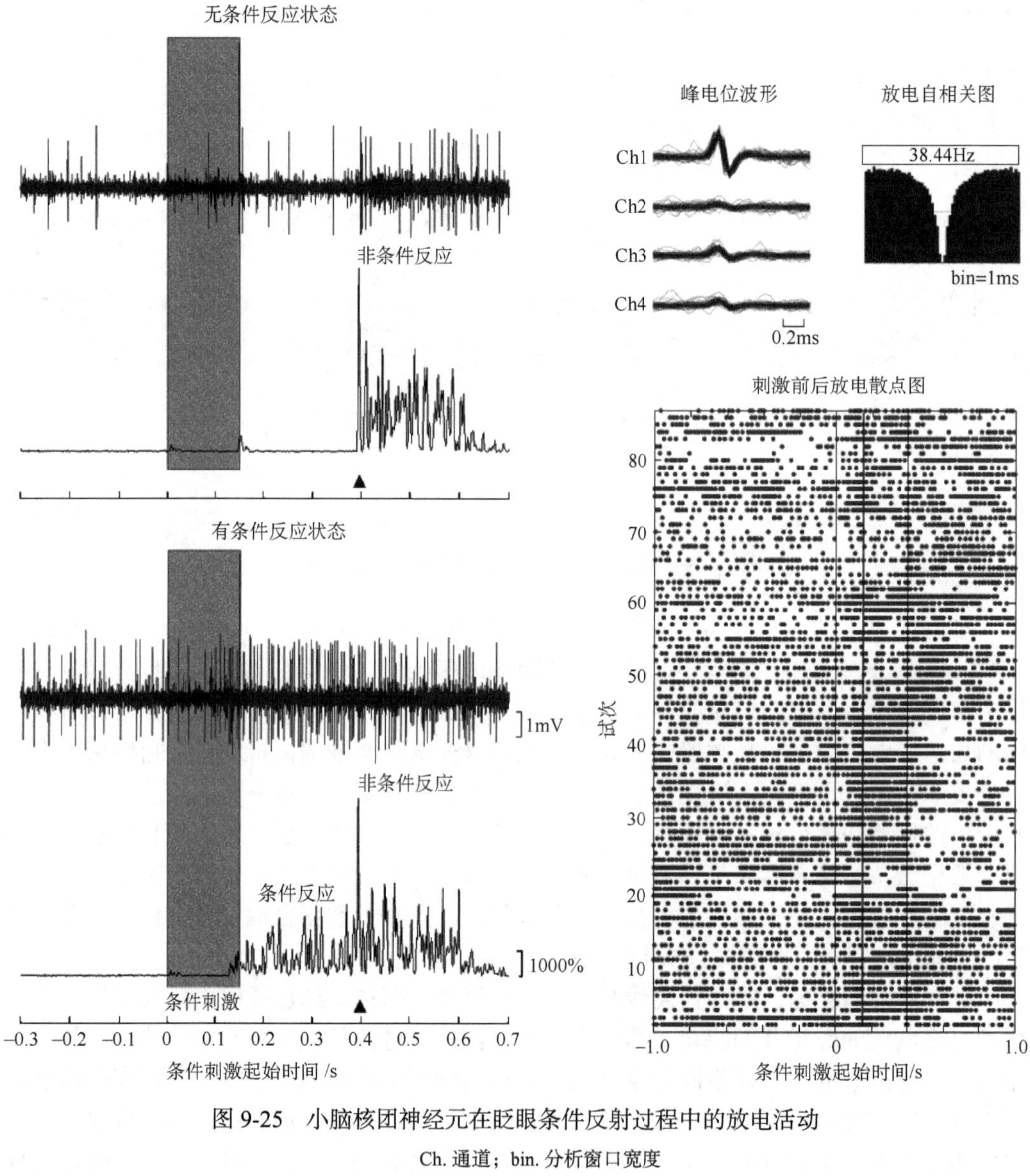

图 9-25　小脑核团神经元在眨眼条件反射过程中的放电活动

Ch. 通道；bin. 分析窗口宽度

五、记录位点准确性验证

所有多通道记录实验结束后，实验者往往需要确认记录位置是否准确。为此，需要给每组阵列电极通以一定强度的直流电，进行脑组织的电损毁。对于钨丝等材质的阵列电极，直流电损毁的参数通常设置为 20～30μA，10s。而对于价格昂贵的硅电极阵列，为能再次回收使用，通常只给 4～6μA，10s 的直流电损毁，以避免损坏硅电极。损毁点可以通过组织学染色进行显示。位置正确的电极记录信号，才可以用于后期的数据分析。

六、技术应用及局限性

目前，在体多通道记录技术已经广泛应用于诸如学习记忆、感觉信息加工、感觉运动整合及神经系统可塑性等脑科学前沿领域的研究，是解析神经环路功能所必需的关键技术之一。该技术现今主要应用在：①跨脑区同步记录神经元集群的放电活动，解析行为过程中神经环路中不同神经元活动的时间关系。②结合光遗传学，利用闭环控制等系统，解析特定时刻、特定类型的神经元在行为过程中的生理作用。③因具有其他记录技术所无法比拟的高时间精度（毫秒级），故被用于研究脑区微环路中特定类型神经元之间的单突触相互作用，从单细胞水平的微尺度角度，解析特定脑区微环路的工作规律及生理功能。④与诸如双光子显微成像、光纤钙成像等技术相结合，解析神经环路中特定类型神经元活动的时-空关系。⑤利用新材来制作的 1024 及以上通道数的贴附电极，用于癫痫患者大脑皮层癫痫病灶的实时监测和快速干预，减轻癫痫的发作。

尽管多通道记录技术在监测神经元细胞集群活动方面具有诸多优势，但也存在一些缺点，并限制其进一步的应用，例如：①多通道记录属于侵入性实验。为记录尽量多的神经元放电数据，实验者往往希望植入足够多的电极阵列，但这与动物脑组织尽可能损伤小之间存在明显矛盾。②在体多通道记录空间分辨率较低，难以实现集群神经元活动监测的可视化，对记录神经元的空间分布特征不能有效显示。③多通道记录采集到的实验数据量极大，常需要花费大量的时间，进行后期的数据分析和处理。

第五节　行为学实验方法

在神经生物学、神经药理学及心理学研究中，常需要采用多种类型的学习记忆行为学实验。其原理是通过测试学习记忆或执行某项任务过程的操作成绩或反应时间，衡量该过程所涉及的记忆行为的编码形式、贮存部位、保持时间和它们所依赖的条件等。目前已经建立了大量成熟的学习记忆行为学方法，各有优缺点。现将常用的动物学习记忆行为实验方法简述如下。

一、被动回避实验

在记忆研究中，常用的动物模型之一是被动和抑制性的行为反射，即动物通过学会去除或终止某种特定的行为而逃避伤害或厌恶的经历。

（一）跳台实验

观察记录动物学习在被动回避条件行为箱内跳上平台，逃避电击的反应能力，以分析动物的学习和记忆能力。

1. 实验准备

小鼠跳台仪为长方体塑料板箱，箱内一角设置一狭小绝缘平台，箱底铺以等距离可以通电的导电铜栅，电压强度由一变压器控制。

2. 进行实验

实验时将动物放入箱中，在内自由活动适应 2～3min 或适应 3 次，每次适应 10s（间隔 30min），后者使动物较前者更能充分适应实验者的手势和整个实验过程。完成适应后，将动物放入箱内的铜栅上，立即通电。当动物受到电击后，其正常反应是跳回平台，以逃避电击。多数动物可能再次或多次跳至铜栅上，当它们再次受到电击后又会迅速跳回平台。训练一次后，将动物放在反应箱内的平台上。

3. 记录指标

记录指标如下：①动物从放上平台至跳下平台的潜伏期；②动物反复下台的错误次数（动物学习成绩）；③动物受电击总时间（衡量动物学习能力）。24h 以后，将动物以同样方式再次放置于平台上，测定动物跳下平台的潜伏期，并观察 5min 内动物的错误次数（记忆巩固）。停止训练 5d 后（包括第 5 天）可以在不同的时间进行一次或多次记忆消退实验（记忆再现，方法同上）。

4. 注意事项

（1）实验前数天将动物移至实验室以适应周围环境，实验过程中不要改变实验室环境。

（2）训练时，个别动物不轻易下台，若增加适应次数可减少动物个体差异。

（3）由于动物的活动周期和觉醒水平，每次实验应选择同一时间点。

（4）注意控制启动电刺激的时间。动物足触及箱底，不宜马上给动物电击。

优缺点：优点是实验设备简单，操作简便易行，可实现多组平行操作，既可观察药物对学习的影响也可观察对记忆过程的影响，适合用于药物初筛；缺点是动物的回避性反应个体差异较大，因此需要检测大量的动物。

（二）避暗实验

以光（或声）、电击为联合刺激，使实验动物建立起被动回避式的条件反射。记录此条件反射建立过程中的回避反应指标，可反映实验动物学习和记忆能力的变化。避暗仪分为明暗两室，明室上方安置一照明灯，暗室较大，两室之间有一圆洞，两室底部均铺以铜栅。暗室底部的铜栅可以通电，明室底部不通电。暗室与一计时器相连，计时器可自动记录潜伏期的时间。

1. 实验方法与步骤

（1）适应。于前一天，将动物头朝室壁放入明室，自由活动 2～3min，取回。

（2）训练。实验时将动物面部背向洞口放入明室，进入暗室后足部电刺激，同时启动计时器。动物穿过洞口进入暗室受到电击，计时器自动停止，取出动物（第一次训练100s不进入暗室，淘汰）。记录每只动物从放入明室至进入暗室遭电击所需的时间，此即潜伏期，训练5min，并记录5min内的电击次数（记忆获得）。24h后重做测验，记录每只动物进入暗室的潜伏期和5min内的电击次数，并计算5min内进入暗室（错误反应）的动物百分率（记忆巩固）。停止训练5d后可以在不同的时间进行一次或多次记忆消退实验（记忆再现）。

2. 注意事项

（1）由于动物的活动周期和觉醒水平，每次实验应选择同一时间点。

（2）实验中应及时清除铜栅上的粪便等杂物，以免影响刺激动物的电流强度。

（3）保持实验室安静，尽量避免给动物额外的刺激。

二、主动回避实验

主动回避学习是一种基本的行为现象。正如在其他行为学仪器条件下动物通过对厌恶刺激前的条件刺激做出适当的反应，从而学会控制非条件刺激的应用。回避学习的第一步通常是逃避，由此成为终止非条件刺激的一个反应。研究者认为主动回避实验主要反映了动物非陈述记忆的能力。

（一）穿梭箱回避实验

以声音或光及电击为联合刺激，使实验动物由被动回避建立主动的条件反射。记录此条件反射建立过程中的主动回避反应指标，可反映实验动物学习和记忆能力的变化。穿梭箱由实验箱和自动记录打印装置组成。

1. 实验准备

准备实验箱，箱底部有可以通电的不锈钢棒，箱底中央部有一挡板，将箱底部分隔成左右两室，即安全区和电击区。实验箱顶部有光源或声音控制器，自动记录打印装置可连续自动记录动物对电刺激（灯光或蜂鸣器）的反应和潜伏期，并可将结果打印出来。

2. 训练

先让动物在穿梭箱中自由活动5min，以适应环境。将大鼠置于实验箱电击区，先给予条件刺激（灯光或声音）20s，然后给以电刺激（电击强度为30V，50Hz）10s。如果在亮灯10s内大鼠逃向安全区则为主动回避反应，若电击后才逃向安全区则为被动回避反应。经过数次训练后，大鼠可逐渐形成主动回避性条件反应，从而获得记忆。

3. 测试

实验中，记录遭受电击的次数（被动回避的次数）、主动回避次数；刺激时间（指动物在被动回避过程中受到电刺激的时间和）越小，说明动物主动回避反应越迅速。

4. 注意事项

（1）保持实验室安静，光线、温度适宜，尽量避免给动物额外刺激。

（2）实验时应及时清除铜栅上的粪便等杂物，以免影响刺激动物的电流强度。

（3）注意动物的活动周期，每次实验应选择同一时间，前后 2d 的实验要在同一时间内完成。

（二）爬杆实验

以灯光或声音及电击为联合刺激，使实验动物由被动回避建立主动的条件反射。记录此条件反射建立过程中的主动回避反应指标，可反映实验动物学习和记忆能力的情况。

1. 实验准备

准备实验箱，箱底铺设可以通电的电栅，箱中央树立一个便于攀爬的木杆，顶部置一扬声器或照明灯。

2. 训练

先让动物在实验箱中自由活动 1～2min 以适应环境。适应后给予条件刺激灯光或声音 5～10s，然后给予非条件刺激电击（电击强度为 30V，50Hz）20～25s（非条件刺激加条件刺激共 30s 作为爬杆时间）。如果在条件刺激后电击前动物出现爬杆反应则为主动回避反应，若电击后才出现爬杆反应则为被动回避反应。无论动物在何时出现爬杆反应，即刻终止实验，间隔 90s 后，再进行下一次训练。如果电击 30s 内动物不爬到杆上，则轻轻将其放置杆上，使其学会爬杆。如果鼠爬到杆上 30s 仍然不下来，则轻轻将动物拿下来。经过数次训练后，动物可逐渐形成主动回避性条件反应，从而获得记忆。训练动物要达到至少能够完成 80% 主动回避反应而且没有逃跑失败现象，若不能达到则淘汰。

3. 注意事项

（1）抓取动物时动作要轻柔，避免受伤。

（2）实验前动物要经筛选，训练数次仍不肯爬杆者，淘汰。

（3）要求杆的质地坚硬，光滑程度一致。

（三）眨眼条件反射实验

经典眨眼条件反射实验就是以声音或者光作为条件刺激，眼眶周围电击或吹气作为非条件刺激，二者配对出现。非条件刺激在动物的眨眼反射训练之前就能有效地引起眼轮匝肌收缩和运动，而光和声音这些条件刺激在训练前不能产生明显的反应。典型的训练刺激的时间间隔是 150～2000ms。在条件刺激与非条件刺激配对训练后，条件刺激可以引起稳定的眨眼，称为眨眼条件反应。眨眼条件反射实验包括延迟性（delay）眨眼条件反射和痕迹性（trace）眨眼条件反射（图 9-26）。

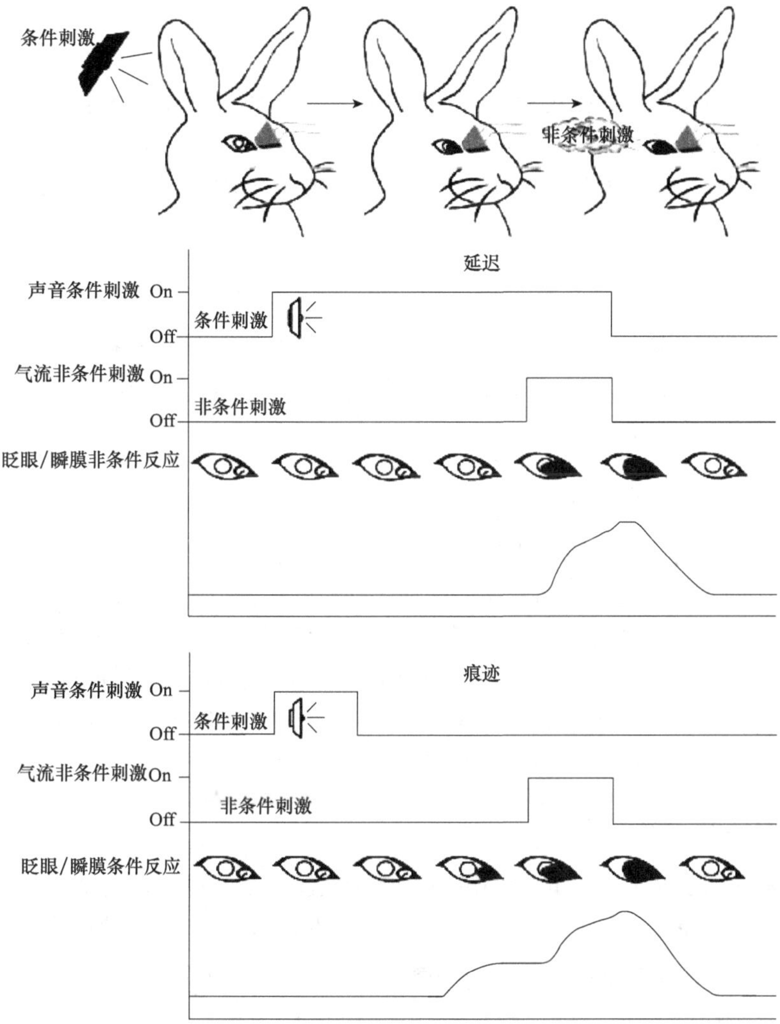

图 9-26　眨眼条件反射示意图

1. 实验方法与步骤

（1）实验准备。准备 5～7 月的豚鼠、自制豚鼠固定箱、屏蔽柜、多道生理信号采集处理系统、电脑与 SBO-Ⅰ条件反射与识别学习行为自动训练系统、张力换能器或光敏装置、医用纯氧等。

（2）方法。训练在隔光、隔音屏蔽柜里进行，条件刺激由置于屏蔽柜内的静电扬声器播放，条件刺激信号触发 SBO-Ⅰ条件反射与识别学习行为自动训练系统，按照设定的非条件刺激参数释放医用氧气流，并同时触发多道生理信号采集处理系统同步记录。

2. 眨眼的测量

眨眼的测量方法很多，常用的有两种：①间接地测量从眼睑上反射出的光线或记录眼睑的图像。②在眼睑上连接一装置，直接测量眼睑的运动。

3. 注意事项

（1）训练前将动物放置在实验屏蔽箱中适应 2d，有助于动物更好地学习。

（2）实验需在安静的环境中进行。

（3）实验中一定要固定好动物头部，以免训练过程中动物头部晃动影响实验数据。

三、空间记忆学习

在以上所述的实验方法中，动物无法选择刺激条件，它们只能有一种条件刺激。以下介绍的方法描述了用于辨识不同刺激形式的特殊技术，这些实验既可以称为同时辨识模式，也可以称作连续辨识模式。

（一）放射状迷宫实验

实验动物利用房间内远侧线索所提供的信息，找到放置食物的臂所在部位。放射状臂形迷宫可以用于实验动物空间参照记忆和工作记忆的研究。参照记忆过程中，信息在许多期间 / 天内都是有用的，并且通常在整个实验期间都是需要的。而工作记忆过程与参照记忆过程不同，它只有一个主要但暂时的信息，由于迷宫内所提供的信息（臂内诱饵）仅对一个实验期间有用，而对后续实验无用，动物必须记住在延迟间隔期内（分钟到小时）的信息。以食物作为奖赏在臂形迷宫中做出正确选择。

（二）Morris 水迷宫实验

Morris 水迷宫实验是一种选择小鼠或大鼠为实验动物，测试动物空间认识能力或者空间学习记忆的实验方法。由于没有任何可接近的线索以标志平台的位置，因此动物的有效定位能力需应用水箱外的结构作为线索。

1. Morris 水迷宫

Morris 水迷宫为一圆形水池，直径为 150～250cm，高 60cm 左右，水深 25～30cm，水温（24±2）℃，分Ⅰ、Ⅱ、Ⅲ、Ⅳ象限，任意象限离池壁 25cm 处放一（8～10）cm×（8～12）cm 的透明平台，平台低于水面 1cm 左右。同时，安装自动摄像和分析系统，图像自动采集和处理系统主要由摄像机、计算机、图像监视器组成，动物入水后启动监测装置，记录动物运动轨迹，试验完毕自动分析报告相关参数。

2. 定位航行实验

用于训练和测量动物对水迷宫学习和记忆的获取能力。一般实验历时 5d，第一天上午让动物自由游泳 3min，使其适应。下午记录动物游泳 3min 的轨道，作为对照数据，这时水中未放平台。从第二天起，任意选一象限放置平台，每天上午、下午各进行一个训练程序，每个程序训练 4 次 / 只，分别从 A、B、C、D 4 个入水点将动物面向池壁放入水中，监测并记录动物找到平台的路线、所需时间（潜伏期）及游泳速度等情况。如果动物 3min 内未找到平台，需将其牵引到平台，并停留 30～60s，记潜伏期为 3min。每次训练间隔 60s，共计 8 个程序。

3. 空间搜索实验

用于测量动物学会寻找平台后，对平台空间位置记忆的保持能力。定位航行实验结束后，撤去平台，从同一个入水点放入水中，测其第一次到达原平台位置的时间、穿越原平台的次数。

四、条件性恐惧实验

条件性恐惧实验是条件刺激和非条件刺激联系在一起时，机体对条件刺激产生的一种防御性反应。这种行为反应表现为僵立（freezing），也称为呆立、僵滞。条件性恐惧实验包括场景性（cuntiextual）条件恐惧和信号性（cued）条件恐惧，前者依赖于海马，后者依赖于杏仁核。

（一）实验方法和步骤

（1）实验准备。恐惧行为实验装置为 25cm×25cm×40cm 的实验箱，箱底铺有电栅，可以通电。

（2）将实验动物放入实验箱内，连续适应 3 个 3min，即 9min，并记录最后一个 3min 内小鼠呆立次数和持续时间（秒）。

（3）给予场景性恐惧行为训练：调节 75V 电压进行刺激，共 5 次，间隔时间分别为 90s、60s、120s、80s，每次刺激持续时间 3s。电击完成后继续在箱内适应 30s，并记录该 30s 内的呆立次数和呆立持续时间，后取出。

（4）2h、24h、48h、72h、120h 后，将小鼠放入箱内，并测量 3min 内的次数和呆立时间。实验在安静的环境下进行。将动物放入箱内底面中心，同时摄像和计时。观察一定时间（一般为 3～5min）内动物的活动情况。

（二）注意事项

（1）轻拿轻放，减少刺激，保持安静。

（2）尽量保持周围环境不变。

五、旷场实验

旷场实验是评价实验动物在新异环境中自主行为、探究行为与紧张度的一种方法。以实验动物在新异环境中某些行为的发生频率和持续时间等，反映实验动物在陌生环境中的自主行为与探究行为，并以尿便次数反映其紧张度。

（一）实验方法与步骤

（1）实验准备。准备旷场反应箱一个，内壁涂黑，底面平均分为 25 个 4cm×4cm 的小方格，正上方 2m 处架一数码摄像头，其视野可覆盖整个旷场内部，进行数据自动采集和处理。

（2）实验在安静的环境下进行。将动物放入箱内底面中心，同时摄像和计时。观察一定时间（一般为3～5min）内动物的活动情况。

（二）观察指标

计算机软件不同，则可观察的参数也不同，有单位时间内动物在中央格停留时间、后肢站立次数（垂直得分）、某一肢体越过的格子数（水平得分）、尿便次数、运动速度、修饰次数、休息时间、运动距离、中央运动距离、沿边运动距离等。

（三）注意事项

（1）每次实验应选择在同一时间段内完成。
（2）实验室应隔音，且光强度和温湿度适宜。
（3）两次实验之间需清洗实验设备，以免上次动物余留信息影响下次实验结果。

六、耐力实验和力竭实验

力竭实验主要是用来测试受试动物的心肺功能耐力。心肺耐力受药物、遗传背景、疾病、训练和心理等因素的影响，与健康状况密切相关。可以通过游泳或其他运动训练，检测动物的某些运动指标，以此判断和分析动物的运动功能。

（一）实验方法与步骤

（1）实验准备。准备一个有一定水深的玻璃游泳槽，水温维持在（30±2）℃，游泳槽上方可以安置摄像机，并与计算机相连，自动监测动物的游泳状况，分析统计各项数据。

（2）耐力训练采用递增负荷的方法，每周运动6d，休息1d，第1周每天运动20min，以后每周运动时间递增10min。训练时，应驱赶不游的动物，以保证一定的负荷量。

（3）力竭运动。让动物游泳直至游泳动作明显失调，不能再坚持，沉入水下5s不能回到水面为止。

（二）注意事项

（1）本实验应选体重尽可能一致的雄性小鼠或大鼠。
（2）游泳槽水温应保持一致。
（3）进行训练前动物应禁食12～24h再进行试验。

（陈鹏慧，陈　浩，闫　洁，夏建霞，胡　波，隋建峰）

第十章　医学形态学实验常用方法与技术

第一节　制 片 技 术

制片技术是形态学研究中最基本和常规的操作技术，应用于光镜和电镜的形态学实验中，通过取材、固定、组织切片、染色和封固等过程显示各种组织细胞的不同结构和形态，以及细胞和组织中某些化学成分含量的变化。因此，组织制片技术及组织染色技术是研究医学和生物学的一个最基本和最重要的手段。

组织制片技术通常可以分为两大类，即切片法［包括石蜡切片（paraffin section）、冰冻切片（frozen section）和振动切片（vibratome section）等）］与非切片法（包括涂片、压片、磨片等）。

一、石蜡切片

石蜡切片技术是实验室最常用的制片技术之一，其主要步骤包括取材（tissue preparation）、固定（fixation）、脱水（dehydration）、透明（clearing）、浸蜡与包埋（embedding）、切片（sectioning）、展片和粘片（adherence）、染色（staining）与封片等。

（一）取材

取材的第一步是处死动物，要求手法迅速快捷、及时解剖并固定，避免产生组织细胞的变化。需要注意的是，基于有关的实验动物保护和伦理法，不管使用何种方法处死动物，都必须麻醉甚至联合应用镇痛药物以最大限度地减少实验动物的痛苦。

取材过程中首先应根据实验目的选择动物种类、组织部位及取材的大小。其次要根据组织器官的结构特点选择合适的切面方向。对于活检和手术标本，可将病灶轻压于载玻片上，以适当温度吹干固定5～10min，然后自然干燥；对于穿刺标本，由于穿刺液少可直接涂于载玻片上，干燥后固定；对于胸水、腹水、尿液、脑脊液等体液多、细胞少的标本，先用离心机以1500r/min离心10min，取沉淀涂片，干燥后固定；对于培养细胞，可以直接将细胞培养在盖玻片上，或制成细胞悬液并涂片，固定后染色。在取材时要注意，材料要新鲜、组织块力求小而薄以保证固定充分，取材动作要轻柔、迅速避免挤压组织，尽量保持组织的原有形态，保持材料的清洁等。

（二）固定

固定是组织制片工作中一个必不可少的重要步骤，其目的是防止组织、细胞产生自溶与腐败，以保持组织和细胞生活时的形态和结构。固定兼有硬化作用，可增加组织硬度，便于制片。经过固定的组织，能对染料产生不同的亲和力而使着色清晰，便于辨认。

1. 固定液

好的固定液首先应该有强渗透力，能迅速地渗入组织内部；其次是不会使组织过度收缩或膨胀，能使组织内易观察的成分得以凝固为不溶性物质；最后能使组织达到一定的硬度，获得较佳的折光率和对某种染料较强的亲和力。固定液分为单纯固定液和混合固定液两类。

1）常用的单纯固定液

（1）甲醛（formaldehyde）：固定浓度为10%～20%，固定时间为12～24h。甲醛渗透力强，固定均匀，组织固定后收缩较少，能使组织硬化并增加组织的弹性。但经甲醛固定的陈旧组织，尤以多血的脏器如脾和肝等，较易发生黑色或棕黑色的色素沉淀。

（2）乙醇（alcohol）：固定浓度为70%～75%，固定时间依组织大小而定，一般为4～12h。它具有固定、硬化、脱水作用，可固定糖类物质。对已用固定液固定的组织，可用75%乙醇保存。乙醇既经济又有固定、脱水作用，但渗透力较弱。浓度在50%以上的乙醇可溶解脂肪、类脂体和色素，因此不能用作含有以上物质的组织的固定剂。

（3）乙酸（acetic acid）：固定浓度为2%～5%。纯乙酸为带有刺激味的无色液体，低于15℃时常为结晶状，称为冰醋酸。乙酸的穿透力强，能保存糖类成分但不能固定脂肪及类脂。

（4）苦味酸（picric acid）：固定浓度为其饱和水溶液。苦味酸为黄色结晶，在水中的溶解度随室温而变化，易燃易爆，常制成饱和水溶液贮藏保存。它的渗透力较弱，一般很少单独使用。苦味酸有软化皮肤的作用，含有苦味酸的固定液所固定的脂皮、头皮等组织，易于制作完整切片。

2）混合固定液

（1）中性甲醛液：由甲醛、蒸馏水、磷酸二氢钠和磷酸氢二钠配制而成。它是人体和动物组织常用的固定液，效果较好。

（2）乙醇-甲醛液：95%或无水乙醇90ml、40%（浓）甲醛10ml。此液兼有脱水作用，固定后可直接入95%乙醇继续脱水。

（3）Bouin液：冰醋酸、甲醛水溶液与饱和苦味酸液混合，比例为1∶5∶15。它是实验室常用固定剂，其渗透力强，对组织固定均匀且收缩较小，染色效果好。

（4）Carnoy液：冰醋酸10ml，氯仿30ml，无水乙醇60ml。此液能固定细胞质和细胞核，尤其适宜于染色体等。常用于糖原及尼氏体的固定，对显示DNA、RNA的固定效果较好，可避免乙醇的硬化及收缩作用。

2. 固定方法

（1）浸泡法：这是最常用的固定法，将取好的组织直接浸泡在固定液中，固定的时间一般在2～24h，适用于动物标本、尸检标本及临床活检标本等。

（2）局部灌注固定：对于肺组织，可将固定液从气管或支气管注入，注入速度不宜太快，用力要均匀，以免肺泡破裂；对于眼球，则可从眼后方注入固定液；对于肝、肾等脏器，则可从肝、肾动脉注入固定液，并切断静脉以便血液排出，使固定液充分浸入。对于脑的固定，须在动物麻醉后，暴露颈动脉，以注射针尖向着头部的方向注入固定液，液体的出口可开在颈静脉或左心房上。

（3）全身灌注固定：可以用专用的蠕动泵进行，也可根据情况自制灌注器材。例如，对于小动物，如大鼠、小鼠的灌注固定，在麻醉情况下打开胸腔，暴露心脏后在左心室尖剪一小口，将磨平的输液针（将12号注射用针头的针尖掐断磨钝圆、光滑即可）从左心室插入并送至主动脉内，随即于心脏处用止血钳固定，再剪开右心耳放血。一般先用100～200ml生理盐水注入血管中洗涤，待流出的液体不见血时，再将固定液注入，直至动物全身僵硬。对较大动物（如猫、狗、猴等）可从一侧颈总动脉或股动脉输入固定液，剪开另一侧静脉放血，直至流出液为固定液为止。

（三）脱水

1. 脱水的目的和原则

常用的固定剂中含有很多水分，在石蜡包埋前，必须用某些溶剂逐步将组织块吸收的水分置换出来，再让石蜡将该溶剂置换，完成包埋步骤。将组织块内水分置换的过程就叫脱水。脱水时必须由低浓度脱水剂开始，逐步转入高浓度脱水剂，以防组织过度收缩、变形而影响制片效果。

2. 常用脱水剂

（1）乙醇（alcohol）：脱水能力强，并能使组织硬化，其缺点是易使组织收缩、变脆。为避免组织过度收缩，一般由低向高梯度脱水。脱水时间应根据组织块的大小、性质和类型分别安排，脱水一般的顺序是：70%乙醇、85%乙醇、90%乙醇、95%乙醇Ⅰ、95%乙醇Ⅱ各一次，无水乙醇Ⅰ、无水乙醇Ⅱ、无水乙醇Ⅲ各一次。

（2）丙酮（acetone）：脱水作用比乙醇强，但对组织块的收缩较大，故少用于一般组织的脱水，主要用于快速脱水或固定兼脱水。脱水时间为1～3h。

（3）正丁醇（n-butyl alcohol）：能与水、乙醇及石蜡混合，可直接浸蜡包埋。最大优点是很少引起组织块的收缩与变脆。一般是组织块经固定及冲洗后依次入50%、70%、80%乙醇中脱水，然后转入正丁醇12～24h后浸蜡。

（4）叔丁醇（tert-butyl alcohol）：是异丁醇的一种，无毒，可与水、乙醇、二甲苯等混合，也可单用，是一种使用较广的脱水剂。此液优于正丁醇，不会使组织收缩或变硬，不必经过透明剂，可直接浸蜡。

（四）透明

透明是石蜡切片法切片前必经的一步，其目的在于用矿物油或植物油等透明剂置换出无水乙醇，以便于熔化的石蜡浸渗到组织间隙中，故透明剂必须是能分别与石蜡和乙醇相溶的。经过透明剂处理的组织块用肉眼对光观察呈透明现象。

常用的透明剂有二甲苯、苯、甲苯等，这些都是穿透力强、易使组织变脆的透明剂，因此透明的时间宜短，一般在20min即可。透明时组织块从无水乙醇中取出，先放入二甲苯和无水乙醇等量混合的溶剂中 1h 左右，然后取出放入纯二甲苯中 20min 即可。

（五）浸蜡与包埋

1. 浸蜡

在组织包埋前需要一个浸蜡的过程，即将经过脱水、透明后的组织用石蜡透入组织内部以置换组织内的透明剂。

浸蜡的方法：将组织经透明后，立即投入熔化的石蜡中，经过数次，完全去尽石蜡中剩余透明剂。浸蜡时间一般为 2～4h 甚至更长，基本上与组织固定时间成正比。通常用石蜡作为浸蜡用，石蜡熔点为 56～58℃，恒温箱的温度总是控制在比蜡的熔点高 2～4℃。在组织更换蜡杯时要有一定的时间间隔，尽量减少组织内含有的透明剂被带入最后的纯石蜡杯中去，以免影响浸蜡程度。

组织块在各个蜡杯中浸蜡的时间如下：软蜡 1 为 30min；软蜡 2 为 30min；硬蜡 1 为 30～60min；硬蜡 2 为 60～120min。

这一时间不是固定不变的，应视组织块的种类及大小而相应延长或缩短浸蜡时间。

2. 包埋

1）组织块的石蜡包埋　组织块的石蜡包埋即用石蜡作支撑剂将组织包埋成块使其硬化以利于切片，主要步骤如下。

（1）组织浸入石蜡后，包埋前将组织移入包埋用石蜡杯内。从恒温箱取出置于三脚架上，其下点燃酒精灯，以保持石蜡的熔解状态。

（2）准备好包埋框，将包埋用的镊子在酒精灯上加温（防止镊子粘蜡）后，左手持蜡杯，右手把加温的镊子放在蜡口（直立状），倒蜡时让石蜡沿镊子注入包埋框内。

（3）迅速镊取组织块放入包埋框石蜡内，切面朝下放正置入框底并轻轻压平，以保证不再有气泡。

（4）待石蜡表面凝固前将标签贴于其上，需注意勿使标签与标本混淆，当蜡块冷至蜡面有一层透明蜡膜时，浸入冷水中迅速使其冷却，否则蜡内常形成结晶。

（5）蜡块完全硬固后除去铜框，以保证蜡彻底凝固，立即修切，准备制成切片或储藏备用。

2）体液的石蜡包埋　对于体液标本，如痰液、胃液、尿液、腹水和胸水等，做切片时，也可用石蜡进行包埋，如痰液含有血液的部分或可疑的实体部分，包在双层纱布内，先以 10% 中性甲醛固定，经脱水透明和浸蜡再包埋。对于新鲜胃液、尿液、腹水和胸水等液体标本，先去除上面的澄清液体，将下面混浊的液体放入离心管中，以 2000～3000r/min 的转速进行离心，沉淀 15min 后倒去上清液，并以 10% 甲醛固定下面的沉淀物，固定后处理同上。

（六）切片

取已经包埋好的蜡块，用单面安全刀片将组织块周围多余的石蜡切去，注意不要切到组织。把有组织的蜡块修成正方形或梯形。在进行塑型时一定要注意组织块切面的方向。蜡块塑好后将其粘在小木块上。注意要粘牢。最后在木块侧面用铅笔记上组织块名称、编号。目前有些切片机不需要粘在木块上而是直接将蜡块固定后切片即可。切片厚度一般在 5～10μm。

（七）展片和粘片

切下的组织蜡片往往带有皱褶，所以在染色前必须进行蜡片的展片和粘片，即把切好的蜡片平整地粘在载玻片上。展片需要在温水中进行，温度一般为 42～45℃。在切完片子后，先把切片放在 30% 乙醇中，让乙醇的张力自动把皱褶展开，然后再将切片移到热水中，这样的片子会较薄。捞片时玻片要干净，要选择那些完整、无皱褶的切片，粘贴于玻片中 1/3 和下 1/3 的中间。

（八）染色

染色就是利用染料在组织切片上给予颜色，使其与组织或细胞内的某种成分发生作用，经过透明后通过光谱吸收和折射，使各种微细结构能显现不同颜色，这样在显微镜下就可显示出组织细胞的各种成分。染料是指分子中含有发色团和助色团的有机化合物，有鲜艳的色彩，对组织有极强的亲和力。根据来源染料可分为两类：从动植物体内提取的染料称为天然染料，如卡红和苏木精等；从煤焦油中提取的染料称为人工合成染料，如苦味酸和橘黄 G 等。根据化学性质则可分为碱性染料、酸性染料和中性染料等。另外，还有金属染料如硝酸银、氯化金，脂肪染料如苏丹系列和荧光染料如吖啶橙、金胺-O 等。

为了观察组织内部的细微结构，必须应用某些与固定后的原生质有亲和性的染料，对组织进行染色，否则有碍观察。经典的染色法为苏木精-伊红（HE）染色法，其染色结果是细胞核为蓝紫色、细胞质为粉红色，染色步骤如下。

（1）脱蜡至水洗：二甲苯Ⅰ→二甲苯Ⅱ→无水乙醇→95% 乙醇→85% 乙醇→75% 乙醇→自来水洗→蒸馏水洗。除二甲苯Ⅰ为 5～10min 外，其余步骤均以 5min 为宜。

（2）染色：入苏木精液 5min 左右→自来水洗 5min→75% 盐酸乙醇分化 30s，自来水洗 →蒸馏水 5min→95% 乙醇 5min→加伊红溶液显色 1～2min。苏木精染色的时间需要根据液体配制的新鲜程度而定，对于新配制的苏木精溶液染色 1min 左右即可，而对于放置较长时间经过多次反复使用的苏木精溶液，则需要较长的染色时间。盐酸乙醇分化的时间及伊红的染色时间也要视具体情况而定。

（3）脱水、透明和封固：以梯度乙醇脱水，二甲苯透明并以封片剂封片。从 95% 乙醇开始脱水经无水乙醇两次、二甲苯两次，每步处理 5min 左右。封片剂主要有 DPX 和中性树胶封固，前者封片耗时短，后者不容易干。

染色结果：细胞核呈蓝色；细胞质、肌肉、结缔组织、红细胞嗜伊红颗粒呈不同深浅的红色。

二、冰冻切片

冰冻切片是酶组织化学和免疫组织化学染色中最常用的一种切片方法，其最突出的优点是能够较完好地保存细胞膜表面和细胞内多种酶活性及抗原的免疫活性，尤其是细胞表面抗原。新鲜组织和已固定的组织均可作冰冻切片。

冰冻切片的基本操作包括取材、固定、脱水、切片等几个步骤。恒冷箱切片机（cryostat）是目前最常用的冰冻切片机，可得到 3～5μm 的连续薄片，个别的甚至能得到 0.5μm 的切片。组织在切片前需要冰冻，而冰冻过程容易使组织中的水分形成冰晶，从而影响抗原定位。一般认为，冰晶体积大而量少时，影响较小；冰晶体积小而量多时，对组织结构损害较大。含水量较多的组织中较易出现冰晶。

（一）恒冷箱切片的操作方法及步骤

（1）取材与固定。取材的要点与注意事项可参阅石蜡切片部分。最常用的固定剂为 4% 多聚甲醛溶液，也有人使用 2.5% 多聚甲醛＋10% 饱和苦味酸或福尔马林。如果采用含水固定剂，则在冷冻前需要进行脱水处理，通常将组织置入 30% 的蔗糖溶液［用磷酸缓冲盐溶液（PBS）或固定液配制］中，当组织块沉入容器底时，则表示脱水完全，可以进行冷冻切片。另外，在恒冷箱切片机内应视不同的组织选择不同的冷冻温度，如切未经固定的脑组织、肝组织和淋巴结时，冷冻箱中的温度不能调太低，在 −15～−10℃；切甲状腺、脾、肾、肌肉等组织时，可调在 −20～−15℃；切带脂肪的组织时，应调至 −25℃左右；切含大量脂肪的组织时，应调至 −30℃。

（2）取出标本台，放平摆好组织，周边滴上包埋剂，速放于冷冻台上，冰冻。小组织的应先取标本台，滴上包埋剂让其冷冻，形成一个小台后，再放上细小组织，滴上包埋剂。

（3）将冷冻好的组织块，夹紧于切片机持承器上，启动粗进退键，转动旋钮，将组织修平。

（4）调好欲切的厚度，根据不同的组织而定，原则上是细胞密集的薄切，纤维多细胞少的可稍厚切，贴片法一般在 5～10μm，漂片法（free floating）一般在 20～30μm。

（5）调好防卷板。制作冰冻切片，关键在于防卷板的调节，这就要求操作者细心，准确地将其调校至适当的位置。切片时，切出的切片能在第一时间顺利地通过刀防卷板间的通道，平整地躺在持刀器的铁板上。这时便可掀起防卷板，取一载玻片，将其附贴上。如为漂片法，则将切片捞于盛有 PBS 或固定液的容器中。

（二）冰冻切片 HE 染色步骤

（1）切片固定 30s～1min。

（2）水洗。

（3）染苏木精 3～5min。

（4）分化。

（5）于碱水中返蓝 20s。

（6）伊红染色 10～20s。

（7）脱水，透明，中性树胶封固。

（8）冰冻组织 1～2min，切片 1min，固定 1min，染色共 5min。总共在 10min 内完成快速制片过程，结果与石蜡切片不相上下。

在整个染色过程中注意不要让切片干涸，切片完全干涸，会使组织收缩和出现裂痕，即出现所谓的“龟裂”现象；也会使部分细胞核透明不良，看起来像黑色，即形成“黑核”。

（三）封片

切片染色后封片常用DPX或中性树胶，以DPX为宜。中性树胶可用二甲苯稀释。树胶过浓，封片时容易导致产生气泡；过稀，封片时易使胶外溢，影响美观，也会出现由于二甲苯挥发后缺胶的现象。

三、振动切片

用振动切片机（vibratome）可以把新鲜组织（不固定、不冷冻）切成20～400μm的厚片，以漂浮法在反应板内进行组织化学或免疫组织化学染色。因组织不冷冻，无冰晶形成也无组织抗原破坏，染色前又避免了组织脱水、透明、包埋等步骤对抗原的损害，故能较好地保留组织内脂溶性物质和细胞膜抗原。

振动切片尤其适用于免疫电镜观察，其基本操作是先将切片进行免疫组织化学染色、显微镜下检出免疫反应阳性部位，然后修整组织进行后固定，最后按电镜样品制备、脱水、包埋、超薄切片、染色观察等。另外，振动切片也常用于脑片制作等实验。

四、非切片法

（1）涂片：将组织样品涂抹于载玻片上，经染色后供显微镜下观察的标本图片称为涂片，如血液、骨髓的涂片等。

（2）压片：将组织处理成小块状，然后经化学药品软化和染色，再用盖玻片压封于载玻片上供显微镜下观察的标本图片称为压片，如运动终板等。

（3）磨片：将骨和牙齿等坚硬组织，不经脱钙和切片，直接在磨石上人工磨成大约50μm的薄片，贴附于载玻片上，再进行染色和封固。

（4）消化分离：将组织分离成小块，然后用相应的化学药品将其细胞间隙消化溶去，再用机械分离的方法使小块组织分离成单个而又完整的细胞，经染色后涂于载玻片上，封固后在显微镜下观察，如平滑肌分离标本、脊髓的运动神经细胞标本等。

（5）铺片：要观察的薄片组织用手工方法直接铺于载玻片上，然后固定和染色，在显微镜下观察，如肠系膜铺片、皮下组织铺片等。

（6）活体标本：观察标本加生理盐水后直接滴于载玻片上在显微镜下观察的标本，如精子的运动。

（7）整装标本：将胚胎或小动物经前期固定后整体封藏于盛满固定液的透明容器中，或者将胚胎整体取出后固定、脱水、透明和染色后封固于载玻片上。

（8）血管注射标本：将有色物质注射入血管或用酸或碱将血管周围的组织腐蚀后做成整体封藏的血管标本，或者经过一系列制片技术处理，封固于载玻片上，供显微镜下观察。

第二节　免疫组织化学技术

免疫组织化学技术（immunohistochemistry，IHC）是形态学研究领域最重要的方法之一，是利用免疫学最基本的抗原-抗体反应即抗原与抗体的特异性结合，通过使标记抗体的标记物（酶、荧光基团、金属离子、放射性核素等）呈色来确定组织内的抗原（多肽和蛋白质），并对其进行定位、定性或定量的研究方法。在细胞水平进行的免疫组织化学技术又称为免疫组细胞化学技术（immunocytochemistry，ICC）。ICC 与 IHC 的区别在于：前者是在既含有细胞也有细胞间质的组织切片上进行，可用于研究组织中细胞或间质内特定抗原的表达与分布；而后者主要是在尽可能去除了胞外基质的完整细胞上进行，如培养的细胞及血细胞涂片。

一、相关基本概念

（一）抗原

抗原（antigen）是一类能刺激机体的免疫系统发生免疫应答，并能与相应的抗体或致敏淋巴细胞在体外或体内特异性结合的物质。常有完全抗原和半抗原之分。半抗原是指能与相应抗体结合发生抗原-抗体反应但不能单独诱导人或动物体产生抗体的物质，它只有反应原性但不具有免疫原性，又称为不完全抗原。

（二）免疫原性

抗原刺激机体产生抗体和致敏淋巴细胞的特性，又称为抗原性。

（三）抗原决定簇

抗原分子表面的一小部分具有化学活性基团的区域，此区域与相应抗体中的某些部位是互补的。

（四）抗体

抗体（antibody）是使机体发生免疫应答的关键分子。机体受抗原刺激后，B 淋巴细胞活化、增殖、分化为浆细胞。由浆细胞分泌的一种能与相应抗原发生反应的球蛋白，它在免疫应答中通过免疫网络和各种调节机制发挥重要的免疫效应。

（五）多克隆抗体

多克隆抗体（polyclonal antibody，pAb 或 PcAb）简称多抗，为利用已知抗原免疫动物后所获得的免疫血清中所提取的免疫球蛋白，它的特异性相对低于单克隆抗体，但亲和力高。

（六）单克隆抗体

单克隆抗体（monoclonal antibody，mAb 或 McAb）简称单抗，为通过杂交瘤技术制备出的只针对一种抗原决定簇的抗体。经典的单克隆抗体为小鼠来源，但是目前已经有商品化的兔单克隆抗体、大鼠单克隆抗体面世，极大地推动了免疫组织化学技术的进程。

（七）基因工程抗体

利用基因工程技术，以抗体的分子结构、编码基因及抗体多样性产生机制为基础，有目的地对抗体基因进行改造和重组而人工合成的抗体。其特异性更高，针对性更强，更适于人肿瘤的导向治疗。

二、免疫组织化学技术中的抗体命名

免疫组织化学技术中要用到的抗体有多种来源。根据操作过程中的应用顺序分为一抗、二抗；根据来源有兔抗、羊抗、鼠抗等。

一抗是指在免疫组织化学技术操作过程中首先要用到的、滴加于组织或细胞标本上的抗体，以它来特异性识别待测抗原。它的命名是根据来源，即产生该抗体的动物种类而定的，如由兔血清制备的，称作兔来源的一抗，简称兔抗；如果是来源于羊（山羊或绵羊）则称作羊来源的抗体，简称羊抗，以此类推。目前用于生产一抗的动物主要有兔、羊、大鼠、小鼠、马，也有用猪、牛等动物的。

二抗是指能与特异性一抗结合的抗体。其制备过程是用某种动物的血清去免疫另外一种动物，然后经提取纯化而成。例如，用兔的血清作为抗原去免疫羊，然后从羊血清中分离得到抗兔的抗体，即为免疫组织化学技术中用到的羊抗兔。类似地，可以得到兔抗羊、兔抗小鼠、马抗兔、牛抗兔或马抗羊等。二抗常常用生物素进行标记，用以与相应的酶标复合物结合，然后进行显色反应以显示抗原的存在，也常在二抗上直接标记酶（如辣根过氧化物酶或碱性磷酸酶），故有生物素化的二抗、酶标记的二抗等称谓。

酶标记复合物是免疫组织化学反应中最后一步用的关键物质。通常是某种酶（如辣根过氧化物酶或碱性磷酸酶）与能和二抗上的标记物（如生物素）特异性结合的物质交联在一起形成的复合物。二抗上的标记物有其特异的结合物，如生物素化的二抗要用能与生物素特异性结合的卵白素-辣根过氧化物酶复合物或链霉菌卵白素-辣根过氧化物酶复合物与之相结合，地高辛标记的二抗要用能与其特异性结合的碱性磷酸酶复合物与之结合。上述不同的复合物有其相应的呈色剂，如辣根过氧化物酶的呈色剂为二氨基联苯胺（3, 3′-diaminobenzidine，DAB）（显色结果为棕黄色）、3-氨基-9-乙基咔唑（3-amino-9-ethylcarbazole，AEC）（显色结果为红色），而碱磷酶的呈色剂为 5-溴-4-氯-3-吲哚-磷酸盐（5-bromo-4-chloro-3-indolyl-phosphate，BCIP）、硝基蓝四唑（nitroblue tetrazolium，NBT）（显色结果为紫蓝色）等。

三、免疫组织化学技术的基本过程与分类

1. 免疫组织化学技术的基本过程

先将组织或细胞中的某些化学物质提取出来，以其作为抗原或半抗原去免疫实验动

物，制备特异性抗体；再用一抗来源动物 IgG 作为抗原去免疫动物制备第二抗体，并用酶（如辣根过氧化物酶、碱性磷酸酶等）或生物素等标记二抗，二抗通过一抗与前述抗原成分结合，将抗原信号放大；由于抗体与抗原结合后形成的免疫复合物是无色的，因此还必须借助于组织化学方法将抗原抗体反应部位显示出来。通过抗原-抗体反应及呈色反应，显示细胞或组织中的化学成分，在显微镜下可清晰地看见细胞内发生的抗原-抗体反应产物所在的位置，从而能够在细胞或组织原位确定某些化学成分的分布、含量。组织或细胞中凡是能作抗原或半抗原的物质，如蛋白质、多肽、氨基酸、多糖、磷脂、受体、酶、激素、核酸及病原体等，都可用相应的特异性抗体进行检测。

2. 分类

使用免疫组织化学技术必须借助特定的标记物，通过呈色反应，才能对抗原进行定性和定量的研究。

（1）根据标记物的不同，免疫组织化学技术可分为酶免疫组织化学技术、亲和免疫组织化学技术、免疫荧光细胞化学技术、免疫铁蛋白技术、免疫金-银细胞化学技术及免疫电子显微镜技术等。

（2）根据染色步骤的多少，可将免疫组织化学技术分为直接法（又称一步法）和间接法（包括两步法、三步法或多步法）（图 10-1）。

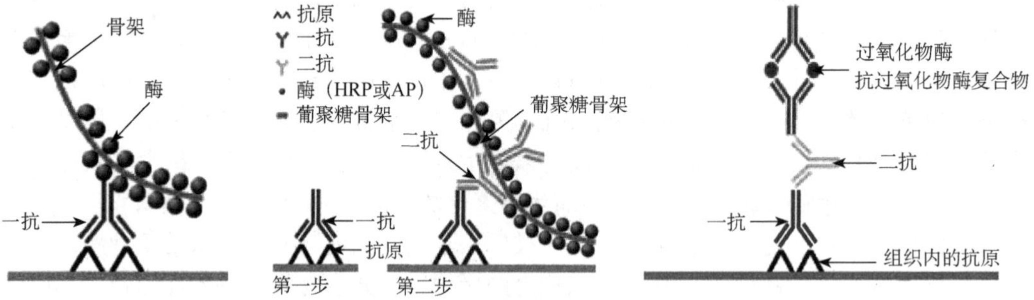

图 10-1　免疫组化的一步法、两步法和三步法示意图

不同的免疫组织化学技术各自具有独特的试剂和方法，但其基本技术方法是相似的，都包括抗体的制备、组织材料的处理、免疫染色、对照实验、显微镜观察等步骤。另外，为了研究靶抗原在亚细胞水平即特定细胞器内的定位和表达情况，双重和多重免疫组织化学标记技术也有重要的用途。

四、酶免疫组织化学技术

酶免疫组织化学技术简称酶标法，是目前应用最广泛的免疫组织化学技术之一，可分为非标记抗体酶法、酶标记抗体法和酶免疫电镜技术三种类型。其中，非标记抗体酶法是指酶与抗体之间是基于抗原抗体之间的免疫结合而形成复合物，主要有酶桥法、过氧化物酶-抗过氧化物酶（PAP）法、双桥法（double bridged technique）和碱性磷酸酶-抗碱性磷酸酶（alkaline phosphatase antialkaline phosphatase，APAAP）法等；而酶标记抗体法是指酶与抗体之间是基于二者的亲和力而通过共价键方式交联的，又称亲和连接法，如卵白素-生物素-过氧化物酶复合物（ABC）法以及链霉菌卵白素 - 生物素 - 过氧化物酶（SP）法等。

一般认为直接法的敏感性较差，所以目前应用较少，但是现在有的公司已经开发出了高效的多聚物取代了传统的标记酶，也获得了较好的结果，可用于直接法和间接法。免疫荧光法、放射免疫法、多聚物法和免疫金银法一般采用两步法，酶标法则以三步法为主，当然也有用两步法的。

（一）酶标免疫组织化学技术的基本原理

1. 直接法

用酶标记的特异性抗体直接与标本中的相应抗原反应结合，再与酶的底物作用产生有色的产物沉积在抗原抗体反应的部位，即可对抗原进行定性、定位及定量研究。

直接法简便、快速、特异性强，非特异性背景反应低。其缺点是每种抗原必须分别用其抗体的酶标记物，且敏感性较间接法低，在有了间接法之后就很少应用了。近年来经典的一步法被改良（如 EPOS 法），其敏感性和特异性都有了巨大的飞跃。

2. 间接法

先用未标记的特异性抗体（一抗）与标本中的相应抗原反应，再用抗特异性抗体的酶标记抗体与结合在抗原上的一抗（即特异性抗体）反应。例如，首先使用的抗原特异性抗体（一抗）是由兔产生的，则接下来使用的抗体（二抗）必须是酶标记的抗兔免疫球蛋白，常用的是羊抗兔 IgG 的酶标记物（即酶标羊抗兔 IgG），随后的操作与直接法相同，与底物反应、显色后将抗原的性质、部位和含量检测出来。间接法涉及一个能与组织抗原反应的未标记一抗（第一层）、能与一抗反应的标记二抗（第二层），需注意的是二抗必须是抗制备一抗的同种属动物的 IgG（种属抗体）。由于多个二抗分子能与一抗上的不同抗原位点结合产生信号放大作用，因此这种方法的敏感性比直接法高。另外，因为一个标记二抗能与多种产生于同一种属动物的一抗结合，所以其成本更低、应用也更广泛。

3. 非标记抗体法

包括酶桥法、PAP 法、双 PAP 法和碱性磷酸酶-抗碱性磷酸酶法等。

4. 酶标记抗体法

包括基于生物素-亲和素系统的卵白素 - 生物素-过氧化物酶复合物（ABC）法和链霉菌卵白素-生物素-过氧化物酶（SP）法，以及近年发展起来的一些新方法，包括多聚物系统和酪胺信号放大系统两大类。

（二）用于标记的酶

用于标记的酶包括辣根过氧化物酶（HRP）、碱性磷酸酶（alkaline phasphotase，AKP

或 AP）、葡萄糖氧化酶及植物凝集素等。

1. 辣根过氧化物酶

辣根过氧化物酶是最常用的一种标记酶。用 HRP 标记的抗体可用 DAB 或 AEC 显色，分别显示为棕黄色和红色，前者的显色产物稳定，可以经梯度乙醇脱水、二甲苯透明、DPX 或中性树胶封片后长期存放或再进行免疫电镜观察；后者形成的产物易溶于有机溶剂，只能用水溶性封片剂封片（用乙醇、二甲苯处理会使产物褪色），保存时间短，也不适合进行免疫电镜观察。

2. 碱性磷酸酶

碱性磷酸酶的分子质量为 HRP 的 2～3 倍，最适 pH 为 9.0～9.5，内源性 AP 较易消除，大部分均可被左旋咪唑（levamisole）抑制，但肠黏膜表面的内源性 AP 活性不受影响。选用不同的底物，可形成不同颜色的终产物，如以萘酚（As-Mx）和快蓝（fast blue，FB）为底物，生成蓝色沉淀；用快红（fast red，FR）代替 FB，形成红色不溶沉淀；用 BCIP/NBT 作为显色剂，其免疫阳性染色的结果为反差非常好的蓝黑色。

（三）酶免疫组织化学操作技术

以下讲述常用酶标免疫组织化学技术的实验操作过程，主要是基于作者实验室的操作程序，部分来自文献或试剂公司的操作手册。读者应该根据抗体、标本中抗原含量的多少及标本中抗原的特性等，通过预实验确定适合自己的操作程序。

1. 切片的准备

实验动物经过麻醉、灌注固定、取材、后固定、蔗糖脱水后行冰冻切片。对于成年脑组织，常采用漂浮法（free-floating），即将切片收集于 PBS 或 4% 多聚甲醛溶液备用。对于幼年脑组织或其他组织，常采用贴片法，即将切片贴于经过防脱片处理的载玻片上，室温风干或 37℃烘烤过夜或 60℃烘烤 1h 左右（视防脱片剂的优劣而定）。对于培养细胞，可将细胞在经过防脱片处理的盖玻片上培养 2～3d 至贴壁后，用 4% 多聚甲醛或冷丙酮固定 15min 左右，然后进行免疫组织化学染色。

石蜡包埋切片方法是大多数实验室的常规免疫组织化学制片方法，通过抗原修复多数抗原都能得到较好的显示。而且由于切片很薄，染色后容易通过复染清楚地显示组织结构，所以用石蜡切片进行免疫组织化学染色可以得到很好的效果，缺点是其处理起来较冰冻切片耗时长，而且载片需要进行防脱片处理，切片通常需要进行抗原修复。

2. 标本的固定

为了保持组织的结构与细胞形态，及时、足够的固定非常重要。不适当的或长时间的固定可能会显著削弱抗体的结合能力。一般来说，没有对所有抗原都非常理想的通用固定方法，但是大多数抗原都能在甲醛固定、石蜡包埋的切片上很好地显示出来。抗原修复技术的发明进一步增强了甲醛作为常规固定剂的功能。

有些抗原即使在温和的醛基固定液中也不能保存，在此情况下，组织应该被迅速冰冻于液氮然后用冰冻切片机切片而且不能用蔗糖脱水，切片保存于 −20℃或更低温度直至用冷丙酮或冷乙醇固定。固定后的切片可用标准免疫组织化学染色程序进行免疫染色。

3. 载玻片的防脱片处理

抗原修复过程中，由于高温、高压或酶消化等诸多因素的影响，极易造成脱片从而造成实验失败。为保证实验的正常进行，除了购买商品化的防脱载玻片外，也可选用 3-氨丙基三乙氧基硅烷（3-aminopropyltriethoxysilane，APES）、多聚赖氨酸（poly-L-lysine，PLL）等试剂对已清洗的载玻片进行处理。

4. 抗原修复

石蜡切片由于处理过程中会造成抗原交联而影响染色结果，故通常需要进行抗原修复以增强显色。多数抗原可以通过抗原修复试剂预处理改变醛基固定造成的蛋白质交联，得以良好暴露隐藏的抗原位点。抗原修复包括将甲醛固定、石蜡包埋的切片用抗原修复液热处理不同时间的热修复法（heat induced epitope retrieval，HIER）及针对膜抗原的酶修复法（proteolytic induced epitope retrieval，PIER）。

热修复法：将切片浸入特定的修复液，利用微波炉、高压锅、蒸汽炉或蒸汽锅等加热进行修复。10mmol/L 枸橼酸缓冲液（pH6.0）是最常用的抗原修复液，其他如饱和 NaCl 溶液、1mmol/L EDTA（pH8.0）、Tris-EDTA（pH9.0）等也有应用。

酶修复法：有的抗原尤其是膜抗原不适合用热修复，这种情况下应该采用酶消化的方法进行修复。酶修复法（如蛋白酶 K、胰酶、胰凝乳蛋白酶、胃蛋白酶、链霉蛋白酶或其他的蛋白酶）在恢复组织的免疫反应性方面都有不同程度的效果，但是可能会破坏某些表位及造成组织结构的破坏，因此需要通过预实验确定酶的浓度和孵育时间。

如果单一修复方法无效可以考虑上述两种修复方法的联合应用，尤其适合于免疫组织化学双重标记或多重标记。

（四）染色操作

免疫组织化学的染色方法有多种，本文主要介绍常用的方法及最新的一些研究进展。对于冰冻切片的漂片，常将切片放在培养细胞用过的 24 孔板内进行漂洗，抗体孵育则选用 EP 管或用有机玻璃特制的 24 孔孵育板（每孔最大容量 1ml），也可以用陶瓷做的 6 孔显色板（化学实验室常用）或临床检验中常用的 6 孔滴定板。

1. SP 法

SP 法是最常用的免疫组织化学方法之一，染色步骤如下。

（1）切片脱蜡及水化。

（2）抗原修复。采用热修复法或酶修复法，冷却至室温；自来水冲洗 5min。如果是冰冻切片或培养细胞则不需要这两步。

（3）0.01mol/L PBS 漂洗 3 次，每次 5min。

（4）阻断内源性过氧化物酶。一般用新鲜配制的 3% H_2O_2（市售 30% H_2O_2 加蒸馏水按 1∶9 混合即可），室温孵育 10～30min。

（5）0.01mol/L PBS 漂洗 3 次，每次 5min。

（6）如果是石蜡切片或冰冻切片的贴片，倾去切片上的液体，用小片滤纸或吸水纸小心地将标本周围擦干，注意勿伤及标本，然后标用免疫组化笔（PAP Pen）在标本周围划个圈。如果是漂片则省略此步。

（7）滴加 2%～5% 正常血清（与二抗同种属，用 PBS 稀释），于室温孵育 30min。

（8）甩去多余血清，加预定浓度的一抗，室温放置 1h 后于 4℃孵育过夜。对于核抗原或表达量较少的抗原，可能需要孵育 48h 或 72h。

（9）0.01mol/L PBS 漂洗 3 次，每次 5min。

（10）滴加即用型或稀释好的二抗，室温孵育 1min。

（11）0.01mol/L PBS 漂洗 3 次，每次 5min。

（12）滴加即用型或稀释好的 SP 复合物，室温孵育 1h。

（13）0.01mol/L PBS 漂洗 3 次，每次 5min。

（14）DAB 试剂盒显色 5min，阳性结果为棕黄色（也可以用 AEC 显色试剂盒显色，显色结果为红色）。

（15）PBS 或蒸馏水终止显色反应，5min。

（16）如有需要，可用苏木精或伊红等染料进行复染（指石蜡切片，冰冻切片复染的效果不理想）。

（17）透明，封片。如果用 AEC 显色则不能用乙醇脱水、二甲苯透明，只能用水溶性封片剂直接封片然后观察记录，颜色大约能维持一周。如果是 DAB 显色则可进行梯度乙醇脱水、二甲苯透明、DPX 封片，然后观察记录，可以较长时期保存而不褪色。

2. ABC 法、过氧化物酶-抗过氧化物酶抗体复合物（PAP）法与 Ultravision 法

ABC 法或 PAP 法的操作步骤同 SP 法，只是第 12 步 SP 复合物需要换为 ABC 复合物或 PAP 抗体。Ultravision 三步法操作与上类似，主要特色为 Ultra V 封闭试剂（封闭 5～10min 以阻断非特异背景染色，但是不要超过 10min，否则会减弱特异染色信号）及生物素化二抗多聚物（孵育室温 10～15min）。

3. 免疫金染色法

免疫金染色法（immunogold staining，IGS）是将用胶体金标记的间接抗体或蛋白 A 再与特异性抗体结合，在光镜下就可见红色的反应物出现，不需进行呈色反应。但该法要求金标抗体浓度高，价格较昂贵，既不经济同时也不够敏感。操作步骤如下。

（1）切片处理至一抗孵育完毕，步骤同上。

（2）1% 卵白蛋白封闭 10min。

（3）稀释金标抗体 37℃ 45min 或室温 1h。

（4）PBS 漂洗后用双蒸水漂洗 2 次。

（5）1% 戊二醛固定 10min 后用双蒸水漂洗 3 次。

（6）复染、甘油封片、观察。

（7）结果：胶体金结合部位呈红色。

4. EnVision＋

EnVision＋为两步法，标记的聚合物不含有生物素或卵白素，因而诸如肝脏、肾脏、淋巴组织及冰冻切片中的内源性生物素和卵白素导致的非特异染色显著降低甚至完全消除。该方法非常敏感，比传统的 PAP 法高约 20 倍，较 ABC 法或 SP 法高 7 倍左右。

主要步骤如下。①过氧化物酶封闭 5min。②蒸馏水漂洗后换缓冲液漂洗。③一抗孵育 30min。④缓冲液洗涤。⑤ EnVision 二抗（酶标聚合物 - 二抗）孵育 30min。⑥缓冲液漂洗。⑦ DAB 显色 5min。⑧其余步骤同 SP 法。

五、荧光免疫组织化学技术

荧光免疫组织化学技术是最早建立的免疫组织化学技术，基本原理是将已知的抗体或抗原分子标记上荧光素，当与其相对应的抗原或抗体起反应时，在形成的复合物上就带有一定量的荧光素，以此作为探针检查细胞或组织内的相应抗原，在荧光显微镜下就可以看见发出荧光的抗原抗体结合部位，从而可确定组织中某种抗原的定位，进而还可进行定量分析。

（一）用于标记的荧光染料

荧光素是最早用于免疫组织化学技术的标记物，是可以产生明亮荧光的染料物质。目前主要用于一步法（将荧光染料直接标记在一抗上，然后在荧光显微镜下观察或用于流式细胞仪分选）和二步法（将荧光染料标记在二抗上，然后在荧光显微镜下观察记录）。使用荧光显微镜必须要在暗室进行，点燃汞灯 5～15min，稳定后再开始观察；光源寿命有限，应集中观察，防止反复点燃，灯熄后应充分冷却才能再次点燃；标本染色后应尽快观察，存放在 4℃能延缓荧光衰减，一般能在 4℃保存一周左右，另外标本不能长时间暴露于紫外线。目前越来越多的实验室都在激光扫描共聚焦显微镜下观察、记录荧光染色情况，因为激光扫描共聚焦显微镜能够进行多种荧光的同时观察、记录，特别是能进行“光学切片”，能得到更美观的照片。

经典的荧光素主要有异硫氰酸荧光素（fluorescein isothiocyanate，FITC）、四乙基罗丹明（tetraethyl rhodamine B200，RB200）和四甲基异硫氰酸罗丹明（tetramethyl rhodamine isothiocyanate，TRITC）等。其他荧光染料有 R-藻红朊、B-藻红朊、C-藻青蛋白、cy2、cy3、cy5 和 cy7 等，它们均在流式细胞仪和激光共聚焦显微镜中广泛应用。此外，Alexa Fluor 系列荧光染料及与 Odyssey 荧光扫描仪配套的 700～800nm 红外、近红外荧光染料，都在广泛应用。

（二）荧光免疫组织化学染色技术的分类与染色步骤

按照抗原抗体反应的结合步骤，免疫荧光法可分为直接法和间接法。

1. 直接法

用荧光素标记的特异性抗体直接与相应的抗原结合，以检查出相应的抗原成分。这种方法操作简单，但是由于敏感性比较差，目前应用不是很广泛，主要用于标记细胞的流式细胞仪分选。主要步骤如下。

（1）染色：细胞 / 切片经固定后，滴加经适当稀释的荧光标记抗体，室温或 37℃孵育 30min。

（2）洗片：倾去未结合的荧光抗体，将标本浸入 pH7.2～7.4 的 PBS 中漂洗 2 次，每次 5min，再用蒸馏水漂洗 1min。

（3）封片、镜检。

2. 间接法

先用特异性抗体与相应的抗原结合，洗去未结合的抗体，再用荧光素标记的抗特异性抗体（抗种属抗体）与特异性抗体相结合，形成抗原-特异性抗体-荧光抗体的复合物。在此复合物上带有比直接法更多的荧光抗体，因此，此法较直接法灵敏，是目前主要应用的方法。

切片处理同前述 SP 法（应略去 H_2O_2 封闭步骤），一抗孵育完毕后用 PBS 漂洗 3 次，然后用荧光标记的二抗室温孵育 1h，经 PBS 漂洗后即可用甘油封片、荧光显微镜下观察记录或用激光共聚焦显微镜观察记录。

第三节　电 镜 技 术

电子显微镜技术（electron microscopy）简称电镜技术，目前已成为研究机体微细结构的重要手段。电子显微镜主要有以下几种类型：透射电子显微镜、扫描电子显微镜、分析电子显微镜、超高压电子显微镜、扫描探针电子显微镜等（图 10-2）。常用的电子显微镜有透射电子显微镜（transmission electron microscope，TEM）（简称透射电镜）和扫描电子显微镜（scanning electron microscope，SEM）（简称扫描电镜）。与光学显微镜相

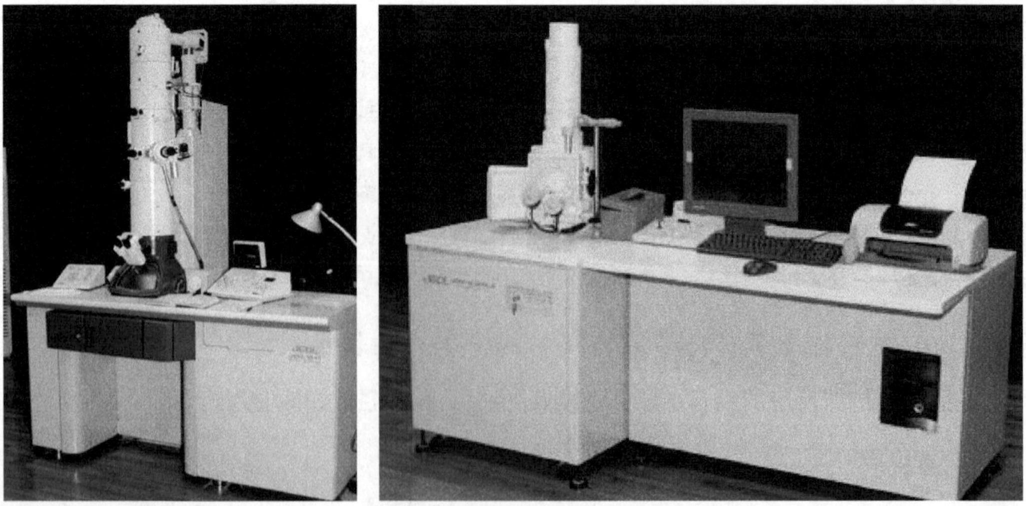

透射电子显微镜　　　　扫描电子显微镜

图 10-2　电子显微镜

比，电子显微镜用电子束代替了可见光，用电磁透镜代替了光学透镜，并使用荧光屏将肉眼不可见电子束成像。

一、透射电镜

透射电镜能观察细胞内各种细胞器和内含物等的超微结构。应用电镜观察细胞化学染色标本，称为电镜细胞化学技术；观察免疫组织化学染色标本，称为免疫电镜技术；电镜与放射自显影结合的方法，称为电镜放射自显影技术。

（一）原理

透射电镜是发展最早、应用最广、分辨率最高的电镜。它是以电子束透过样品经过聚焦与放大后所产生的物像，投射到荧光屏上或照相底片上进行观察。透射电镜的分辨率为 0.1～0.2nm，放大倍数可为 100 万倍。由于电子易散射或被物体吸收，故穿透力低，必须制备更薄的超薄切片（通常为 50～100nm）。其制备过程与石蜡切片相似，但要求极严格。要在机体死亡后的数分钟取材，组织块要小（$1mm^3$ 以内），常用戊二醛和锇酸进行双重固定树脂包埋，用特制的超薄切片机（ultramicrotome）切成超薄切片，再经乙酸铀和柠檬酸铅等进行电子染色。

电子束投射到样品时，可随组织构成成分的密度不同而发生相应的电子发射，如电子束投射到质量大的结构时，电子被散射得多，因此投射到荧光屏上的电子少而呈暗像，电子照片上则呈黑色，即高电子密度（electron dense）。反之，则是低电子密度（electron lucent）。生物组织经重金属盐染色后，组织中的某些结构与重金属结合，使得这些结构对电子的散射能力增强，从而增大了物像的反差，显示出清晰的结构。在荧光屏上显示的样品放大图像，可由照相装置摄影，制成永久性电镜照片。

（二）超薄切片的制备

TEM 用于观察细胞内部超微结构。电镜的放大倍数和分辨率比光镜大得多，其放大倍数为几万倍至几十万倍，分辨率可达 0.14nm。由于其电子束的穿透能力有限，因此电镜标本必须采用超薄切片，常用的超薄切片厚度是 50nm。超薄切片的制备过程与光镜切片相似，也要经过固定包埋、切片（超薄切片）和染色（重金属盐）等几个步骤，但制备过程要求更加复杂和精细，操作者必须认真对待每一步骤，任何环节的疏忽都可能导致制片失败。

1. 取材

取材要求新鲜，尽量保持组织结构完整，避免血液对组织的污染。由于电镜放大倍数高，如取材处理不好，会严重影响观察效果。基本原则是快（动作快）、准（部位准）、轻（动作轻）、小（体积小）。

2. 固定

常用的固定剂是戊二醛和锇酸。戊二醛是蛋白质交联剂，以固定蛋白质而保存细胞结构，对糖原也有良好的固定效果，而对脂类无明显作用。锇酸（osmium tetroxide，

OsO_4)，即四氧化锇，是电镜生物样品使用最广泛的固定剂之一，它主要与脂类起反应，对细胞的各种膜相结构及脂肪具有良好的保护作用。锇酸分子密度较大，经锇酸固定的组织，在电镜下能获得较好的电子反差。但也由于锇酸的分子比较大，扩散速度慢，多用于组织的后固定。锇酸还是强氧化剂，挥发性极强，其气体对人眼、鼻、喉黏膜有强烈的刺激作用，配制和使用应在通风柜内进行。

经戊二醛固定后的组织，电子反差不大，所以它不适于单独作为电镜样品固定液；锇酸对蛋白质和碳水化合物的保护作用较差，因此常与戊二醛配合使用，即“双重固定法”，这样才能更好地起到固定作用。

双重固定的步骤如下。

（1）初固定：用预冷的 2.5% 戊二醛（用缓冲液配制，pH7.2～7.4）或者 2% 多聚甲醛与 2.5% 戊二醛于 4℃下固定 2h 以上，液体量为样品的 40 倍左右。

（2）冲洗：用戊二醛固定后必须充分洗去组织内残留的醛，用与初固定液相同的缓冲液清洗 3 次，每次 20min。

（3）后固定：用 1% 锇酸（用缓冲液配制）于 4℃下固定 1～2h。

（4）冲洗：用双蒸水冲洗约 5min（室温，换液一次）后进行脱水。

也可采用灌注固定法，即通过血液循环的途径将醛类固定液灌流到所需固定的组织中，待组织硬化后，切取所需组织，再用锇酸进行固定。

3. 脱水

脱水在室温下进行即可，常用的脱水剂是乙醇或丙酮，采用递增浓度的方法多次脱水，使包埋剂能够进入组织中。急骤的脱水会引起细胞的收缩，因此脱水应缓慢逐步进行。脱水步骤如下。

（1）50% 乙醇或丙酮溶液脱水 10～15min。

（2）70% 乙醇或丙酮溶液脱水 10～15min。

（3）80% 乙醇或丙酮溶液脱水 10～15min。

（4）90% 乙醇或丙酮溶液脱水 10～15min。

（5）100% 乙醇或丙酮溶液脱水 20～30min，进行两次。

4. 浸透与包埋

浸透常使用环氧树脂包埋剂，它易浸入组织内并易硬化成固态，又能被切成 50nm 左右切片。包埋的目的是以包埋剂完全浸透到组织内部，经加温逐渐聚合成坚硬的固体，成为细胞结构的支架，能够承受切片时的各种力的作用，有利于超薄切片。理想的包埋剂应具备的条件是：黏稠度适中，有良好的切割性能；能经受电子束轰击，高温下不易升华和变形；透明度好，高倍放大时不应显示任何结构；对人体无害，便于操作。

常用的包埋步骤如下。

（1）入氧化丙烯：包埋液（1∶1），1h。

（2）入包埋液，2h 以上或过夜，期间换一次液体。

（3）将组织块移入包埋器，内填新鲜包埋液。

（4）在烤箱中聚合，35℃、45℃和 60℃各 12h。

5. 切片

要在电镜下获得高分辨率的图像的关键是超薄切片。超薄切片前一般要先做厚1～2μm的半薄切片以确定标本中最需观察的部位，然后把修好的包埋块置于超薄切片机上，用玻璃刀切成50～80nm的超薄切片，然后把切片放在有支持膜的铜网上。

6. 染色

超薄切片的染色是利用重金属与不同的组织细胞成分结合或附着，从而在电子束照射下形成不同的散射能力，以提高图像的反差。因此，超薄切片的染色也称为电子染色。常用的染色液有乙酸铀（uranyl acetate）和柠檬酸铅（lead citrate）。

乙酸铀又称乙酸双氧铀，是目前广泛使用的染色剂，它能和细胞内大多数成分相结合，主要是提高核酸、核蛋白和结缔组织纤维成分的反差，对糖原、分泌颗粒和溶酶体等也能染色，但对膜结构染色效果较差。柠檬酸铅染色也是目前最普遍使用的染色液，它具有很高的电子密度，对细胞超微结构均有广泛的亲和力，能提高细胞膜系统及其脂类的反差。

7. 观察与记录

经乙酸铀和柠檬酸铅等重金属盐染色后，置于电镜下观察，标本在荧光屏上呈黑白反差的结构影像。被重金属浸染的结构呈黑色，其电子密度高；反之，浅染的部分则电子密度低，这种染色称正染色。若被染结构着色浅而其周围部分成黑色，则称为负染色。

二、扫描电镜

与光学显微镜及透射电镜相比，扫描电镜具有以下特点：①能够直接观察样品表面的结构，样品的尺寸可大至120mm×80mm×50mm。②样品制备过程简单，不用切成薄片。③ 样品可以在样品室中做三度空间的平移和旋转，因此可以从各种角度对样品进行观察。④景深大，图像富有立体感。扫描电镜的景深较光学显微镜大几百倍，比透射电镜大几十倍。⑤图像的放大范围广，分辨率也比较高。可放大十几倍到几十万倍，它基本上包括了从放大镜、光学显微镜直到透射电镜的放大范围。分辨率介于光学显微镜与透射电镜之间，可达3nm。⑥电子束对样品的损伤与污染程度较小。⑦在观察形貌的同时，还可利用从样品发出的其他信号做微区成分分析。

（一）原理

扫描电镜主要是利用二次电子信号成像来观察样品的表面形态，即用极狭窄的电子束去扫描样品，通过电子束与样品的相互作用产生各种效应，其中主要是样品的二次电子发射。二次电子能够产生样品表面放大的形貌像，这个像是在样品被扫描时按时序建立起来的，即使用逐点成像的方法获得放大像。扫描电镜由电子枪内阴极加热后产生电子束流，经过栅极和阳极得到加速和会聚，再经过几组电磁透镜将电子束缩小为约10nm

的电子探针并冲击样品表面，激发出次级电子，即二次电子。二次电子的信号被收集、转换和放大后送至阴极射线管，在某一点上成像。在电子束行进的途中有一组电子偏转系统，可使电子探针在样品表面按一定顺序扫描，这一扫描过程与阴极射线管的电子束在荧光屏上的移动是同步的，因此当电子探针沿着标本表面一点挨着一点移动时，标本表面各点发射的二次电子所带的信息量加在阴极射线管的电子束上，在荧光屏上就扫描出一幅反映样品表面形态的图像，通过照相可把图像记录下来。

（二）扫描电镜样品制备

扫描电镜主要用于观察组织、细胞和器官表面的立体结构。扫描电镜的标本不是切片而是组织块，其制备步骤包括取材、固定、脱水和干燥、喷镀等几个过程。

1. 取材

取材要求新鲜，取材时动作轻巧，避免损伤组织表面。若样品表面覆盖有黏液、油脂及蜡质等分泌物时，需用生理盐水或缓冲液等清洗表面的非组织成分。

2. 固定

常用的固定剂有戊二醛、多聚甲醛和锇酸等，与透射电镜所用固定试剂相同。由于样品体积较大，固定时间应适当延长。

3. 脱水和干燥

组织脱水方法与超薄切片基本相同，由于样品体积较大因此时间必须要长。

4. 喷镀

喷镀是在组织表面镀一层导电物质（约 10nm），以使脱水、干燥后导电、导热性能差的生物组织表面具有较好的导电性和导热性。最常用的导电物质有金、银、铂等。常用的方法有一次法和二次法。前者仅镀一层金属；后者为先喷一层碳，再镀一层金属。喷碳主要是起加固作用。喷镀后待观察的标本应置于干燥器中保存。

5. 结果观察

在扫描电镜下进行观察。扫描电镜的景深长，样品表面的金属膜可提高其导电性和图像反差，在荧光屏上扫描成像，呈现富有立体感的表面图像，如纤毛、微绒毛、分泌颗粒等。

三、免疫电镜技术

免疫电镜技术是免疫化学技术与电镜技术结合的产物，是在超微结构水平研究和观察抗原、抗体结合定位的一种方法。它主要分为两大类：一类是免疫凝集电镜技术，即采用抗原抗体凝集反应，再经负染色直接在电镜下观察；另一类则是免疫电镜定位技术，该项技术是利用带有特殊标记的抗体与相应抗原相结合，在电子显微镜下观察，由于标准物形成一定的电子密度而指示出相应抗原所在的部位。免疫电镜的应用，使得抗原和抗体定位的研究进入亚细胞的水平。

免疫电镜技术的操作程序包括标本的处理、包埋与免疫标记、对照实验、结果的观察和解析等步骤。

（一）标本的处理

为了既能准确定位抗原甚至定量，又能观察到近似于生活状态下的细胞超微结构，必须选择合适的固定剂，慎重处理样品。

1. 取材

单细胞：培养细胞或血细胞应随用随取。悬浮培养细胞可先离心（800r/min，5min），用 PBS 洗 1 次后进行固定。贴壁细胞则可先将其培养在玻片上，用 PBS 轻轻冲洗后立即固定，也可用胰酶将细胞消化下来，按悬浮培养细胞的制备方法制备。

组织：取组织块时做到越快越好，最好在没有停止血流前就取材。若观察的对象为肺、大脑、脊髓或内分泌器官等比较柔软的组织，应先做灌注固定，再用锐利的刀片将其切成约 2mm×2mm×1mm 大小的组织块，切时要避免挤压与牵拉，然后投入固定液中继续固定。

2. 固定

固定剂常会对抗原的活性产生不同程度的影响，为了保存细胞的超微结构和抗原的活性，应通过预实验，确定固定剂的种类、浓度、温度、pH 及固定时间和方式，可用已知效价的抗原进行试验，选择合适的固定方法。常用的免疫电镜标本固定液如下。

（1）多聚甲醛-戊二醛固定液（简称 PG）：1% 多聚甲醛对组织细胞的抗原性影响不大，若加入超过 0.1% 戊二醛，抗原性就会迅速减弱；当戊二醛的浓度低到 0.01%～0.05% 时，对抗原性的影响便不显著，而细胞超微结构的保存也可获得很大改善。所以推荐用 1% 多聚甲醛加 0.01%～0.05% 戊二醛作为免疫电镜标本的固定剂，固定时间为 4～5h。对有些抗原性较强的标本，也可采用 4% 多聚甲醛加 0.05%～0.5% 戊二醛进行固定。某些抗原对戊二醛极其敏感，固定液只能用 2%～4% 多聚甲醛而不能加戊二醛。

（2）过碘酸盐-赖氨酸-多聚甲醛混合固定液（简称 PLP）：PLP 含 0.01mol/L 过碘酸钠、0.075mol/L 赖氨酸、2% 多聚甲醛及 0.037mol/L 磷酸缓冲液。其机制是借助过碘酸盐氧化抗原，一般为糖蛋白的糖类部分，使其羟基变为醛基，这样赖氨酸的双价氨基就能与醛基结合从而把抗原交联起来。由于大多数组织抗原含蛋白质与糖类，抗原决定簇位于蛋白质部分，该固定剂有选择性地固定糖类，这样既稳定了抗原，又不影响抗原决定簇与抗体的结合。加入低浓度的多聚甲醛则能稳定蛋白质与脂类。

（3）苦味酸-多聚甲醛-戊二醛固定液（简称 PAPG）：PAPG 含 4% 多聚甲醛、15%（*V*/*V*）苦味酸、0.5% 戊二醛，pH 为 7.3。苦味酸穿透迅速，可在不影响抗原活性的前提下固定蛋白质，改善对膜和胞质的保存。特别是不能采用高浓度的戊二醛与锇酸做后固定时（如包埋后的免疫标记），在前固定液中加入苦味酸对超微结构的保存有很大帮助。

在固定方法与时间选择上，灌注固定是固定效果最好的方式，能使超微结构得到很好的保存。以大鼠为例，麻醉后，用注射针头经左心室向主动脉灌注固定液，静脉压为 120mmHg，在 5～15min 内每 200g 体重灌注 150ml 固定液。也可将手术或灌注后切成的标本块浸泡在固定液中固定，浸泡固定时间常为 2～5h。对游离细胞，固定时间为 0.5～1h。

（二）包埋与免疫标记

根据免疫标记与标本包埋之间的不同关系，可分为包埋前免疫标记、包埋后免疫标记和不用包埋的冷冻超薄切片免疫标记。应该根据具体的标本、抗原的部位及性质并结合实验室的具体条件选择恰当的方法。这三种免疫标记方法都包括非特异性位点的封闭、抗体与抗原特异性结合的免疫反应、反应部位的示踪显示等基本步骤，即免疫组化反应与检测。

常用包埋剂有环氧树脂包埋剂和低温包埋剂。环氧树脂本质是疏水性的，在包埋前样品必须先进行完全脱水，然后在温箱中进行热聚合。热聚合会使大多数抗原变性，因此该包埋剂不适用于包埋后免疫标记。

1. 包埋前免疫标记

优点一是切片在免疫标记前不经锇酸固定、脱水、树脂包埋及高温聚合的过程，抗原活性不会受到上述过程的影响，而且抗原暴露充分，标记的阳性率高，非特异性反应少。二是免疫标记后还可进行半薄切片，在免疫反应阳性部位做定位超薄切片，进一步提高电镜的检出率。三是免疫标记完毕后，用戊二醛与锇酸再次固定组织，可使抗原抗体的结合更加牢固，并有利于膜结构的保存。

包埋前免疫标记主要用于细胞膜表面抗原的免疫定位，以及用于某些易被脱水剂和树脂成分溶解和变性的抗原的检测。包埋前免疫标记细胞内抗原受到标记抗体的穿透性限制，为了提高对细胞内抗原的标记率可以采取以下措施。

（1）厚切片：进行包埋前免疫标记，需将固定后的组织厚切片（单细胞团不需厚切片），以利于标记抗体的穿透。

（2）冰冻切片：用恒冷箱冰冻切片机将固定后的组织块切成 8μm 左右的厚片。将切下的厚片放入盛有 PBS 的小玻璃瓶内备用。也有的将厚片直接贴在载玻片上进行免疫标记，这样做虽然操作比较方便，但因抗体只能与厚片的一面接触，所以会在一定程度上影响标记的阳性率。

（3）振动切片：可以切出 20～400μm 的厚片，免疫电镜用只需 20～80μm 的切片。振动切片的优点是可以避免冰冻对组织带来的损害，但它切出来的切片过厚，即使在使用穿透剂的条件下，免疫试剂也仅能穿透切片表面 8～9μm，而更深层的组织就不易被标记。

（4）增加细胞膜的通透性：用 0.01% 皂苷（Saponin）或 0.1%Triton X-100 等活性剂处理 5～8min，以增加细胞膜的通透性。但这些化学物质会对超微结构产生一定程度的破坏，所以应根据不同的组织或细胞，严格控制活性剂的应用浓度与时间。也可用冻融的方法增加细胞膜通透性，标本先进行防冰晶处理（厚片在含 15% 甘油、20% 蔗糖的 PBS

中振摇沉底），在液氮中速冻 0.5～1min 后用 PBS 迅速回温。

2. 包埋后免疫标记

指组织标本经固定及树脂包埋，制作成超薄切片后再进行免疫化学标记的方法，此方法多用低温包埋剂，如 Lowicryl 系列包埋剂、LR White 包埋剂和 LR Gold 包埋剂。这三种包埋剂均能在低温下（−80～−35℃）用紫外光（波长 315～360nm）进行聚合，避免了高温对抗原性的负面影响，提高了阳性标记率，而且对胶体金的非特异性吸附少，对温度敏感的抗原应选择使用低温包埋剂。

包埋后免疫标记具有超微结构保存较好、方法简便可靠、阳性结果重复性高的优点，可对同一组织块的连续切片做各种对照免疫标记，能十分准确地解释免疫标记结果，而且还能在同一张切片上进行多重免疫标记，尤其适合于颗粒性标记物（胶体金标记）的免疫化学定位标记，是目前应用最广的免疫电镜技术。但是该方法也有明显的缺点，抗原在脱水、浸透及树脂包埋过程中可能被破坏，且抗原被树脂遮盖不易与抗体接触，使免疫标记的阳性率下降，尤其是后固定剂锇酸对抗原的破坏较严重。

第四节 激光扫描共聚焦显微镜技术

光学显微镜作为细胞生物学的研究工具，可以分辨出小于其照明光源波长一半的细胞结构。随着光学、视频、计算机等技术飞速发展而诞生的激光扫描共聚焦显微镜（laser scanning confocal microscope，LSCM），则使现代显微镜有能力研究和分析细胞在变化过程中的结构，特别是在活细胞离子含量变化的定量检测、完整细胞的三维立体结构图像重建等方面，是传统的光学和电子显微镜望尘莫及的。

Minsky 于 1957 年提出了共聚焦显微镜技术的基本原理，并获得美国的专利。Egger 和 Petran 于 1967 年成功地应用共聚焦显微镜产生了一个光学横断面。1977 年，Sheppard 和 Wilson 首次描述了光与被照明物体的原子之间的非线性关系和激光扫描器的拉曼光谱学。1984 年，Bio-Rad 公司推出了世界上第一台共聚焦显微镜商品，型号为 SOM-100，扫描方式为台阶式扫描，1986 年推出的 MRC-500 改进为光束扫描，用作生物荧光显微镜的共聚焦系统。1987 年，White 和 Amos 在 *Nature* 发表了 “Confocal Microscopy Comes of Age”，标志着 LSCM 已成为进行科学研究的重要工具。随后 Zeiss、Leica、Meridian 等多家公司相继开发出不同型号的共聚焦显微镜。随着技术的不断发展和完善，产品的性能也不断改进和更新，应用的范围也越来越广泛。

一、激光扫描共聚焦显微镜技术原理

1. 成像原理

LSCM 采用激光束作光源，其成像原理如图 10-3 所示。激光器发出的激光束经过扩束透镜和光束整形镜，变成一束直径较大的平行光束，长通分色反射镜使光束偏转 90°，经过物镜会聚在样品上，对标本内焦平面上的每一点进行扫描，样品中的荧光物质在激光的激发下发射沿各个方向的荧光，一部分荧光经过物镜、长通分色反射镜、聚焦透镜会聚在聚焦透镜的焦点处，通过探测针孔时产生聚焦，聚焦的光被光电倍增管探测收集，并将信号输送到计算机，在彩色显示器上显示图像。

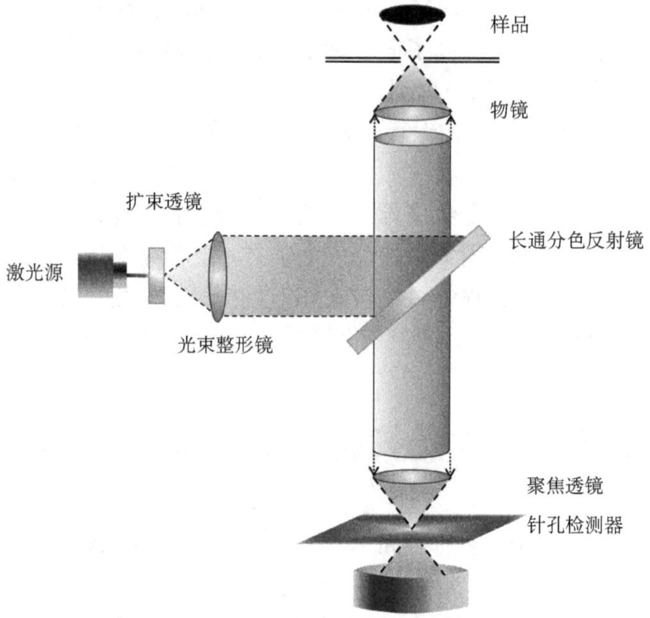

图 10-3　激光扫描共聚焦显微镜成像原理

因此，只有在物镜的焦平面上发出的荧光才能穿过探测针孔到达检测器，焦平面以外区域射来的光线在检测小孔平面是离焦的，不能通过小孔。由于物镜和聚焦透镜的焦点在同一光轴上，照明针孔与探测针孔相对于物镜焦平面是共轭的，焦平面上的点同时聚焦于照明针孔和发射针孔，焦平面以外的点不会在探测针孔处成像，即共聚焦。以激光作光源并对样品进行扫描，在此过程中进行两次聚焦，因此这种显微镜称为激光扫描共聚焦显微镜。在成像过程中，针孔起着关键作用，针孔直径的大小不仅决定是以共聚焦扫描方式成像还是以普通光学显微镜扫描方式成像，而且对图像的对比度和分辨率有重要的影响。

2. LSCM 的工作原理

点光源照射样品产生的激发光斑被探测器以共轭的形式接收于焦平面，计算机以像点的方式将被探测点显示在计算机屏幕上。为产生一幅完整图像，可通过计算机控制的步动电动机带动显微镜移动，以实现在同一焦平面上的逐点扫描。同样，也可以通过沿 *Z* 轴方向逐渐改变焦平面，来完成对样品不同层面的扫描。从而可实现对细胞或组织厚片进行类似 CT 断层扫描的无损伤连续光学切片。连续光学切片经过计算机三维重建的处理，能够从任意角度观察标本的三维剖面或整体结构。

3. LSCM 相对光学显微镜的优点

传统的光学显微镜使用的是场光源，由于光散射，在所观察的视野内，样品上的每一点都同时被照射并成像，入射光照射到整个细胞的一定厚度，位于焦平面外的反射光也可通过物镜成像，使图像的信噪比降低，影响了图像的清晰度和分辨率。此外，传统的光学显微镜也只能对局部做平面成像。

LSCM 的图像是以电信号的形式记录的，所以可以采用各种模拟的和数字的电子技术进行图像处理。

LSCM 利用共聚焦系统有效地排除了焦点以外的光信号干扰，提高了分辨率，显著改善了视野的广度和深度，使无损伤的光学切片成为可能，达到了三维空间定位。

由于 LSCM 能随时采集和记录检测信号，为生命科学开拓了一条观察活细胞结构及特定分子、离子生物学变化的新途径。

LSCM 还具有图像处理功能和细胞生物学功能，前者包括组织光学切片、三维图像重建、细胞物理和生物学测定、荧光的定量定位分析及离子的实时定量测定；后者包括黏附细胞的分选、激光细胞显微外科及光陷阱技术、荧光漂白恢复技术等。

二、激光扫描共聚焦显微镜的应用

共聚焦显微镜技术随着荧光探针及激光器的迅速发展，已越来越被广泛地应用于生物医学各个研究领域。

1. 荧光的定量定位分析

激光扫描共聚焦显微镜可对单标、双标或三标的细胞及组织标本或活细胞荧光进行定量定位分析。利用激光扫描共聚焦显微镜可以获得生物样品高反差、高分辨率、高灵敏度的二维图像，可对细胞形状、周长、面积、平均荧光强度及细胞内颗数等参数进行自动测定。也能测定细胞光学切片的物理、生物化学特性的变化，如细胞的溶酶体、线粒体、内质网、细胞骨架、结构性蛋白质、DNA、RNA、胞内离子和受体分子等细胞内特异结构的含量、组分、分布及扩散等，进行准确的定性、定量、定时及定位分析。

此外，适用于高灵敏度快速的免疫荧光测定，可以准确监测抗原表达、荧光原位杂交斑点，细胞结合和杀伤及定量的形态学特性并做定量分析，以揭示诸如肿瘤相关抗原表达的定位及定量信息。

2. 细胞间通信的研究

在多细胞生物体中，细胞间相互影响和控制的生物学过程称为细胞间通信。动物细胞中由缝隙连接介导的细胞间通信被认为在细胞增殖和分化中起非常重要的作用。应用激光扫描共聚焦显微镜可测量由缝隙连接介导的分子转移，研究肿瘤启动因子和生长因子对缝隙连接介导的细胞间通信的抑制作用，以及胞内传递细胞调控信息的一些离子或小分子物质如 Ca^{2+}、H^{+}和 cAMP 等对缝隙连接的调节作用。

3. 黏附细胞的分选

细胞分选有两种方式：①激光消除法。适用于数量较多的细胞的分选，即在特制的培养皿上有两类细胞，一类是未荧光染色的细胞群，另一类是荧光染色的细胞群，利用高能激光把染色的细胞群杀灭，而把未染色的活细胞群保留并且继续培养。② Coolie-Cutter TM 法。它是 Meidian 公司专利技术，适用于数量较少的突变细胞、转移细胞和杂交瘤细胞，即利用高能量激光于底部带膜的特制培养皿上在欲选细胞周围切割成八角形的几何形状，而非选细胞则因在该几何形状之外而除去。

4. 组织光学切片及三维图像重建

共聚焦成像利用照明点与探测点共轭这一特性，可有效抑制同一焦平面上非测量点的杂散荧光及来自样品中非焦平面的荧光，因而具有深度识别能力及纵向分辨率，可看到较厚生物标本的细节，以一个微动步进马达，可以逐层获得二维光学横断面图像，所以被形象地称为“显微 CT”。对得到的完整活的或固定的细胞及组织的系列激光切片，经计算机图像处理及三维图像重组，可以合成其三维立体结构，并可从各侧面直观地进行形态学观察。也可以借助改变照明角度来突出其特征，产生更生动逼真的三维效果。三维重建后可以揭示亚细胞结构的空间关系。

5. 动态荧光测定

主要用于细胞内 Ca^{2+}、H^{+} 或其他细胞内离子的测定和分析。利用诸如 Indo-1、Fluo-3 等多种荧光探针，可对细胞内各种离子的含量及动态变化做毫秒级定时定量分析。可以直接得到大分子的扩散速率，能定量测定细胞溶液中 Ca^{2+} 对肿瘤启动因子、生长因子及各种激素等刺激的反应，以及使用双荧光探针 Fluo-3 和 CNARF 进行 Ca^{2+} 和 H^{+} 的同时测定。如需定量细胞内 Ca^{2+} 浓度，可联合使用 Fluo-3 和 Fura-2。Fura-2 是一种独特的 Ca^{2+} 荧光探针，荧光强度随着 Fura-2 和 Ca^{2+} 结合的增加而减少，即荧光强度与游离钙浓度成反比，与 Fluo-3 正好相反。因此，二者联合使用，不仅提供一种定量细胞内 Ca^{2+} 浓度的比例方法，还可增加 Ca^{2+} 检测的灵敏度。

6. 膜电位及细胞膜流动性测定

以往测定膜电位多用微电极直接插入法测量，不仅操作麻烦，而且对细胞也是一种损伤。激光扫描共聚焦显微镜则可利用荧光探针在细胞膜内外分布的差异测出膜电位，不但可以观察细胞膜电位的变化结果，更重要的是可以用于连续动态监测膜电位的迅速变化。

LSCM 的配套软件设计了用于细胞膜流动性定量和定性分析的工具。细胞膜荧光探针受到极化光线激发后，其发射光极性依赖于荧光分子的旋转，而这种有序的运动自由度依赖于荧光分子周围的膜流动性，因此极性测量间接反映细胞膜流动性，激光扫描共聚焦显微镜利用专用计算机软件可对细胞膜的流动性进行定量和定性分析。这种膜流动性测定在膜的磷脂酸组成分析、药物效应和作用位点、温度反应测定和物种比较等方面有重要作用。

7. 激光细胞显微外科及光陷阱技术

激光扫描共聚焦显微镜将激光作“光子刀”使用，借此来进行如细胞膜瞬间穿孔，切除线粒体、溶酶体等细胞器，染色体切割，神经元突起切除等一系列细胞外科手术。光陷阱技术利用激光的力学效应将一个微米级大小的细胞器或其他结构钳于激光束的焦平面，也可称为光钳。利用光钳移动细胞的微小颗粒和结构（如染色体、细胞器）进行细胞融合、机械刺激及细胞骨架弹性测量等。

8. 荧光漂白恢复（FRAP）技术

此技术借助于高强度脉冲式激光照射细胞的某一区域，从而造成该区域荧光分子的光淬灭，该区域周围的非淬灭荧光分子将以一定速率向受照区域扩散。用激光扫描共聚焦显微镜可直接对此扩散速率、恢复速度进行检测，由此揭示细胞和各种变化的机制，因而可以研究细胞骨架构成、核膜结构和大分子组装等。应用该技术也可以测定活细胞的动力学参数。

9. 光活化技术

生物体内许多重要的活性物质和化合物均可形成笼锁化合物，在处于笼锁状态时，其功能被封闭，而一旦被特异波长的瞬间光照射后，光活化解笼锁，使其恢复原有活性和功能，在细胞的增殖、分化等生物代谢过程中发挥功能。激光扫描共聚焦显微镜具有光活化测定功能，可以控制使笼锁探针分解的瞬间光波长和照射时间，从而达到人为控制多种生物活性产物及其他化合物发挥功能的时间和空间作用，也称笼锁-解笼锁测定。

10. 多光子技术

多光子技术就是使一个荧光分子同时吸收两个或两个以上光子的技术，这样就可以利用数个低能光子同时释放的能量代替单个高能光子的作用。通过这项技术，可以采用长波长激发光达到短波长激发光的激发效果，尤其是不需要使用紫外光源而达到检测紫外探针的目的。其主要特性表现为：①长波长激光尤其是红外激光穿透力强，使我们能观察样品更深层的细节。②由于低能光子的能量只有在焦面处才增强到能够激发出荧光，因此大大减小了光束所经过的细胞或组织部分的光漂白现象，使被检测细胞所受的光损伤大大减小，从而延长了对活体的观察时间。

三、激光扫描共聚焦显微镜的发展与展望

1. 超高分辨率显微术

传统的光学显微镜在分辨率上存在一个极限值。其理论最高分辨率为 200nm，又被称为阿贝极限。当分辨率小于 200nm 时，显微镜中的点便变得不可分辨。而突破 200nm 光学极限的显微技术则被称为超高分辨率或纳米显微技术（nanoscopy）。通过将受激发射

损耗显微术、光激活定位显微技术、随机光学重建显微法、饱和结构照明显微技术与激光共聚焦显微镜相结合，其最大分辨率可达到横向 20～30nm，纵向 50nm。突破光学极限的显微技术使研究人员可直接观察到细胞内部结构及其动态变化，从而更加深刻地认识生命活动。然而，目前超高分辨率显微术的推广应用还面临着以下的难题，如超高分辨率显微术无法观察内源表达的蛋白质，无法量化白质，同时超高分辨率显微术不适合于观察活细胞等。

2. 光电关联显微技术

光电关联显微技术通过将荧光照片与电镜照片相叠加，在一张图片中得到荧光标记的功能物质信息和电镜的高分辨结构信息。传统的激光扫描共聚焦显微镜通过荧光标记，来获得蛋白质位置、功能等彩色图像信息。但是受到光衍射作用的影响，激光扫描共聚焦显微镜极限分辨率在亚微米级别。而电镜能够提供黑白的灰度图以显示物质的高分辨结构信息。通过短波长的电子束作为光源，电镜样品仓保持真空从而减少气体分子对电子散射的影响，极限分辨率提高到纳米级别。二者的缺点又互为对方的优点，光电关联显微技术能够有效结合两者的优势，进而使研究人员在一台显微镜中便可获得物质高分辨结构信息和荧光标记的物质功能信息。

综上所述，随着超高分辨率显微术和光电关联显微技术的不断发展，激光扫描共聚焦显微镜将着力于向更高的分辨率、更快的扫描速度、更强的兼容性、更低的光毒性和光漂白效应等方面发展。下一代激光扫描共聚焦显微镜将不仅为研究人员提供更加精细的细胞静态结构图像，也能记录以长时间的细胞活动影像，为细胞的生命活动提供海量的结构和功能信息，最终强有力地推动生命科学研究进入新的层次。

第五节　双光子荧光显微成像技术

双光子显微成像技术是近年发展起来的一种新型非线性光学成像方法，具有成像深度大、空间分辨率高、损伤小等优点。由于其优异的特性，已经广泛用于生物活细胞、组织的长时间动态三维成像。1990 年，美国康奈尔大学 Denk 等将双光子激发原理运用于荧光激发系统，制造出了世界上第一台双光子扫描显微镜，用于生物学观测。1997 年，美国伯乐公司首次制造出商业化的双光子显微镜，由于其具有低细胞损伤、大成像深度和可用于活细胞的长时间三维成像等优点，双光子激光扫描显微镜很快被应用于神经信号传导、生物代谢过程及药物研究。

一、技术原理

双光子荧光显微成像技术是结合了激光扫描共聚焦显微镜和双光子激发技术的一种新技术。双光子激发的基本原理如下：在高光子密度的情况下，荧光分子可以同时吸收 2 个长波长的光子，两个光子可以是相同波长的，也可以是不同波长的，但必须是同时吸收（两个光子达到激发分子的时间间隔小于 1fs）。先吸收一个光子的能量并跃迁到一个虚拟的中间态，然后再吸收一个光子的能量跃迁到激发态（图 10-4）。在经过一个很短的所谓激发态寿命的时间后，发射出一个波长较短的光子。其效果和使用一个波长为长波长一半的光子去激发荧光分子是相同的。由于光子的能量和波长特性成反比，因此这两个光子的波长约是常规单光子激发光的两倍。例如，700nm（红光）的双光子可以激发吸收峰在 350nm 附近（紫外）的荧光染料产生更低能量的光，如蓝光或绿光。这项独特的应用表明，长波光可用于激发荧光团产生更短波长的荧光。

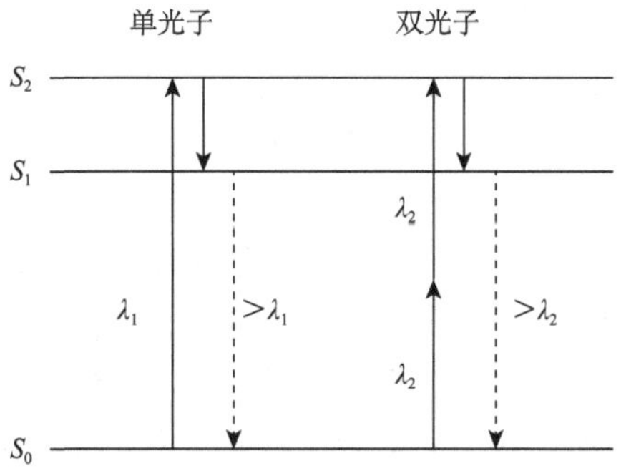

图 10-4　单光子与双光子荧光激发过程示意图

S_0、S_1、S_2 表示光子能级；λ_1、λ_2 表示光子波长

荧光分子对光子吸收强弱通常用吸收截面来表示，其大小反映荧光分子吸收光子的能力。双光子的吸收截面一般为 1～10^4GM。普通分子发生双光子吸收的概率很小，且只有在光束聚焦的焦点附近极小区域内才可能同时吸收两个光子，不需要共聚焦针孔便可实现三维高分辨成像。同时，激发光光子能量减为单光子激发时的 $1/n$，故波长约为单光子激发波长的 n 倍，可采用近红外超快激光作为激发光源。长波长的近红外光比短波长的光对细胞毒性小，只有在焦平面上才有光漂白和光毒性，且样本穿透更深，故双光子显微镜比单光子显微镜更适合用来观察厚标本。

二、实验系统构成及实验流程

1. 实验系统构成

实验中所使用的装置（图 10-5）及软件主要如下。

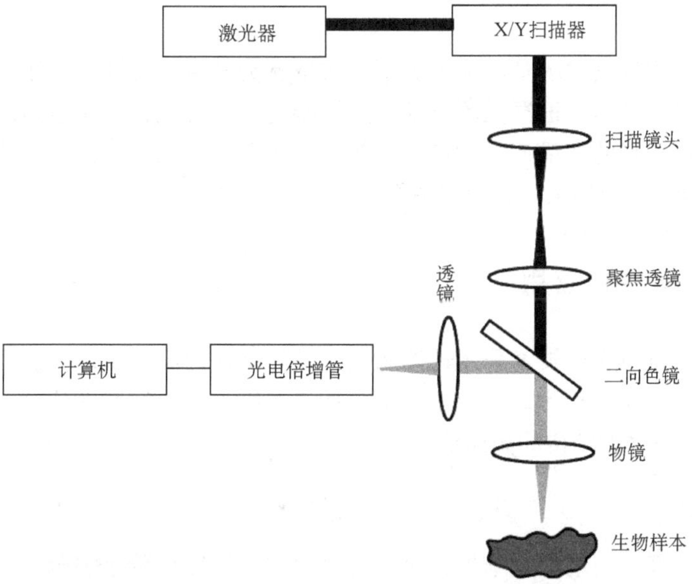

图 10-5　双光子显微镜成像系统组成示意图

（1）飞秒可调谐激光光源：掺钛蓝宝石固体激光器。这种激光器发出的激光具有很高的峰值能量和很低的平均能量，其脉冲宽度只有100fs，而其频率可以达到80～100MHz。它可以在脉冲峰值时产生巨大的能量，但其平均能量较低，不会损害标本。

（2）二向色镜：亦称双色镜、分束镜，这是一种光学镀膜玻璃，其特点是对一定波长的光几乎完全透过，而对另一些波长的光几乎完全反射，因此可以对入射激光形成很好的拦截作用。

（3）发射滤光片：包括短波滤光片与带通滤光片。根据实验需求可选择不同波长的滤光片，如短波滤光片对400～660nm的光透过率高达99%。

（4）扫描振镜（galvanometric scanner）：由于双光子激发的特点是荧光信号绝大多数只来自聚焦点上很小空间，为了形成一幅二维图像，必须将激光按照一定的顺序偏转扫描。线性振镜的特点是光束偏转角度与所加的电流成正比。将一对振镜垂直布置，其中一个振镜沿X轴快速往复扫描，另一个振镜沿Y轴慢速往复扫描并将X轴扫描线均匀分布到二维平面上，形成了基本的全幅图像扫描模式。

（5）物镜：决定显微镜的分辨率和成像清晰程度的主要部件。数值孔径是物镜的主要技术参数，是判断物镜性能高低的重要标志，与物镜的放大倍数、工作距离和景深有直接关系。一般来说，它与分辨率、放大率成正比，焦深与数值孔径的平方成反比，数值孔径增大，视场宽度与工作距离都会相应地变小。

（6）光电倍增管：将微弱光信号转换成电信号的真空电子器件，具有高增益、低噪声、高频响应和大信号接收特征。

（7）利用C语言编写扫描控制软件：在控制平移台移动的同时，记录各点坐标值及对应坐标位置的输出电信号。

（8）固定的载物台：配备固定载物台的双光子显微镜能提供最佳的机械稳定性，将电噪声干扰减至最低，承载标本及活体头部固定动物。

2. 实验流程

双光子荧光显微成像的基本流程如下：将带有荧光标记的样本置于载物台上，选择合适物镜，开启激光器。根据实验要求，选择特定激发波长，调整合适的荧光强度确定观察视野，设置适当的扫描速度和扫描分辨率，上下调整焦距，设置扫描时间，观察各通道合成的图像。实验结束后，保存图像数据，离线分析。

三、双光子技术的应用

双光子荧光显微成像技术采用长波激发，具有良好的深部组织穿透性，能对组织深层次成像，适用于在体检测，其应用范围包括追踪细胞和亚细胞的运动，监控稀有细胞活动事件，并记录微细结构的高速信号。

1. 神经系统

脑拥有十分复杂而动态的结构，研究对象的空间尺度从单个突触（约1μm）到神经回路（cm级），而时间尺度可从通道的开闭（＜1ms）到长时程记忆（可长达数年）。神经元树突和树突棘很小，而神经电生理信号的变化又非常快，如膜电位或离子浓度的瞬变，这使得对这些结构的功能研究必须使用高时空分辨率的记录方法。双光子荧光成像技术能准确确定细胞内微电极的位置，能够探测到胞体、树突甚至单个树突棘的活性。1999 年，Maine 用双光子显微镜观察了完整神经组织的高分辨荧光图像，可看到脑组织神经细胞单个树突棘中的钙离子活体动态分布。1997 年，Eilers 用这一技术研究了神经元树突的信号整合，实现了动物在体脑成像及在体树突棘活动的高速、高效解析等。

2. 免疫系统

机体免疫应答是通过免疫细胞与免疫分子在不同组织器官间迁移及相互作用实现的。双光子显微成像技术利于动态观察和判断免疫系统状态，确定各免疫状态环节之间的衔接与发展。2015 年，Guidotti 等利用双光子成像技术追踪了效应 $CD8^+$ T 细胞归巢到肝脏、识别抗原及展开其效应功能的过程。2017 年，Liew 等利用活体成像技术，在肝脏无菌损伤模型中追踪自然杀伤 T 细胞从损伤发生到损伤恢复整个过程的运动规律。在肿瘤免疫中，Boissonnas 等于 2007 年利用活细胞成像技术，对细胞毒性 T 淋巴细胞活动进行追踪，发现肿瘤细胞的抗原表达决定细胞毒性 T 淋巴细胞在肿瘤内的运行规律及深层浸润。

3. 其他领域的应用

此外，Masters 于 1998 年用双光子显微镜原位测量了人皮肤中 NAD(P)H 的自发荧光，以观察皮肤的代谢情况。同样，Liang 等于 2017 年采用无标记双光子内窥技术对正常小鼠肾皮质小管氧化还原率变化进行了亚细胞层次的监测。

因此，在生物研究方面，双光子显微技术在神经生物学、胚胎发育、肿瘤及活体组织成像中发挥了重要的作用。

四、技术优势、局限性及发展

1. 双光子技术的优势

（1）穿透力强：长波长的光比短波长的光受散射影响较小而容易穿透标本，共聚焦荧光成像的成像深度一般在 50μm 左右，双光子显微镜的成像深度可达 1000μm。

（2）高分辨率：双光子吸收截面小，焦平面外的荧光分子不被激发，使较多的激发光可以达到焦平面。

（3）光损伤小：双光子显微镜使用的是可见光或者近红外光作为激发光源，长波长的近红外光比短波长的光对细胞毒性小。

（4）漂白区域小：使用双光子显微镜观察标本时，由于激发只存在于交点处，只有在焦平面上才有光漂白和光毒性。因此，双光子显微镜比单光子显微镜更适合用来观察厚标本、活细胞，或适合用来进行定点光漂白实验。

2. 技术的局限性

双光子显微镜不能用于观察可吸收红外的样品，如色素等；分辨率低于标准共聚焦

（低一半）；短脉冲比长脉冲有更大的细胞损害；对焦面的荧光漂白比标准单光子大；激光系统贵而复杂，只可应用于荧光成像。

3. 前景与展望

双光子显微镜凭借其优势，可在活体组织中研究细胞的真实状态与相互作用，从而在科研和临床检测中获得了广泛应用。然而，生物组织具有很强的异质性，其不同组分对光的散射和吸收仍然在一定程度上限制着双光子成像的深度和分辨率。近年来，快速发展的微型化双光子和三光子成像技术分别从便携性和深度高分辨率上取得了巨大的进步。

（1）微型化双光子荧光成像技术。台式双光子显微镜实现了动物在体脑成像，但这种成像方式需要将动物头部固定。头部固定的实验动物由于身体上的束缚可能造成精神上的紧张，同时，动物无法正常地完成一些重要的社会行为，如探索、觅食等，故无从得知这些过程中的神经活动情况。因此，把显微镜做小到能够让动物携带它自由活动，是非常有效的解决方法。微型化双光子荧光显微镜的关键设计在于微型化的激光扫描结构，可将微型化的物镜置入脑内或在脑内埋植一个中继的渐变折射率透镜。微型化双光子显微技术的发展和成熟，将为脑科学等领域提供一种有力的研究工具。

（2）三光子成像技术。散射仍然在很大程度上限制了双光子成像的实际深度和效果。在实际探测散射严重的深层组织的过程中，非焦平面的组织不可避免地会产生一定的荧光信号，且深层荧光信号在到达表面的过程中本身也会有较大的散射，从而降低信噪比，影响成像效果和实际分辨率。与双光子成像相比，由于三光子成像使用了波长更长的激发光源，从而很大程度上提升了成像深度，这与长波激发光在组织中的散射更低有关，但更重要的是因为三光子成像可以采用的 1600～1800nm 的激发光能够避开组织中水对红外光的吸收峰，从而更好地穿透组织。同时，发生三光子吸收需要更高的激光能量，来自非焦平面的背景信号能被进一步削弱，从而可以提供信号背景比，获得更高质量的图像。

第六节　神经环路示踪技术

对特定神经环路（neural circuit）的结构进行追踪及对其活动进行操纵，进而在全脑尺度上解析神经环路的结构和功能是脑科学研究的关键内容之一。脑神经网络（neural network）是由数目庞大、形态特性各异的神经元通过突触连接构成的复杂结构，是大脑行使认知、情感、记忆、想象等活动的结构基础，揭示大脑神经网络的结构是最终理解大脑处理信息机制的基本前提。

神经环路是大脑中普遍存在的结构，是构成大脑神经系统的基本单元，在脑信息传递和处理过程中发挥着非常重要的作用，神经疾病的发病机制及其发展与神经环路的建立与调节有着密切的关系。从神经环路水平对疾病进行研究对于很多疾病的发病机制、诊断及治疗具有重要作用。传统的神经网络示踪方法，如电镜、高尔基染色、染料、蛋白质和肽类标记物，可以显示特定脑区神经元的形态及其对其他脑区的投射；利用转基因小鼠能显示脑内特定细胞类型神经元的形态；少数蛋白质类示踪剂，如麦胚凝集素（WGA）、破伤风毒素（tetanus toxin）等还可实现跨突触标记。这些传统的示踪方法促进了人们对大脑神经网络结构的认识，但由于先天性的信号间接、方向不特异、跨突触后信号衰减严重等问题，难以用于研究由多个脑区、多种类型神经元通过突触连接形成的复杂神经网络。

近年来发展的嗜神经病毒（neurotropic virus）介导的神经环路示踪技术结合光遗传学技术，可以标记特定的神经元类型和所在的神经环路，并通过光来控制特定的神经元活动。嗜神经病毒是一类能感染神经组织细胞且能沿神经环路传播、增殖的病毒，与传统的神经系统示踪剂相比，嗜神经病毒主要有以下特点：①可以跨突触传播；②跨突触方向可控，可特异顺行或逆行传播；③病毒跨突触后可复制，信号不衰减；④可携带多种标示物。

嗜神经病毒的上述特性使其在示踪大脑神经网络结构的研究中显示出独特优势。目前常用于神经环路示踪的嗜神经病毒主要是利用各种病毒的疫苗株发展而来，根据其遗传信息、形态及生活史等特性可将其分为两大类，分别是弹状病毒科（Rhabdoviridae）的狂犬病毒（rabies virus, RV）和水疱性口炎病毒（vesicular stomatitis virus，VSV），以及α疱疹病毒亚科（Alphaherpesvirinae）的单纯疱疹病毒 HSV-1-129 和伪狂犬病毒（pseudorabies virus，PRV）等。

一、常用病毒载体及其特性

常用的病毒载体有慢病毒（lentivirus）表达系统、腺病毒（adenovirus）表达系统和腺相关病毒（adeno-associated virus，AAV）表达系统、狂犬病毒、伪狂犬病毒和单纯疱疹病毒等。其主要特点如下。

1. 慢病毒表达系统

其属于能自主复制的 RNA 病毒。主要用于感染体外培养的细胞，感染时病毒基因组整合于宿主基因组，可稳定表达外源性基因，主要感染分裂和不分裂细胞，其表达水平中等，表达时间较慢（2～4d）。使用时病毒滴度最高可达 10^9TU/ml，可插入不超过 3kb 的外源片段，其免疫原性较低，暂未发现致病性，已被用于人体嵌合抗原受体 T 细胞免疫疗法（CAR-T）治疗。

2. 腺病毒表达系统

其属于能自主复制的双链 DNA 病毒。感染时病毒基因组游离于宿主基因组外，瞬时表达外源性基因，能感染分裂和不分裂的细胞。其表达水平高、所需时间短（1～2d），使用时滴度高达 10^{12}pfu/ml，可插入不超过 4kb 的外源片段。但是其免疫原性高，可引起咳嗽、流涕等症状。

3. 腺相关病毒表达系统

其属于单链 DNA 病毒，经改造后可自主复制，用于在体实验。感染时病毒基因组游离于宿主基因组外，主要感染分裂不旺盛的细胞，在不分裂的细胞中可长时间表达，因此常用于神经组织尤其是神经元。其表达水平高但是需要的时间相对较长（2 周以上），使用时滴度高达 10^{12}～10^{13}v.g. /ml，可插入不超过 2.8kb 的外源片段。AAV 的免疫原性极低，暂未发现致病性，已获欧洲联盟和 FDA 批准直接用于人体。AAV 有多重血清型，根据不同的实验目的需选用不同的血清型。

顺行示踪非跨突触：AAV9 型。注射于神经元胞体所在位置，可以在一个神经元内扩散，不能传到下级神经元（图 10-6A）。

逆行示踪非跨突触：Retro 型。可注射于神经末梢（突触）所在位置，可以在一个神经元内扩散，不能传到下级神经元（图 10-6B）。

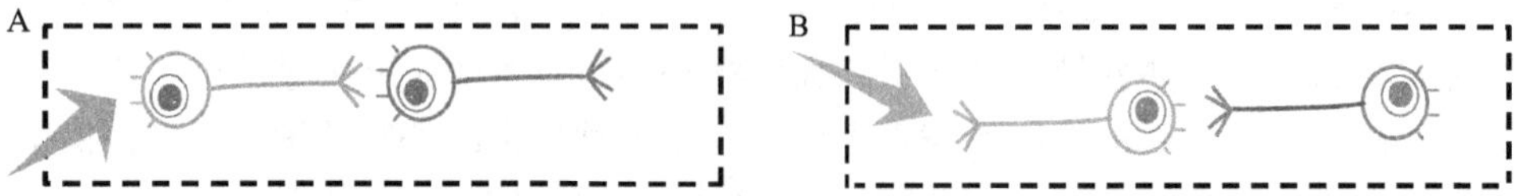

图 10-6　顺行和逆行示踪（非跨突触）示意图

顺行跨单突触：AAV1 型。注射于神经元胞体所在位置，可以扩散到下一级神经元（图 10-7A）。

用于腹腔 / 静脉注射的 AAV：上述 AAV 均需要开颅、然后立体定位注射到特性脑区以实现感染目的，其病毒扩散范围小、侵入性手术对鼠伤害较大，因此用于腹腔 / 静脉注射的 AAV 应运而生。目前主要有两型：AAV-PhP.eB 和 AAV-PhP.S。前者能透过血脑屏障、用于标记中枢神经，后者用于标记外周神经。AAV-PhP.eB 可高效转导中枢神经系统（CNS）的多数细胞，包括神经元、星形胶质细胞和少突胶质细胞等。AAV-PhP.S 对外周神经核、外周神经纤维有着更强的感染效率。

4．狂犬病毒

野生型 RV 是人畜共患的狂犬病致病因子，能在神经系统传播，对人和动物均具有较高的致病性。经过改造的 RV 可用于神经环路的逆行跨单突触研究（图 10-7B）。RV 感染中枢系统后，主要标记神经元，几乎不标记胶质细胞；被感染的神经元在一定时间内（7～12d）几乎不发生明显的病变及裂解。

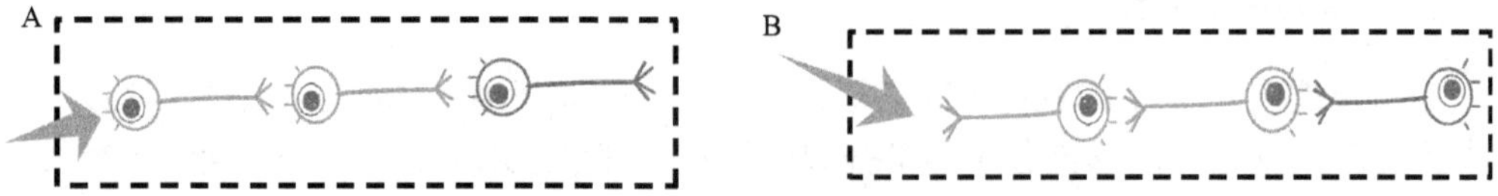

图 10-7　顺行和逆行示踪（跨单突触）示意图

5．伪狂犬病毒

伪狂犬病毒属于疱疹病毒科 α疱疹病毒亚科成员，宿主范围包括猪、牛、绵羊、山羊、猫、狗等，但不感染人及灵长类动物，因此对于实验人员具有相对较高的安全性，但是仍须在生物安全二级实验室开展工作。PRVBartha 株具有逆向跨多级突触的特性（图 10-8），基于 PRV Bartha 株构建的重组示踪工具病毒能够严格逆向跨多突触标记神经网络。

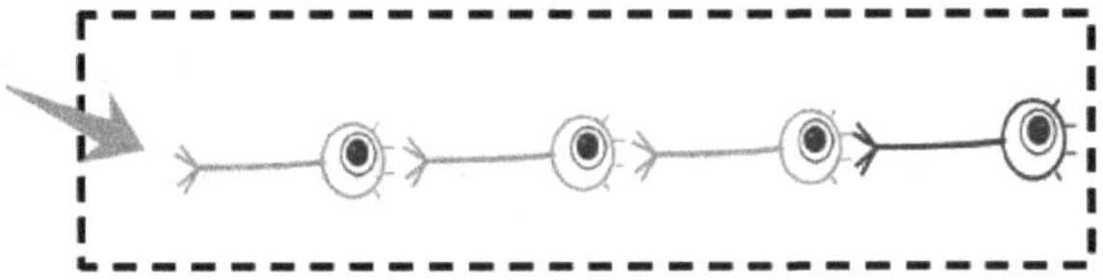

图 10-8　逆行示踪（跨多级突触）示意图

6．单纯疱疹病毒

单纯疱疹病毒由临床分离株改造而来，有 HSV-1 和 HSV-2 两种亚型，其感染宿主范围广，能有效感染啮齿类动物和灵长类动物等。H129 是 HSV-1 型病毒的临床分离株，在外周神经系统及中枢神经系统都具有严格顺向跨突触的特性。经过改造的病毒装入荧光蛋白以后可以实现高效、稳定地顺行跨多 / 单突触标记神经网络，适合于神经输出环路的顺行示踪研究（图 10-9），在解析大鼠、小鼠与非人灵长类，以及其他各种哺乳动物和禽类实验动物的神经信息向下游输出环路的研究中极具价值。

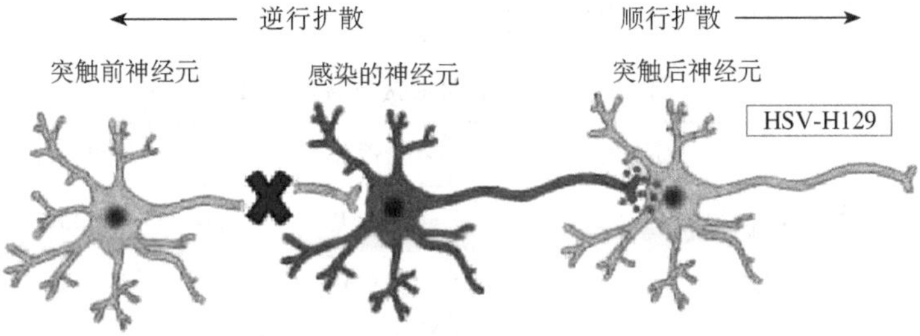

图 10-9　单纯疱疹病毒顺行示踪（跨突触）示意图

总的来说，对于神经系统的研究，如要采用尾静脉注射或腹腔注射以跨血脑屏障的 AAV，有标记中枢神经的 PhP.eB 型和标记外周神经的 PhP.S 型可供选择。对于脑内立体定位注射，顺行示踪非跨突触用 AAV9 型、逆行示踪非跨突触用 Retro 型；顺行跨单突触用 AAV1 型，逆行跨单突触用 RV 型；逆行跨多突触用 PRV 型；顺行 / 逆行跨单 / 多突触也可用 HSV 病毒。对于体外培养的神经元，一般用慢病毒载体系统。

二、AAV 病毒载体用于神经环路研究的一些基本问题

1．AAV 血清型的选择

由于 AAV 表达系统极低的免疫原性及高水平的表达能力，且在不分裂的细胞可长时间表达，因此在神经科学中得以广泛应用。使用 AAV 病毒载体进行体内功能验证有很多优点，如操作简单、成本低、实验周期短、可针对特定组织、病毒终生表达及可以长期观察等。其不足主要是如果是大量动物的全身性注射则成本会较高、无法建立可以稳定传代的动物模型及需要手工注射，因此需要一定的练习。

AAV 有多种血清型，在不同的组织器官中需要选择适合的 AAV 方可得到最佳结果。

另外，实现器官 / 细胞特异性表达的方式主要有局部注射（适合器官水平特异感染，容易操作）、特异启动子（某些情况下适用，需要有较短小的特异性启动子）及 Cre-On 系统（包括 Flex、DIO、double floxed 等）。表 10-1 为综合文献报道的不同 AAV 的组织 / 器官趋向性与常用感染方式。

表 10-1　AAV 血清型的组织 / 器官趋向性

组织 / 器官	血清型推荐顺序	常用感染方式
神经	AAV9，AAV8（小范围感染），AAV-Retro（逆行），AAV1（顺行），PhP.eB，AAV2，AAV5	定点（立体定位）注射；PhP.eB 推荐静脉注射
眼部	视网膜上皮细胞（AAV2、AAV1、AAV5）、感光细胞（AAV2、AAV5）、神经元（AAV2）、玻璃体（AAV2）	定点注射
耳毛	Anc80L65	定点注射

2. 病毒载体组织 / 细胞特异性的实现

为了特异性作用于某种特定的神经元或胶质细胞，常需要在病毒载体上构建相应的启动子，部分特异性启动子如表 10-2 所示。

表 10-2　组织 / 细胞特异性启动子

特异性启动子	作用组织 / 细胞类型	特异性启动子	作用组织 / 细胞类型
CAG	广泛表达的启动子	GFAP	星形胶质细胞特异性启动子
CMV	广泛表达的启动子（不适合神经元）	VGAT	γ-氨基丁酸（GABA）能神经元特异性启动子
EF1α	神经元常用的启动子	TH	多巴胺能神经元特异性启动子
SYN	神经元特异性启动子	CaMKII	兴奋性神经元特异性启动子

图 10-10 的框线内即构建的特异性启动子，从而达到细胞特异性表达的目的。

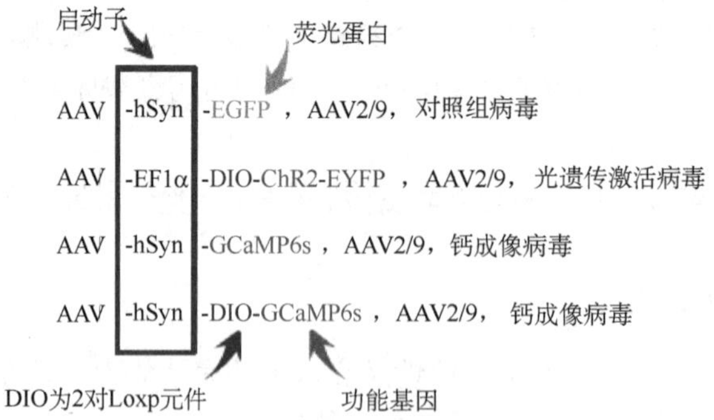

图 10-10　含细胞特异性启动子的已构建病毒

3. 立体定位注射病毒载体的注意事项

立体定位注射病毒载体的基本流程是：实验前将实验动物麻醉，注射时将 27 号针头用 26 号内径的塑料管和 10μl 汉米尔顿注射器连接在一起（由微量注射泵推动，用玻璃微管代替注射针头亦可），每分钟注入病毒 0.2μl，每次 1～3μl。各脑区的定位可采用相应的大鼠或小鼠脑定位图谱，如定位大鼠海马的坐标是前囟后 3.6mm，侧向 2.0mm，背向 2.8mm。每当针头定位后或是准备拔出前都停留 1min。啮齿动物部分核团的注射器、推荐注射量与病毒量如表 10-3 所示。

表 10-3 啮齿动物部分核团的注射器、推荐注射量与病毒量

部位		注射器	可注射体积	病毒量
脑室	大鼠	30～33GHamilton 注射针	不超过 5μl	10^9 v.g.
	小鼠	30～33GHamilton 注射针	不超过 2μl	10^8 v.g.
核团	大鼠	直径为 10～20μm 的玻璃微量注射器	不超过 5μl	10^9 v.g.
	小鼠	直径为 10～20μm 的玻璃微量注射器	不超过 2μl	10^8 v.g.
中脑腹侧被盖区（VTA）	大鼠	直径为 10～20μm 的玻璃微量注射器	不超过 5μl	10^9 v.g.
	小鼠	直径为 10～20μm 的玻璃微量注射器	不超过 2μl	10^8 v.g.
海马	大鼠	30～33GHamilton 注射针	不超过 5μl	10^9 v.g.
	小鼠	30～33GHamilton 注射针	不超过 2μl	10^8 v.g.

三、病毒载体用于神经环路研究的实例——AAV 介导的顺行跨突触示踪

为了解译大脑功能的神经环路，病毒追踪被广泛应用于绘制神经元群的输入和输出连接图。顺行跨突触的病毒工具是神经科学领域中迫切需求的技术之一，虽然某些病毒（包括 VSV 和 HSV）的顺行跨神经元特性示踪性能尚可，但这些病毒的神经元毒性限制了它们在研究中的应用，加之它们还能不可控地扩散到上一级的神经元，导致对环路结果的解释变得复杂。而表达各种荧光报告基因的 AAV 载体也已用于顺行环路研究，但其顺行性跨神经传播效率仍然存在争议，如只有当 AAV1-Cre 注射到 Ai14（Cre-dependent tdTomato reporter，Cre 重组酶依赖的樱桃红蛋白报告基因）小鼠中或者与第二种病毒注射结合以有条件地表达 Cre 酶依赖的荧光报告基因才可在注射位置下游的神经元检测到标记细胞。

2017 年 1 月，美国南加州大学的张砺教授课题组报道，使用 AAV1-hSyn-Cre 病毒注射后，少量病毒颗粒提供的少量 Cre 酶就足以解锁 Ai14 小鼠中高水平的樱桃红蛋白（tdTomato）表达或由第二个 Cre 酶依赖性病毒提供的 GFP 表达，来自突触前神经元的 AAV1-Cre 能有效且特异地驱动特定的突触后神经元靶点的 Cre 酶依赖性转基因表达，从而允许轴突追踪和针对突触后神经元的功能操作。该开创性工作为采用 AAV1 的顺行跨突触示踪进行功能调控研究提供了重要工具。

首先，为了检测 AAV 的跨神经元运输能力，在上述工作中张砺教授课题组将 AAV2/1-hSyn-Cre AAV 注射到 Ai14 小鼠的初级视觉皮层 V1 区，4 周后在所有已知是 V1 直接靶向的脑区，包括上丘（SC）、纹状体（Str）、腹外侧膝状体核（LGNv）和脑桥核（PN），能观察到既有 tdTomato 标记的轴突末梢又有 tdTomato 表达的细胞体，由于这 4 个区域没有发出轴突直接投射到 V1，这些区域中 tdTomato 阳性细胞体的存在可能只能通

过跨神经元的传播来解释，即 Cre 病毒从 V1 轴突到达其靶向结构中的突触后神经元。实验中也发现 AAV1-Cre 能够逆行扩散到突触前神经元，但是效率非常低，基本上可以不考虑。为了进一步证实 AAV1 的顺行性神经元传播，将 AAV1-hSyn-Cre 单侧注射到 Ai14 小鼠的视网膜中，并检测已知接受视网膜神经节细胞（RGC）输入脑区中的 tdTomato 的表达。在所有检查的区域，包括 SC、外侧膝状体背部（LGNd）、LGNv、橄榄核前胚胎核（OP）和视交叉上核（SCN），都观察到 tdTomato 阳性细胞体。同样，由于上述结构都没有投射回视网膜，细胞体的 tdTomato 标记只能是病毒从 RGC 轴突到靶细胞的顺行跨神经传播的结果。实验中还计算了每个目标靶结构中顺行标记的神经元的总数。对于 V1 注射，SC 内包含最大数量的标记神经元，其次是 LGNv、Str 和 PN；结合尼氏染色发现在 SC、LGNv 和 PN 中顺行标记的细胞百分比达到约 40%，表明接受经顺行神经传递的 Cre 病毒的神经元的数量相对较高。而在已知的非 V1 或视网膜轴突直接支配的区域，没有观察到任何 tdTomato 阳性细胞体，表明病毒不会进一步扩散到二级下游结构。

值得注意的是，AAV1-CAG-GFP 注射到 V1 4 周后，在 V1 的直接靶向区域中未发现任何 GFP 阳性细胞体却只检测到标记末梢，证实跨神经元扩散的效率相对较低，表明在 AAV 介导的顺行跨神经元标记的任何应用中需要扩增步骤，如利用 Cre 酶来解锁的转基因表达。

其次，张砺课题组检测了观察到的顺行性跨神经元传播是否是其他病毒常见的一般性质。为了测试这一点，他们首先以与 AAV1 类似的方式注射表达 Cre 酶的犬腺病毒（CAV2-CMV-Cre）。在 Ai14 小鼠中注射到 V1 后 4 周，在 V1 的下游任何区域均未观察到 tdTomato 阳性细胞体，表明顺行性跨神经元转运可能是 AAV 的独特性质。为了测试该性质是否随血清型变化，将跨神经元标记与编码 CMV 驱动的 Cre 酶的 AAV1、AAV6、AAV9、AAV5 和 AAV8 注射到 V1 中进行比较，发现 AAV1 的顺行性跨神经元转运效率最高；CAV2 和 AAV6 均在注射部位驱动高水平的 Cre 酶表达，但在下游靶标中没有标记神经元，表明 Cre 蛋白本身不能进行跨神经元扩散，观察到的跨神经元标记来自 Cre 编码病毒的传播，而不是 Cre 蛋白本身。值得注意的是，顺行神经网络传播需要相对较高的病毒滴度，因为随着 AAV1 滴度的降低，标记神经元的数量迅速减少；最早在注射后 5d 就能观察到顺行跨神经元标记，在注射后 2 周完全表达，然后保持稳定长达 3 个月。

AAV 是否特异性地传播到突触连接的目标神经元，还是仅从局部能够转导相邻细胞的轴突释放出来？为了回答这个问题，张砺课题组首先检查了 AAV 是否能够通过轴突纤维周围的神经胶质细胞传播，因为如果病毒沿着轴突非特异性释放，那么可能会出现这种情况。在 Ai14 小鼠的 V1 中注射能够在神经元和神经胶质中表达 Cre 酶的 AAV1-CMV-Cre，在由神经胶质和轴突组成的胼胝体中没有发现 tdTomato 阳性胞体，强烈的跨神经细胞体标记仍然见于 V1 的目标结构如 PN 中，这些结果表明病毒不会从经过的纤维“泄漏”出去；在含有跨神经元标记的切片中，用星形胶质细胞标记物 GFAP 进行双标染色也未观察到双重标记的 tdTomato 阳性胞体。基于星形胶质细胞可以参与三联突触结构，上述病毒转导失败表明病毒扩散高度限制在最接近突触前末梢的神经元结构。

张砺课题组接下来检测了经神经元标记的细胞是否从起始群体中的神经元接受功能

性突触输入，他们将 AAV1-hSyn-Cre 和 Cre 酶依赖性 ChR2 病毒 AAV1-EF1α-DIO-ChR2-EYFP 的 1∶1 混合物注射到 Ai14 小鼠的 V1 中。只有与两种病毒共转导的神经元才能表达 ChR2。在制备的脑片检查了 ChR2 标记的 V1 轴突和 tdTomato 阳性纹状体神经元之间的单突触连接，在河鲀毒素（TTX）和 4-AP 存在下进行了全细胞记录，证明了 LED 诱发的电流本质上是突触传递，因为该过程可被谷氨酸受体的拮抗剂完全阻断。

AAV-Cre 的顺行跨突触特性允许其应用于将神经元群体的轴突投射与特定突触前输入源（即输入定义）进行映射。为了测试这个想法，实验中使用两步病毒注射程序并选择 SC 作为目标结构，因为它接收来自视网膜及皮层不同区域的输入且终止于 SC 的不同亚层。首先在 Ai14 小鼠的 V1 中注射 AAV1-hSyn-Cre 以标记接受 V1 输入的 SC 神经元，几天后在 SC 中进行第二次 AAV1-CAG-FLEX-GFP 注射，注射 4 周后可特异性地在 SC 的浅表灰色层（即 SC-sg）内的 tdTomato 阳性神经元中观察到强烈的 GFP 表达。GFP 阳性神经元 100% 呈 tdTomato 阳性，这与 Cre 酶依赖性 GFP 和经神经传递的 Cre 病毒共转导的结果一致。

张砺课题组进一步检查了 SC 专门接受来自初级听觉皮层（A1）和初级运动皮质（M1）输入的各组神经元。在对 A1 和 SC 进行成对注射后，在深灰色层（SC-dg）的内侧观察到许多 GFP 阳性细胞，其中少数分散在上覆的中间灰色层（SC-ig）中，该标记模式与 A1 对 SC 的已知分布一致。A1 输入定义的 SC 神经元的轴突输出明显不同于浅表 SC 神经元，因为主要的投射见于髓板内核群（PBG）、导水管周围灰质（PAG）、楔形核（CUN）、脑桥网状核（PRNr）和某些其他部位。

总之，为研究输入定义的 SC 神经元亚群的轴突输出谱，张砺课题组检查了包含 GFP 阳性轴突的所有脑切片，并在相应的图谱部分绘制了包含可观察的突触扣结的区域。发现接受 V1 和视网膜输入的 SC 神经元表现出非常相似的输出特征，而由 A1 和 M1 输入定义的那些显示彼此不同且与 V1 / 视网膜定义的群体不同的特征。这些结果证明，AAV-Cre 介导的跨突触标记可用于绘制给定脑区域内的特定类型的投射神经元，每个区域具有不同的输入和输出模式。

输入定义的 SC 神经元亚群是否有不同行为功能？SC 整合了各种感觉和运动信息，并且涉及控制定向行为以及先天防御行为，如僵立和逃逸。由于接收 V1 和 A1 输入的 SC 神经元亚群具有不同的下游目标谱，推测二者各自可能参与了驱动不同的 SC 介导的行为。为了分别在深层或表层 SC 神经元中实现 ChR2 的 Cre 酶依赖性表达，在 A1 或 V1 中进行了 AAV1-Cre 的成对注射，并且在 SC 中进行了 AAV1-EF1α-DIO-ChR2-EYFP 的成对注射；然后通过植入的光纤传递的蓝色 LED 光脉冲（20Hz，5s）激活清醒、自由移动的小鼠中的 SC 神经元，发现在 A1 注射鼠深层 SC 神经元中表达 ChR2 的小鼠在 LED 光激活后表现出强烈的逃避反应，但在仅接受注射 GFP 的病毒的假手术小鼠中未观察到这种 LED 诱导的逃逸行为。光学激活注射鼠 SC 神经元的效果类似于施加大声噪声（5s，70dB 声压级），其中的表现在大多数试验中强有力地驱动逃避反应。在任何试验中没有观察到这些小鼠的 freezing 反应。另外，在 V1 注射、浅层 SC 神经元中表达 ChR2 的小鼠，均显示出 LED 光激活后的僵立反应，这在假手术小鼠没有观察到。在 LED 激活后，没有一只小鼠表现出逃避行为。上述结果揭示了表层与深层 SC 神经元在控制两种不同防御行为中的不同功能作用。

示踪结果表明，LP 是 V1注射鼠 SC 神经元的主要轴突靶标，联合顺行跨神经元标记和逆行标记证实大部分 V1 注射鼠 SC 神经元投射到 LP，那么 SC-sg 激活诱发的僵立行为是否可能通过 LP 介导呢？为了测试这一点，首先在自由行为的小鼠中光学激活 LP 中的 SC-sg 神经元的轴突末梢，可见相似但稍微弱一点的僵立行为，提示 LP 在驱动 SC 介导的僵立行为中的作用。相反，在 PBG 中光学活化 SC 轴突末端不产生任何僵立行为，表明 PBG 在该行为中不起作用。然而末梢激活可能诱导对侧枝靶的非特异性逆向刺激、导致不期望的 SC 靶的激活；来自光纤的 LED 光还可以激活穿过 LP 的 ChR2 标记的轴突到其他目标。这两种情况都会混淆对结果的解释。为了克服这些限制，使用 AAV-Cre 跨突触标记技术在接收来自 SC 的输入的 LP 神经元中特异性表达 ChR2，为此将 AAV1-Cre 注入 SC 并将 AAV1-DIO-ChR2 注入 LP（其与 SC 具有单向连接性），然后在自由移动的动物中选择性地激活表达 ChR2 的 LP 神经元，发现所有小鼠都显示出与 LP 中 SC 活化的激活相似的僵立行为，从而为 LP 作为由浅表 SC 神经元激活产生的僵立反应的下游介质结构提供了强有力的实验证据。

上述实验不能选择跨突触标记的突触后神经元的细胞类型。为了实现选择突触后细胞类型的能力，张砺课题组开发了一种依赖于 Cre 酶和 flippase（Flp）重组酶的新方法，制备了表达 Cre 酶依赖性 Flp（AAV1-EF1α-DIO-Flp）的新 AAV1 载体。将这种新病毒注射到 Vglut2-Cre 或 GAD2-Cre 小鼠的 V1 中，并将 Flp 依赖性 YFP 病毒（AAVDJ-fDIO-YFP）注射到同一动物的 SC 中，目的是仅在表达 Cre 酶的 SC 神经元中可以表达 Flp 并因此表达依赖于 Flp 的 YFP。结果在 Vglut2-Cre 和 GAD2-Cre 小鼠中均发现 YFP 标记的 SC 神经元，表明谷氨酸能和 GABA 能 SC 神经元均可接受直接 V1 输入；在 Vglut2-Cre 中的 LP（SC 靶标）中发现 YFP 标记的轴突，但在 GAD2-Cre 小鼠中未发现；在注射 GAD2-Cre 小鼠 SC 外的任何结构中未发现 YFP 标记的轴突。上述结果表明基于 AAV 的跨突触方法具有特异性和强大的标记给定脑结构下游的不同神经元群体的能力。

AAV 相较于目前可用于此目的的那些病毒，具有一些优点，即已经明确 AAV 没有明显的细胞毒性，使其能满足轴突定位研究和功能性操作所必需的病毒转基因后长期而稳定的表达；AAV 不会扩散到一级下游神经元之外的别的部位，因此有助于对解剖连接结果进行更确凿的解释。但是使用 AAV1 进行顺行跨神经元研究的一个限制是其也可以在逆行方向上运输，因此其应用应限于靶区突触前后没有相互联系的通路研究。总体而言，其缺乏毒性和局限于仅向下一级神经元的扩散的特性表明，AAV 可能是目前可用于顺行跨神经环路研究载体的有价值的新替代方案。本研究提供了几个证据表明跨传播的跨突触机制的证据：①标记的细胞仅在符合给定上游结构的已知神经支配模式的区域中发现；②在通道纤维周围的细胞中未发现标记；③ GFAP 阳性的神经胶质细胞从未被标记，提示病毒扩散到紧密相关的神经元的特异性；④标记的细胞总是与其突触前的起始群体功能性连接。这些结果支持跨突触，而不是非特异性或突触外的下游靶区域扩散机制。

第七节　透明脑技术

大脑具有复杂的结构联系和组织细胞类型，对于细胞分布、连接模式、活动模式的研究等常常需要全脑成像。通常情况下，对标记的脑组织连续超薄切片，然后用计算机进行三维图像重建，可达到深度成像，但这个过程十分缓慢。此外，切割还可能影响组织表面及边缘的完整性，致使重建图谱效率并不高。

更好的方法是使组织透明化，然后将其完整地成像。细胞和细胞器膜及包裹轴突的髓鞘主要由脂质组成，当光线穿过水溶液遇到脂质时，折射率的变化会使其发生弯曲和散射，因此光学显微镜和荧光显微镜均难以观察清楚有一定厚度的全脑组织。对大脑组织进行透明化使光线可以完全穿透，主要就在于清除这些脂质分子，但保留其余的蛋白质等分子。通过脑组织透明化技术，可以克服光学显微镜穿透能力的局限，使成像更清晰，并提高分辨率。透明化后的全脑组织可用双光子、光学显微镜进行深度成像。为此科研工作者开发了多种组织透明技术。

一、CLARITY 3D 透明脑的制备

CLARITY（clear lipid-exchanged acrylamide-hybridized rigid imaging/immunostaining/*in situ*-hybridization-compatible tissue-hYdrogel）是 2013 年 Gradinaru 在斯坦福大学神经科学家 Karl Deisseroth 的实验室里开发的。主要原理在于使用清洁剂来消除脂质，同时通过多聚物形成水基水凝胶来强化组织框架。进一步的 CLARITY 技术用清洁溶液经心脏体循环全身灌注，方法更简便，可以达到与利用电场清洗全脑脂质同样的效果。

1. 实验原理

首先利用水凝胶对小鼠大脑组织进行固定，然后使用清洁剂将细胞膜上的脂质分子溶解，并同时利用电泳的方法将脂质分子从细胞骨架上剥离开，从而实现全脑组织的透明化。包括三个过程：脂质洗脱、全脑组织免疫染色（可以在透明的同时进行）和全脑组织成像，见图 10-11。

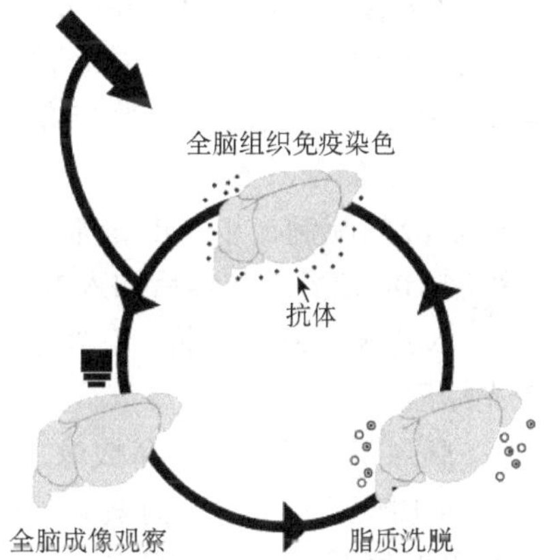

图 10-11　CLARITY 透明脑的主要过程

2. 实验步骤

1）动物实验部分　将动物深度麻醉，实施心脏灌流术。首先使用 20ml 置于冰上的 PBS 灌流，然后使用 20ml 之前准备好的水凝胶溶液灌流。需要注意保持灌流液的温度维持在 0℃，且灌流的速度控制在 10ml/min。总共灌流耗时约 4min。

丙烯酰胺水凝胶单体溶液（以 400ml 为例）：40% 的丙烯酰胺溶液 40ml，2% Bis 溶液 10ml，VA-044 聚合引发剂 1g，10 倍浓度 PBS 母液 40ml，16% 多聚甲醛（PFA）100ml，双蒸水 210ml。整个配制过程应在通风橱内的碎冰槽中操作。配好的水凝胶溶液可以按每 40ml 的容量分装在 50ml 的离心管中。若需长期保存，需置于 −20℃环境中。也可以使用时现配。

灌流结束立即对动物断头处死并利用骨钳等工具迅速地将全脑取出，然后小心地将其滑入装有水凝胶的离心管中，并确保全脑组织都能浸没在水凝胶溶液中。此时离心管内应剩余约 20ml 的水凝胶溶液。全过程离心管都应埋在碎冰中。如果动物脑内含有光敏感基团（如 GFP 标记的转基因小鼠），需用铝箔包裹整个离心管使其避光。

处理完毕后将离心管置于 4℃的冰箱中孵育 2～3d，以确保水凝胶能够更充分地扩散至脑组织内。孵育完成之后，开始准备对脑组织进行包埋。

2）脑组织的包埋　由于氧分子会影响水凝胶的固化过程，因此在包埋开始之前需要排除水凝胶溶液中溶解的氧。

将孵育好的离心管置于管架之上，并一同放入之前准备好的干燥箱中，然后整体移入通风橱。适当旋松管口使得气体可以释出。

利用气体三通阀将干燥箱的气体入口与氮气罐及真空泵相连。将三通切换至氮气罐，打开氮气罐开关，使得氮气罐与干燥箱的接口处充满氮气。切换三通使得真空泵与干燥箱连接，并打开真空泵抽走干燥箱内的气体。保持干燥箱内真空状态至少 10min。

关闭真空泵，并缓慢地将三通切换至氮气罐，使得干燥箱内充满氮气。非常小心地打开干燥箱，并用最快的速度旋紧离心管。操作中应最小化离心管暴露在空气中的时间。

在通风橱中，将包埋的脑组织样品从凝胶中完整取出，并小心地将脑组织外多余的凝胶碎片清理掉。在室温下用之前准备的清脂溶液 50ml 泡洗脑组织样品 24h，以此来透析出多余的 PFA、引发剂及未聚合的丙烯酰胺单体。重复此过程至少 2 次以进一步减少残存的有毒物质。

3）电泳清除脂质分子　准备好前述的电泳槽及电源，将脑组织样品放入电泳槽内。将特制电泳槽置于烧杯中并放入 37～50℃的恒温水浴锅中，利用蠕动泵对其进行清脂灌流。电泳电压控制在 10～60V，持续数天直至组织逐渐透明。水浴温度及电泳电压与清脂速度成正比，可根据同时清脂的样品数及电泳仪电源的适宜功率进行调整。当观察到全脑组织基本透明之后，用 PBST 缓冲液漂洗 24h，重复至少 2 次。如果动物脑内含有光敏感基团，需使其避光。

清脂溶液的配制，以 10L 溶液为例：硼酸 123.66g，十二烷基硫酸钠（SDS）400g，双蒸水配制 10L 定容。定容后加入 NaOH 调整 pH 至 8.5。可室温配制及保存。

4）加入免疫荧光标记物　在不进行切片的情况下，根据需求直接对全脑组织进行免疫荧光标记。

5）全脑组织成像　准备成像之前，将脑组织样品置入 FocusClear（澄清液）或者 80% 的甘油中孵育 2d，并注意避光。用一个干净的 Willco 培养皿底面向下，小心且缓慢地下压培养皿直至其与脑组织样品接触。确保脑组织样品、溶液、载玻片及培养皿之间不出现气泡。使用 P200 移液枪移入更多的 FocusClear 澄清液直至密闭空间中充满澄清液，并确保加液过程中没有引入任何气泡。完全充液后利用 PDMS 密封剂将载玻片及培养皿组构成的观察室彻底密封。密封后用铝箔或其他遮光物避光，并等待 10～15min 使密封剂完全凝固。使用荧光共聚焦显微镜进行成像。

3. 注意事项

实验中使用的多种化学材料均具有生物毒性，使用时应小心谨慎并严格遵循对应的操作要求，在通风橱中操作并做好个人防护措施。妥善处理废物、废液。

二、CUBIC 脑组织透明技术

CUBIC（clear, unobstructed brain imaging cocktails and computational analysis）利用亲水性化学物质将水吸入固定的样品中，同时将溶解了的脂质推出，在澄清样品的同时保留了荧光蛋白的结构和功能。CUBIC 组织透明方法相较于其他组织透明方法，其成分内的氨基醇可以有效去除血色素，不仅减少了光的散射，更减少了光的吸收，达到进一步的脱色透明效果。配合经心脏全身体循环灌注，可使成年小鼠全身所有器官透明。经 CUBIC 方法透明后的组织不仅可对内源性荧光蛋白进行多色成像，也可以在透明过程中进行免疫荧光标记，包括细胞核染色，从而在亚细胞尺度大尺度整体成像。

1. 实验原理

对固定后的脑组织，采用 CUBIC 缓冲液（CB 液）高效渗透进入小鼠体内，加快清洗洗脱脂质程序。或者直接利用振荡去除溶解了的脂成分。缓冲液中含有四乙二胺、尿素和三乙醇胺等氨基醇，可有效去除血色素等内源性干扰。荧光蛋白在尿素中很稳定，因而能使小鼠脑的成像更深。形成高黏度的缓冲液可以在去除脂质后保留组织整体形状。保留内源性表达荧光蛋白的结构和功能，同时配合细胞核荧光染色，从而实现全脑组织的透明化。

2. 主要试剂

（1）四乙二胺溶液（80wt%）为高黏度的溶液，配制方法（500g）：取 125g 四乙二胺加入去离子水至 500g，搅拌 30min 以上。室温下可保存 1 个月。

（2）Reagent-1 含 25% 尿素，25% 四乙二胺，15% Triton X-100，去离子水。配制方法（500g）：称取尿素 125g、四乙二胺溶液（80wt%）156g、去离子水 144g，放置热搅拌器上；完全溶解后降至室温，加入 Triton X-100 75g；混匀溶解后置于真空箱内脱气，0.1MPa，30min。

1/2 Reagent-1 用去离子水等体积配制。

（3）Reagent-2 含 25% 尿素，50% 蔗糖，10% 三乙醇胺，去离子水。配制方法（50g）：称取尿素 12.5g、蔗糖 25g、去离子水 7.5g，热搅拌器完全溶解（10～15min），冷却至室温，加入三乙醇胺 5g 进一步搅拌溶解；置于真空箱内脱气，0.1MPa，30min。

1/2 Reagent-2 用 PBS 等体积配制。

（4）细胞核荧光染料：如 SYTO 16（1～2μmol/L）或者 PI（5～10μg/ml）。

（5）CB 灌注液（CUBIC reagent）：对于成年小鼠需要 4 种溶液，肝素-PBS 20～30ml（4℃）；4% PFA 150ml（4℃）；PBS 20ml；1/2 Reagent-1 溶液 20～30ml。

（6）浸油混合液（镜油）：将硅油 TSF4300 和矿物油按 1∶1 搅拌完全混合，使用前用真空泵（0.1MPa，30min）脱气。镜油去除沉淀和 Reagent-2 的污染可以重复使用。使用 70%（体积比）的乙醇可以擦除镜油。

3. 实验操作

一般选用内源性表达荧光蛋白的实验动物，以荧光标记的小鼠为主（图 10-12）。

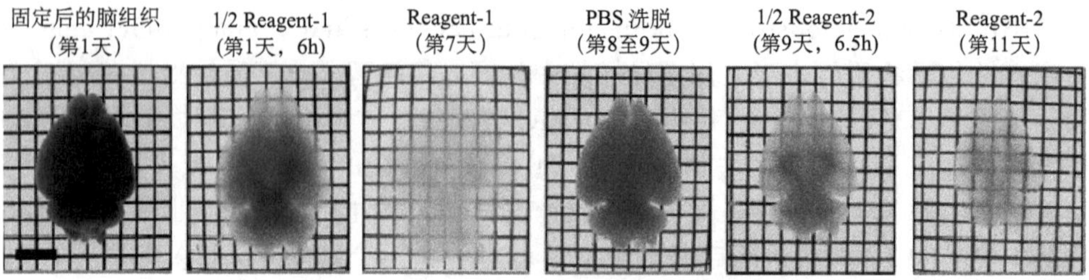

图 10-12　每个步骤中脑组织样品外观，C57BL/6 雄性小鼠（8 周龄），标尺 5mm

第 0 天 灌 注 固 定：用 4 ℃ PBS ＋ 肝 素 10U/ml，20ml，10ml/min；4 ℃ 4%PFA，25ml，10ml/min；灌注完毕，取材及后固定，4%PFA 10ml，4℃振荡 18～24h。

第 1 天清洗：0.01%（wt/vol）叠氮钠 /PBS，10ml，室温振荡洗脱 2h，换新鲜溶液再次洗脱 2h。脑组织浸泡于 10ml 1/2 Reagent-1，37℃振荡（60r/min）3～6h。更换新鲜 10ml 1/2 Reagent-1，37℃轻微振荡过夜。细胞核染料如 SYTO 16（1～2μmol/L）或者 PI（5～10μg/ml）等，可以加入此步溶液内同时进行。

第 2 至 7 天透明：10ml Reagent-1，37℃持续振荡。每两天更换新鲜 Reagent-1 液，同时更换细胞核染料（第 4 天和第 6 天）。一般情况第 7 至 8 天脑组织就比较透明了。

第 7 至 10 天洗脱：0.01%（wt/vol）叠氮钠 /PBS，20ml，室温振荡洗脱 3 次。按照每次 2h-过夜-2h 的顺序洗脱。同时在叠氮钠 /PBS 洗脱液中含 5～10μg/ml 的 PI，37℃振荡染色 3d。此步骤尽量彻底洗脱 Reagent-1。

第 8 至 11 天透明观察。样品入 5ml 1/2 Reagent-2 内进行脱气；37℃或者室温，摇晃 6～24h，至样品沉底。Reagent-2 5ml，37℃，摇晃过夜，每天更换新鲜 Reagent-2 溶液，再浸泡 24h。成像前样品浸入低黏度的混合油（镜油）内。

4. 显微镜成像

小心拭去样本表面的 Reagent-2，浸入成像溶液（镜油）内 10min～1h。如果样品表面有气泡，用针或锥形镊子小心剔除后方可成像。

组织透明技术最适合的成像工具是双光子显微镜或者激光片层扫描显微镜（light sheet fluorescence microscopy，LSFM）。LSFM 的荧光激发与检测是两个独立的光路，检测轴线与光照轴线垂直。通过只激发样品单一层面，从而产生内源性的光学荧光切片，由垂直方向上的电荷耦合图像传感器（charge-coupled divice，CCD）进行荧光成像。LSFM 观察成像具有大视野、快成像、高分辨、多视角和低漂白等优点，是一种大型活体样品长时间成像的新型显微成像系统，如 Zeiss Lightsheet Z.1（Zeiss，德国）或 UltraMicroscope II（LaVision BioTec，德国）。

以 Lightsheet Z.1 为例，有专门的大视野 5 倍物镜和大容积样品槽，最大上样尺寸可达 1cm×1cm×1cm，配合透明化 20 倍的物镜会让你看得更清晰。sCMOS 整张拍摄方式

和载物台 *Z* 轴快速移动，可使速度最快达 66 帧，拍摄一个透明化小鼠半脑，约 4mm 厚度，1μm 的步进，用时约是 30min。长工作距离、高放大倍数透明化物镜，能够实现高分辨率高对比度成像。载物台可进行 360° 任意角度自动旋转，实现对样品的多视角图像采集。特殊的成像原理避免非焦平面被激发，减少对样品的漂白，利于长时间观察。

5. 注意事项

（1）PFA 固定液 pH 7.4，使用 NaOH 和 HCl 调整。PFA 的 pH 是有效清除和降低自发背景荧光的关键。

（2）四乙二胺溶液、Triton X-100 都是高黏度液体，配制过程中应该按照质量含量百分数（wt%），而不能使用质量体积（wt/vol%）或者体积百分比（vol/vol%）。

（3）Reagent-1 和 Reagent-2 不能使用 PBS，磷酸盐污染可能降低清洗效果。推荐使用新鲜配制溶液，长期储存可能导致荧光信号淬灭。只有 1/2 Reagent-2 使用 PBS 制备。

（4）所使用溶液要充分去除气体。否则在 Reagent-2 处理时，可能在组织内部和周围引起气泡。

（5）所有溶液制备过程中避免沸腾。如果试剂制备过程中有刺激的氨味，表示尿素降解。建议不要过度加热，如果在组织透明过程中有气味，更换新鲜的缓冲液。

（6）如果步骤 Day8-11，在 37℃ Reagent-2 中处理脑组织有明显失真，可以改用室温孵育更长时间。此步骤脑组织在室温 Reagent-2 可放置 1 周，时间越长，透明效果越好，但是可能增加样品的肿胀变形。调节 1/2 Reagent-2 中 PBS 的比例也可以改变脑组织收缩或膨胀。

（7）实验中尽量不要剧烈摇动离心管，避免产生气泡。

（李红丽，张吉强，陈鹏慧，王亚云）

第十一章　分子生物学实验常用方法与技术

第一节　核酸分子探针标记技术

核酸分子探针（nucleic acid molecular probe）是指带有标记物的已知序列的核酸片段，它能和与其互补的核酸序列杂交，形成双链，主要用于待测核酸样品中特定基因序列的检测。

一、核酸分子探针的种类

（一）根据来源及性质分类

根据来源及性质，核酸分子探针可分为基因组 DNA 探针、cDNA 探针、RNA 探针和人工合成的寡核苷酸探针等。

基因组 DNA 探针和 cDNA 探针常作为诊断试剂，以前者应用最为广泛，它的制备可通过酶切或聚合酶链反应（PCR）从基因组中获得特异的 DNA 后将其克隆到质粒或噬菌体载体中，随着质粒的复制或噬菌体的增殖，获得大量高纯度的 DNA 探针。cDNA 是将 RNA 进行反转录所获得的产物。cDNA 探针适用于 RNA 病毒的检测，其序列也可克隆到质粒或噬菌体中以便大量制备。将信使 RNA（mRNA）标记也可作为核酸分子杂交的探针，但由于来源极不方便，且 RNA 极易被环境中大量存在的核酸酶降解，操作不便，因此应用较少。用人工合成的寡核苷酸片段作为核酸杂交探针应用十分广泛，可根据需要合成相应的序列，合成仅有几十个碱基对的探针序列，尤其适用于检测点突变和小段碱基的缺失或插入。

（二）根据标记物分类

根据标记物，核酸分子探针可分为放射性标记探针和非放射性标记探针。理想的标记物应该包括有以下特点：高敏感度；特异性强；不影响探针分子的主要理化特性；标记和检测方法简单；探针保存时间长；对环境无污染、对人体无损害；价格低廉等。放射性核素是目前最常用的探针标记物，它不影响探针与靶分子的特异结合，而且检测灵敏度高，可以检测到 10^{-18}～10^{-14}g 的物质。非放射性标记法具有无放射性污染、稳定性好等特点，便于临床诊断等方面的应用。

二、放射性核素标记

目前，标记探针的放射性核素主要有 ^{32}P、^{3}H、^{35}S、^{125}I、^{131}I 及 ^{14}C 等。其中，以 ^{32}P

应用最普遍。放射性标记的缺点是易造成放射性污染，同位素半衰期短，不稳定，成本较高等。下面介绍两种常用的放射性核素探针标记的方法。

（一）切口平移法

切口平移法（nick translation）是一种最常用的标记双链 DNA 探针的方法，该方法利用 DNA 聚合酶 I 的多种酶促活性将标记的脱氧核糖核苷三磷酸（dNTP）掺入新合成的 DNA 链中，从而合成高比活性的均匀标记的 DNA 探针。该技术由 Kelly 于 1970 年创立，其基本原理是：当双链 DNA 分子的一条链上产生切口时，*E. coli* DNA 聚合酶 I 就可将核苷酸连接到切口的 3′ 羟基端。同时该酶具有从 5′→3′ 的核酸外切酶活性，能从切口的 5′ 端除去核苷酸。由于在切去核苷酸的同时又在切口的 3′ 端补上核苷酸，从而使切口沿着 DNA 链移动，用放射性核苷酸代替原先无放射性的核苷酸，将放射性同位素掺入合成新链中（图 11-1）。

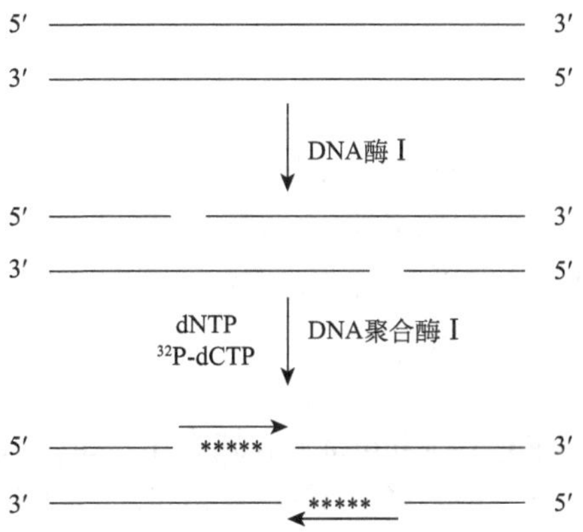

图 11-1　切口平移法

最合适的切口平移片段一般为 50～500bp。切口平移反应受以下几种因素的影响：①产物的比活性取决于［α-^{32}P］dNTP 的比活性和模板中核苷酸被置换的程度；② DNA 酶 I 的用量和 *E. coli* DNA 聚合酶的质量会影响产物片段的大小；③ DNA 模板中的抑制物如琼脂糖会抑制酶的活性，故应使用仔细纯化后的 DNA。用切口平移标记的 DNA 探针能满足大多数杂交要求，具有快速、简便、放射活性均一的特点，可以用于制备各种序列特异的探针，进行基因文库的筛选、基因组 DNA 和 RNA 的印迹分析等。

（二）随机引物法

随机引物法（random primer）是使寡核苷酸引物与 DNA 模板结合，在克列诺（Klenow）DNA 聚合酶作用下，合成 DNA 探针的方法。合成产物的大小、产量、比活性依赖于反应中模板、引物、dNTP 和酶的量。通常产物平均长度为 400～600bp，可以获得大量的有效探针（图 11-2）。反应时对模板的要求不严格，用微量制备的质粒 DNA 模板也可进行反应。反应产物的比活性较高，可达 4×10^9 cpm/μg 探针。随机引物反应可在低熔点琼脂糖中直接进行。

随机引物法标记的 DNA 探针或 cDNA 探针比活性显著高于切口平移法，且结果较为稳定。这种方法尤其适用于真核 DNA 探针，因为随机引物来自真核 DNA，其与真核序列的退火率高于原核序列。

三、非放射性核素标记

与放射性标记技术相比，非放射性标记法具有无放射性污染、稳定性好、可以较长

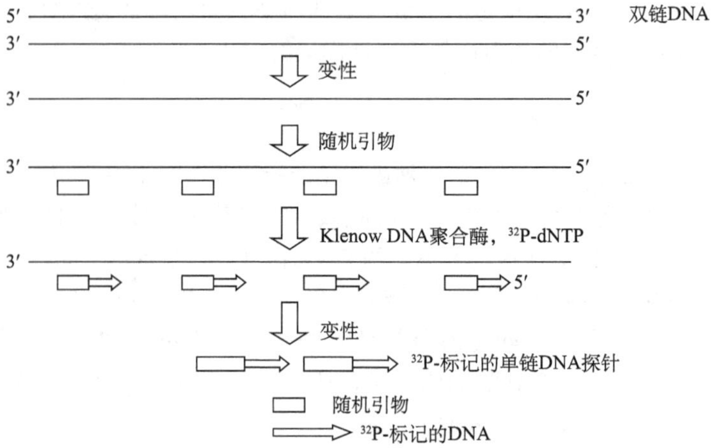

图 11-2　随机引物法

时间存放的特点，但同时也有灵敏度及特异性都不太高等缺点。非放射性标记物探针的标记方法与放射性标记物探针相似，只是将核素标记的核苷酸换成非核素标记的核苷酸。根据其检测方法，非核素标记物可分为以下四类。

（一）半抗原

生物素（biotin）和地高辛（digoxigenin，DIG）都是半抗原，是目前使用较普遍的非核素标记物。光敏生物素有 一个连接臂，一端连接生物素，另一端有芳基叠氮化合物。在可见光照射下，芳基叠氮化合物可能变成活化芳基硝基苯，很易与 DNA 或 RNA 的腺嘌呤 N-7 位置特异结合，大约每 50 个碱基结合一个生物素，所以只用于标记大于 200 个核苷酸的片段。光敏生物素的乙酸盐很易溶于水，与核酸形成的共价结合很稳定。

但是，生物素广泛存在于各种组织中，对于灵敏度很高的标记检测实验来说，样品自身含有的内源生物素就会对结果产生干扰。而同样是小分子标记物的 DIG 就能够很好地避免这个问题，与放射性标记技术相比，DIG 标记法具有多个优势：①高灵敏度，完全可满足实验需要，某些方面甚至可与放射性标记的灵敏度相媲美；②曝光时间短，结果显示时间以分钟计算，无需几小时甚至几天的自显影过程；③安全环保，不接触放射性物质，不会对环境造成污染；④探针可重复使用，最少可以稳定储存一年。

（二）配体

生物素不仅是半抗原，还是亲和素（avidin）的配体，故可用生物素与亲和素反应进行杂交信号的检测。

（三）荧光素

如异硫氰酸荧光素（fluorescein isothiocyanate，FITC）、罗丹明类等，可以被紫外线激发出荧光进行观察，主要适用于细胞原位杂交。

（四）化学发光探针

一些标记物可与某种物质反应产生化学发光现象，通过化学发光可以像核素一样直接使X线胶片上乳胶颗粒感光。化学发光探针可能是今后非核素标记物研究的主要方向。

第二节　聚合酶链反应技术

聚合酶链反应（polymerase chain reaction，PCR）技术，即试管内DNA的扩增技术，是由美国PE Cetus公司的Kary Mullis在1983年（获1993年诺贝尔化学奖）建立的，具有敏感度高、特异性强、产率高、重复性好及快速简便等特点。该技术可在试管内经数小时反应就将特定的DNA片段扩增数百万倍，这种迅速获取大量单一核酸片段的技术在分子生物学研究中具有举足轻重的意义，它不仅是DNA分析最常用的技术，而且在DNA重组与表达、基因结构分析和功能检测中具有重要的应用价值。

一、基本原理和基本步骤

PCR技术实际上是在模板DNA、引物和4种脱氧核糖核苷三磷酸（dNTP）存在的条件下，依赖于DNA聚合酶进行的酶促合成反应。PCR技术的特异性取决于引物和模板DNA结合的特异性。其基本工作原理是以拟扩增的DNA分子为模板，以一对分别与模板5′端和3′端互补的寡核苷酸片段为引物（primer），在DNA聚合酶的作用下，按照半保留复制的机制，沿着模板链延伸直至完成新的DNA分子的合成。重复这一过程，即可使目的DNA片段得到扩增。

其过程主要有三部分：①变性（denature）。在95℃左右的高温条件下，模板DNA双螺旋的氢键断裂，双链DNA解链成为单链DNA，并游离于反应液中。②退火（annealing）。人工合成的两条寡核苷酸引物在适当温度下分别与模板DNA扩增区域的两端按碱基互补配对结合，此时DNA聚合酶便可开始合成新链。由于添加的引物分子数远大于模板DNA的分子数，因此引物与模板DNA形成复合物的概率远远高于DNA分子自身的复性。③延伸（extension）。在4种dNTP底物及Mg^{2+}存在的条件下，在最适温度下，DNA聚合酶将单核苷酸按碱基互补配对原则从引物的3′端掺入，使引物沿5′→3′方向延伸合成新股DNA。每一循环的产物再作为下一循环的模板（图11-3）。

整个PCR反应一般须进行25～30轮的循环。在最初的循环阶段，原来的DNA链起着模板的作用，随着循环次数的递增，新合成的引物延伸链急剧增多而成为主要模板。因此，PCR扩增产物将受到所加引物5′端的限制，使终产物序列介于两种引物5′端之间的区域。

（一）模板的选择

DNA（单、双链DNA）或RNA都可以作为模板进行核酸的体外扩增。如果模板是RNA，须先通过反转录得到cDNA后才能进行正常的PCR扩增。核酸标本来源广泛，可

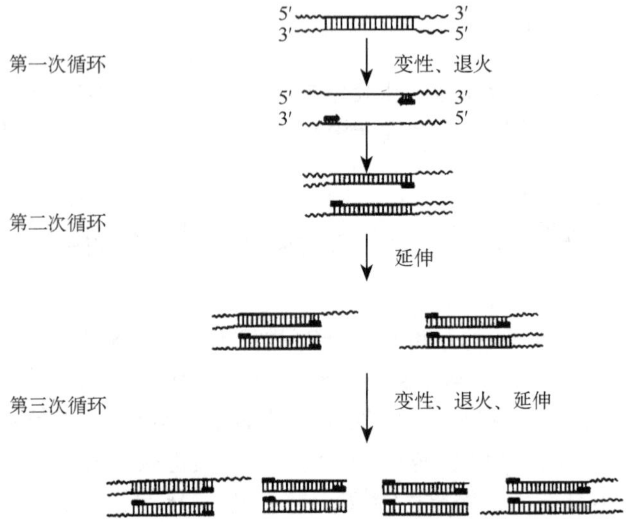

图 11-3　PCR 技术基本步骤示意图

以从培养的细胞或微生物中直接提取，也可以从临床标本（血、尿、便、痰、体腔积液、漱口水等）、犯罪现场标本（血斑、精斑、毛发等）、病理标本（新鲜或固定石蜡包埋标本）及木乃伊标本中提取。无论标本来源如何，待扩增核酸都需部分纯化，以使核酸样品中不混有任何蛋白酶、核酸酶、*Taq* DNA 聚合酶抑制剂及能结合 DNA 的蛋白质。虽然 PCR 可以仅用微量样品（甚至是来自单一细胞的 DNA），但为保证反应的特异性，一般还宜用纳克级（ng）的克隆 DNA、微克水平的染色体 DNA 或 10^2～10^5 拷贝的待扩增 DNA 片段作起始材料。

（二）引物

引物限定了 PCR 扩增产物的大小及扩增的靶序列在基因组中的位置。因此，引物的选择与合成对于 PCR 成功与否很是关键。对某一 DNA 片段来说，由于同源顺序的存在，随意设计的两条引物链，其 PCR 产物经电泳分析时可能会出现多条电泳带。因此，在引物的设计过程中要考虑引物链的特异性，需遵循几个基本原则。

（1）引物长度以 16～30bp 为宜，最佳为 20～24bp，避免形成稳定的复合体。

（2）有时引物不起作用，可以通过移动序列位置来解决。

（3）（G+C）% 含量一般以 40%～60% 为佳，两个引物中（G+C）% 含量应尽量相似。

（4）两个引物之间不应发生互补，特别是在引物 3′ 端避免形成"引物二聚体"。如无法避免，其 3′ 端互补不应大于 2bp。应尽量避免数个嘌呤或嘧啶的连续排列，避免同源序列（尤其是 6 个以上相同）。

（5）引物内部避免形成次级结构，尤其是发卡结构，必要时可通过计算机进行结构分析。

（6）引物浓度不宜偏高，否则易形成引物二聚体。同时，当扩增微量靶目标并且起始材料又不太纯时，引物浓度过高容易产生非特异性产物。一般来说，用低浓度的引物不仅经济，而且反应特异性也较好。

（三）DNA 聚合酶

在其他参数最佳时，每 100μl 反应液中含有 1～2.5U *Taq* DNA 聚合酶。然而，酶的需要量可以根据不同的模板分子或引物而变化，当优化一种 PCR 反应体系时，最好在每 100μl 体积中加入 0.5～5U 酶的范围内试验最佳酶浓度。如酶浓度太高，会出现非特异性扩增；而过低，则扩增产量太低。另外，不同来源的 *Taq* DNA 聚合酶、测定条件和单位定义的不同、生产厂家产品品质的优劣，这些都是使用 *Taq* DNA 聚合酶时需要考虑的因素。

（四）温度循环参数

PCR 反应中变性的温度通常为 94℃左右，取决于扩增片段的长度和 G+C 的比例，达不到变性温度，使变性不完全，是导致 PCR 失败的常见原因。变性时间一般为 30～60s，时间太长，不但没有必要，反而会因降低酶的活性而影响产量和反应特异性。常用 PCR 一般为 25～30 个周期，随着周期次数增加，*Taq* DNA 聚合酶活性降低，聚合时间延长，引物或单核苷酸减少等原因，会造成反应后期容易发生错误碱基掺入。所以，在满足产物获得率的前提下，应尽量减少周期次数。

（五）平台效应

“平台效应”是指 PCR 后期循环产物累积趋于饱和，使原来以指数增长的速率变成平坦的曲线，同时出现非特异产物大量增加的现象。产生平台效应的原因可能与下列因素有关：① dNTP 或引物的消耗量；②反应物的稳定度（dNTP 或酶）；③最终产物的阻化作用（焦磷酸盐、双链 DNA）；④非特异产物或引物二聚体与反应物的竞争；⑤产物在高浓度时变性不完全，影响引物的延伸；⑥酶与 PCR 产物的结合，使酶分子减少。

二、PCR 技术的应用

PCR 技术渗透到分子生物学研究的各个领域，有的替代了原有的方法，有的大大简便了原有的方法，现将 PCR 的主要用途介绍如下。

（一）反基因的克隆

PCR 技术为在重组 DNA 过程中获得目的基因片段提供了简便、快速的扩增方法。该技术可用于：①与反转录反应相结合，可以直接从组织和细胞的 mRNA 获得目的基因片段；②利用特异性引物以 cDNA 或基因组 DNA 为模板获得已知目的基因片段；③利用简并引物从 cDNA 文库或基因组文库中提取具有一定序列相似性的基因片段；④利用随机引物从 cDNA 文库或基因组文库中克隆基因。

（二）基因的体外突变

利用 PCR 技术可以随意设计引物在体外对目的基因片段进行嵌合、缺失、点突变等改造。

（三）DNA 和 RNA 微量分析

PCR 技术高度敏感，对模板 DNA 的含量要求很低，是 DNA 和 RNA（RNA 一般需要先反转录成为 cDNA）微量分析的好方法。从理论上讲，只要存在 1 分子模板，就可以获得目的片段。在实际工作中，一滴血、一根毛发或一个细胞就足以满足 PCR 的检测需要。因此，PCR 在基因诊断方面具有极广阔的应用价值。

（四）DNA 序列测定

将 PCR 技术引入 DNA 序列测定，可使测序工作大为简化，提高了测序的速度。待测 DNA 片段既可以克隆到特定的载体后进行序列测定，也可直接测定。

（五）基因突变分析

基因突变可引起许多遗传病、免疫性疾病和肿瘤等，故分析基因突变可以为这些疾病的诊断、治疗和研究提供重要的依据。利用 PCR 与一些技术的结合可以大大提高基因突变检测的敏感性。

三、几种重要的 PCR 衍生技术

PCR 技术自身的发展及和已有分子生物学技术的结合形成了多种 PCR 衍生技术，大大提高了 PCR 反应的特异性和应用的广泛性。现仅举几例介绍与医学研究密切相关的 PCR 衍生技术。

（一）反转录 PCR 技术

反转录 PCR（reverse transcription PCR，RT-PCR）技术的基本原理是：提取组织或细胞中的总 RNA，以其中的 mRNA 作为模板，采用寡脱氧胸腺苷酸［oligo（dT）］或随机引物，利用反转录酶反转录成 cDNA。再以 cDNA 为模板进行 PCR 扩增，而获得目的基因或检测基因表达。RT-PCR 使 RNA 检测的灵敏性提高了几个数量级，使一些极微量的 RNA 样品分析成为可能。该技术主要用于分析基因的转录产物、获取目的基因、合成 cDNA 探针和构建 RNA 高效转录系统等方面。

（二）原位 PCR 技术

原位 PCR（*in situ* PCR，ISP）技术是 Hasse 等于 1990 年建立的技术，是在组织细胞里进行 PCR 反应。它结合了具有细胞定位能力的原位杂交和高度特异敏感的 PCR 技术的优点，是细胞学科研与临床诊断领域里一项有较大潜力的新技术。原位 PCR 技术既能分辨鉴定带有靶序列的细胞，又能标出靶序列在细胞内的位置，对于在分子和细胞水平上研究疾病的发病机理和临床过程及病理的转归有重大的实用价值。

（三）实时 PCR 技术

实时 PCR（real-time PCR）技术是近年来发展起来的一种新的核酸微量分析技术，尤其是在实时荧光定量 PCR 中具有重要的价值。实时荧光定量 PCR 技术，是指在 PCR 反应体系中加入荧光基团，利用荧光信号积累实时监测整个 PCR 进程，使每一个循环变得“可见”，最后通过循环阈值（cycle threshold，Ct）和标准曲线对样品中的 DNA（或 cDNA）的起始浓度进行定量的方法。由于实时荧光定量 PCR 具有高灵敏性、高特异性和高精确性的特点，目前，该项技术已被应用于病原体测定、肿瘤基因检测、免疫分析、基因表达、突变及其多态性的研究等多个领域。

第三节　基因克隆技术

基因克隆（gene clone）技术是一种分子生物学的核心技术，也称分子克隆或 DNA 克隆，是在体外将 DNA 分子片段与载体 DNA 片段连接，在转入细胞的过程中获得大量拷贝。该技术用于深入分析基因的结构与功能，并可达到人为改造细胞及物种遗传性状的目的。

一、基因克隆技术的基本程序

基因克隆技术基本程序包括：获取目的基因→选择适当的载体→构建重组体→将重组体引入宿主细胞→筛选与鉴定重组体克隆（图 11-4）。

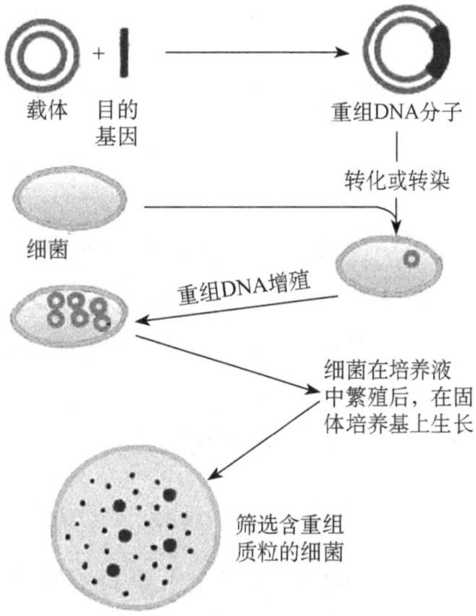

图 11-4　基因克隆技术基本步骤的示意图

（一）获取目的基因

目的基因就是需要研究的特定基因或 DNA 片段。获取目的基因的主要方法如下。

（1）用限制性内切酶酶解染色体 DNA，构建基因组文库，再从基因组文库中筛选目的基因。该法的优点是获得的目的基因的组织结构与天然基因完全相同，在结构基因中也含有内含子序列，但是也正因为这一点构成了该法最大的缺点，即含有内含子的基因在原核细胞中不能表达。因为原核细胞不能识别并剪切插入顺序（内含子），故也不能表达出正确的基因产物。

（2）分离纯化细胞中的 mRNA，以 mRNA 为模板，在反转录酶作用下生成 cDNA 第一链，再以 cDNA 第一链为模板，在 DNA 聚合酶作用下生成双链 cDNA，构建 cDNA 文库，从中筛选所需的目的基因。此法仅用于筛选蛋白质编码的结构基因。因为成熟的 mRNA 分子中已经切除了内含子序列，具有完整的阅读框架，可在原核细胞中正确表达。

（3）人工体外合成基因。由于当前人工体外合成 DNA 的长度有限，此法仅用于制备小分子生物活性多肽基因和小分子质量蛋白质基因。在基因较大的情况下，常需先合成多个 DNA 片段，然后拼接成完整的基因，此法还要求目的基因的全部碱基顺序已被阐明。

（4）PCR 法扩增基因。PCR 技术的出现和发展，为目的基因的寻找提供了有力技术工具。用 PCR 法可选择性扩增基因组中所要研究的个别基因或 DNA 片段，或用反向 PCR 技术，先将特定 mRNA 反转录为 cDNA 第一链，然后再进行扩增。用 PCR 法筛选基因，需要对目的基因的 DNA 序列至少要有部分了解。

（二）选择适当的载体

为了保证目的基因或外源 DNA 片段能在细胞内克隆，必须将它们与适当的载体（vector）连接。载体在细胞内自我复制，并带动重组的分子片段共同增殖，从而产生大量的 DNA 分子片段。主要目的是获得某一基因或 DNA 片段的大量拷贝，有了这些与亲本分子完全相同的分子克隆，就可以深入分析基因的结构与功能。理想的载体应该是：① 分子质量较小，能在细胞内自主复制的环状或线状 DNA 分子；② 具有特异的限制性酶切位点，便于外源 DNA 片段的插入，且有明显的遗传筛选标志，如抗药性或插入失活等，以利于阳性克隆的筛选；③ 具有生物安全性。常用的克隆载体包括质粒、噬菌体及病毒，其中，质粒是目前应用最为广泛的克隆载体。由于天然载体用于基因克隆存在许多缺点，现用载体实际上是在天然载体基础上进行改造而成的。

1. 质粒载体（plasmid vector）

质粒是细菌染色体外小型环状 DNA 复制子，质粒载体是在天然质粒的基础上人工改造拼接而成的，具有如下特点：分子相对较小（3～10kb）；含松弛型复制子，因而在宿主细胞的拷贝数高；在复制子外适当位置有由多个单一内切酶位点组成的多克隆区，极有利于外源 DNA 片段的插入；具有抗药性及插入失活标记，可以从平板中直接筛选阳性重组子。但由于质粒分子太小，只能接受小于 15kb 的外源 DNA 片段的插入。因此，插入片段过大，会导致重组子扩增速度减慢，甚至插入片段丢失。常用的克隆质粒载体有 pUC 系列和 pGEM 系列两类。

2. 噬菌体载体（phage vector）

目前使用的噬菌体主要有 λ 噬菌体、M13 噬菌体及黏粒（Cosmid）等。λ 噬菌体是一种能感染大肠杆菌的病毒，其基因组为线状双链 DNA 分子。在 λ 噬菌体 DNA（λDNA）的中间 1/3 处，是可被替换而不影响噬菌体生长的“非生活区”，此区的 DNA 可通过遗传工程技术由外来 DNA 片段所替代。λDNA 作为载体的优点是：在体外可包装成病毒颗粒，高效地感染大肠杆菌；载体容量大，可将 23～25kb 的外源 DNA 片段引入其内；筛选和保存较为方便。

M13 也是大肠杆菌噬菌体，其基因组为单链线性 DNA 分子。感染大肠杆菌后，此单链 DNA 转变为复制型双链 DNA。克隆复制后，仍以单链形式包装成新的噬菌体释放到介质中。M13 DNA 分子中有一长 507 个核苷酸的小“非生活区”，可以被外来 DNA 片段取代。M13 载体的主要优点是重组的 M13 DNA 仍为单链结构，所以，能方便地用于双脱氧法测定所克隆 DNA 片段的序列，或用于合成 RNA 探针的模板。M13 载体的主要问题是容量太小，当插入片段大于 1000bp 时就很不稳定，容易在增殖的过程中丢失。

Cosmid 载体从结构上可看成一种人工构建的杂种载体，由噬菌体 DNA 和质粒 DNA

的某些功能片段拼接而成，其转染细胞及病毒颗粒包装与λDNA相似，但在细胞内的复制则与质粒相同。与λDNA相比，Cosmid载体的主要优点是载体容量很大，插入DNA片段的长度可高达45kb。

（三）构建重组体

重组DNA技术（recombinant DNA technology）是基因克隆的一项关键技术，它是利用酶学方法将不同来源的DNA分子进行体外特异性切割，重新拼接组装成一个新的杂合DNA分子。这种由两种不同DNA片段重新组合而成的DNA称为重组DNA，简称重组体（recombinant）。连接方式有黏端连接和平端连接等多种形式：① 黏端连接。用相同的限制性内切酶酶切目的基因和载体DNA分子，使之产生相同的黏性末端，在适当的温度下，两种DNA分子的黏性末端互补配对，再用DNA连接酶共价连接，成为完整的重组体。由于黏端连接具有很高的重组效率，在实验中为首选方法。许多情况下，目的基因上找不到适当的与载体上相同的限制性酶切位点，此时可通过在目的基因两端连上人工接头（含适当限制性酶切位点的合成DNA小片段），再经酶切后即可得到所需的黏性末端。② 平端连接。在目的基因和载体分子上找不到匹配的限制性酶切点时，可采用平端连接法。少数酶酶切后能直接产生平端，多数情况下先酶切产生黏性末端，再通过补平反应后成为带平端的分子。虽然平端连接有更广的适应性，但重组效率远不如黏端连接，阳性重组子筛选的难度也更大。

（四）将重组体引入宿主细胞

在基因工程中，由于重组DNA是体外制备的，将其转入宿主细胞后，可能会受到宿主细胞限制酶的切割。因此，宿主菌必须是无限制基因（或作用）的突变株（r-株），如常用的*E. coli*株HB101、DH1等。一般将噬菌体DNA引入宿主细胞称为转染（transfection），将质粒DNA引入宿主细胞称为转化（transformation）。在导入重组DNA前，宿主菌用冷$CaCl_2$溶液处理，使其细胞膜通透性增加而成为感受态细胞（competent cell），以利于重组DNA分子的进入。

（五）筛选与鉴定重组体克隆

阳性重组体的筛选可利用载体上的遗传标志，包括抗药性、氨基酸合成酸系和颜色反应（如α互补效应）等。另一种筛选方法是菌落杂交，将平皿上的转化菌落转印到硝酸纤维膜上，经碱处理使DNA变性，然后用目的基因的标记探针与之杂交，漂洗去多余的探针后进行放射性自显影，根据显影片上的斑点可判断含有目的基因的菌落。重组DNA的鉴定有多种方法，如限制性酶切图谱、DNA测序、DNA印迹法（Southern blotting）等，可根据情况酌情使用。

二、基因克隆技术在治疗中的应用

基因克隆技术的应用主要表现在基因治疗方面。基因治疗（gene therapy）是指将外源正常基因导入靶细胞，纠正或补偿因基因缺陷或异常引起的疾病，以达到治疗目的。

也就是将外源基因通过基因转移技术插入患者适当的受体细胞内，达到治疗某种疾病的目的。从广义上说，基因治疗还包括从 DNA 水平治疗某种疾病的措施和新技术。我国是最早进行基因治疗临床试验的亚洲国家，也是较早开展基因治疗基础研究的少数国家之一。多年来，在国家 863 计划的资助下，我国在遗传病、肿瘤、心血管疾病等的基因治疗方面做了大量的工作，并取得了一定的成绩。

虽然基因治疗具有传统治疗不能比拟的优势，但仍存在大量的弊端和局限性，如缺乏有效、稳定、安全的载体，缺乏持续表达的细胞类型，目的基因或基因的导入和释放系统本身引起的一些毒副作用，包括激活原癌基因或抑制抑癌基因等，并且基因治疗所需要的费用相当昂贵。所以，基因治疗还有相当远的路程要走。但是，随着基因治疗在理论和技术的逐步突破和改进，它作为一种行之有效的治疗手段将会得到越来越多人的认可，尤其是对一些常规疗法无法进行或治疗效果不理想的疾病，基因治疗将是一种新的治疗方向。

第四节　基因编辑技术

基因编辑是近年来发展起来的对基因组完成精确修饰的一种技术，通过对基因的定点插入或缺失突变、敲入、多位点同时突变和小片段的删失等，在基因组水平上进行精确的编辑。利用该技术可以快速构建模式细胞及动物，准确、深入地探究基因功能和了解疾病发病机理，并有望用于基因治疗，具有极其广泛的发展前景和应用价值。

目前常用的基因编辑技术包括人工核酸酶介导的锌指核酸酶（zinc-finger nucleases，ZFN）技术、转录激活因子样效应物核酸酶（transcription activator-like effector nucleases，TALEN）技术、RNA 引导的 CRISPR/Cas9 核酸酶（clustered regularly interspaced short palindromic repeats/Cas9，CRISPR/Cas9）技术。其原理基本相同，即借助特异性 DNA 双链断裂（double-strand breaks，DSBs）激活细胞天然的修复机制，包括非同源末端连接（NHEJ）和同源重组修复（HDR）两条途径。非同源末端连接（NHEJ）是一种低保真度的修复过程，断裂的 DNA 修复重连的过程中会发生碱基随机的插入或丢失，造成移码突变使基因失活，实现目的基因敲除。如果一个外源性供体基因序列存在，NHEJ 机制会将其连入双链断裂 DSB 位点，从而实现定点的基因敲入。同源重组修复（HDR）是一种相对高保真度的修复过程，在一个带有同源臂的重组供体存在的情况下，供体中的外源目的基因会通过同源重组过程完整地整合到靶位点，不会出现随机的碱基插入或丢失。如果在一个基因两侧同时产生 DSB，在一个同源供体存在的情况下，可以进行原基因的替换（图 11-5）。

一、ZFN 技术

ZFN 技术是第一代基因组编辑技术，其功能的实现是基于具有独特 DNA 序列识别的锌指蛋白发展起来的。1986 年，Diakun 等首先在真核生物转录因子家族的 DNA 结合区域发现了 Cys2-His2 锌指模块，到 1996 年，Kim 等首次人工连接了锌指蛋白与核酸内切

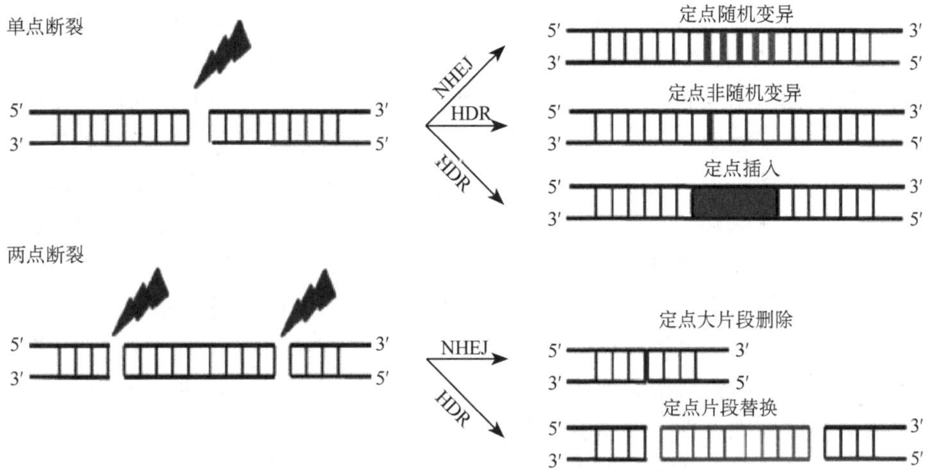

图 11-5　基因编辑技术基本原理示意图

酶。2005 年，Urnov 等发现一对由 4 个锌指连接而成的 ZFN 可识别 24bp 的特异性序列，由此揭开了 ZFN 在基因组编辑中的应用。

锌指（zinc finger, ZF）是一种常见的 DNA 结合蛋白结构基元，每个锌指可直接特异识别 DNA 双螺旋中 3 个连续的核苷酸。人工串联 3～6 个识别不同靶位点序列的重组锌指结构，能够与靶序列特异性结合。将多个锌指串联形成的 ZFP 结构域与Ⅱ s 型限制性内切酶 *Fok* Ⅰ的切割结构域相连接，就可构建成锌指核酸酶（ZFN），实现对靶序列的切割。增加串连锌指的数目可识别更长的靶序列，同时也就增加了 DNA 靶向修饰的特异性。由于 *Fok* Ⅰ需要二聚化来切割 DNA，因此设计好的两个互补的 ZFN 分子同时与靶位点结合，当两个互补的 ZFN 分子间相距恰当的距离（6～8bp）时，*Fok* Ⅰ结构域将二聚化并切割 DNA，从而特异性地在基因组特定位点切断 DNA 形成“双链断裂缺口”。双链断裂可以启动细胞内的 DNA 损伤修复机制，一方面细胞通过错配率很高的“非同源末端连接”机制修复双链断裂，从而在 ZFN 靶位点造成随机性的小片段丢失或是插入，引起基因的靶向敲除；另一方面双链断裂使得同源重组效率大大提高，如果细胞内同时存在与靶位点同源的 DNA 片段，则细胞主要通过 DNA 同源重组的机制修复双链断裂，从而实现靶基因敲除或敲入（图 11-6）。

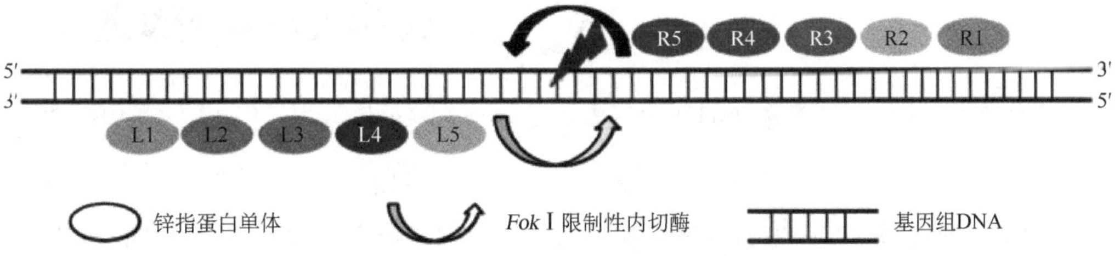

图 11-6　ZFN 靶向切割示意图

ZFN 的出现使得基因打靶效率能够达到 30% 左右，较被动的同源重组有了质的提升，并且已经可以做到针对某些特定的序列来设计 ZFN 实现靶基因的修饰。该方法已经在黑腹果蝇、斑马鱼、大鼠、小鼠、拟南芥等模式生物中成功实现了靶基因的敲除或定点修饰。2005 年，Urnov 等首次利用 ZFN 技术对培养的人类细胞进行了基因敲除；2007 年，他们又利用 ZFN 介导的同源重组对人类细胞进行了基因定点插入；随后，人们相继在多种类型的人类细胞中，利用 ZFN，采用多种方案实现了多个基因的遗传修饰。ZFN 技术介导的基因突变使得一些遗传疾病的治疗成为可能。在艾滋病治疗方面，Sangamo 公司尝试使用 ZFN 技术破坏 $CD4^+$T 细胞中的内源基因 *CCR5*，使 HIV 病毒失去重要的受体位点之一，从而抑制病毒的繁殖与传播。目前，该公司针对 *CCR5* 设计的 ZFN 药物已进入三期临床试验阶段。但是，由于 ZFN 的识别位点局限，无法实现在每一个基因或其他功能性染色体区段都能够顺利找到适合的序列，因此在 ZFN 的筛选和设计方面还存在较大的技术困难，如何构建高特异性的 ZFN 将成为这个技术未来发展的重点。此外，ZFN 的脱靶切割会导致细胞毒性，使得其在基因治疗领域的应用受限。目前，只能通过特异性的启动子在一定范围内调控 ZFN 的表达时间及表达量以减少脱靶切割，未来如何筛选更合适的启动子或者调控方式来降低脱靶切割是 ZFN 应用中应当克服的一个难题。

二、TALEN 技术

2009 年，研究者在植物病原体黄单胞菌（*Xanthomonas*）中发现一种转录激活因子样效应物，它的蛋白核酸结合域的氨基酸序列与其靶位点的核酸序列有较恒定的对应关系。随后，转录激活因子样效应蛋白（transcription activator-like effector，TALE）特异识别 DNA 序列的特性被用来取代 ZFN 技术中的锌指蛋白。它可设计性更强，不受上下游序列影响，具备比 ZFN 更广阔的应用潜力。TALEN 包含两个 TALE 蛋白，每个 TALEN 都是由 TALE 序列与 *Fok* Ⅰ融合而成，其中一个 TALEN 靶向正义链上靶标位点，另一个则靶向反义链上的靶标位点。然后，*Fok* Ⅰ形成二聚体，在靶向序列中间的间隔区处切割 DNA，造成双链 DNA 断裂，随后细胞启动 DNA 损伤修复机制。针对不同的 TALEN 骨架，其最适宜的间隔区长度不同，一般为 12～20bp。实验结果表明，TALEN 在靶向 DNA 时，第一个碱基为 T 时结合效果更佳（图 11-7）。

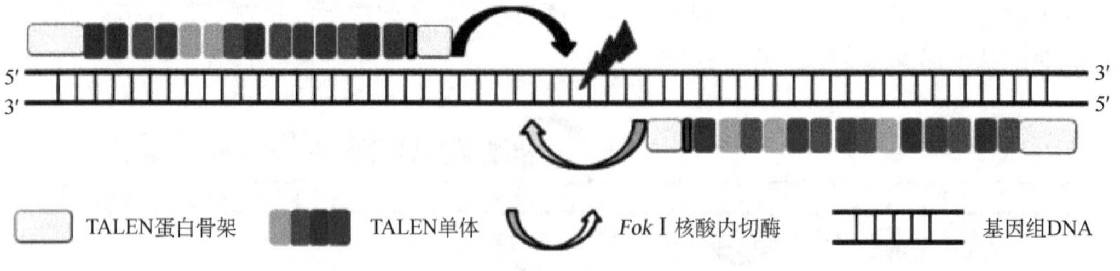

图 11-7　TALEN 靶向切割示意图

TALEN 的发明使基因编辑的效率和可操作性得到了提高，对于目的片段的切割效率达到了近 40%。目前，TALEN 也像 ZFN 一样，被应用到了不同种的细胞及生物的基因编辑中。至今为止，研究者已经应用 TALEN 对果蝇、蛔虫、斑马鱼、青蛙、大鼠和猪等模式生物进行了基因定点编辑。而使用 TALEN 技术对牛、蟋蟀和家蚕等非模式生物进行内源基因的定点修饰也有报道。

相比 ZFN 技术，TALEN 使用了 TALE 分子代替 ZF 作为人工核酸酶的识别结构域，极好地解决了 ZF 对于 DNA 序列识别特异性低的问题。TALE 蛋白与 DNA 碱基是一一对应的，并且对碱基的识别只由 2 个氨基酸残基决定，这相对于 ZFN 的设计要简单得多。但是在构建过程中，TALE 分子的模块组装和筛选过程比较繁杂，需要大量的测序工作，对于普通实验室的可操作性较低，而商业化公司构建也需要花费上千美元，使用成本较高。并且，TALEN 的蛋白质相对分子质量要比 ZFN 大得多，过大的蛋白质分子往往会增加分子操作的难度，去除 TALEN 分子的不必要结构或者缩短识别序列的长度能一定程度地减轻影响，但是却有可能造成识别特异性降低而导致脱靶切割，引起细胞毒性。

三、CRISPR /Cas9 基因编辑技术

CRISPR 是 clustered regularly interspaced short palindromic repeats 的缩写，即规律性间隔成簇短回文重复序列。Cas 系统是原核生物中的获得性免疫防御系统，其作用机制大体可分为 3 个不同阶段：在噬菌体初始入侵阶段，Cas 蛋白复合物裂解噬菌体基因组中短的原型间隔序列，并将其整合到宿主基因组中 CRISPR 位点；随后这些间隔序列被转录成 crRNA（CRISPR 衍生的 RNA）；当宿主再被噬菌体感染时，crRNA 引导 Cas 蛋白复合物靶向降解噬菌体 DNA。CRISPR 系统共分成 3 类，其中Ⅰ类和Ⅲ类需要多种 CRISPR 相关蛋白（Cas 蛋白）共同发挥作用，而Ⅱ类系统只需要一种 Cas 蛋白即可，这为其能够广泛应用提供了便利条件。

目前，来自化脓性链球菌（*Streptococcus pyogenes*）的 CRISPR/Cas9 系统应用最为广泛。Cas9 蛋白含有两个核酸酶结构域，可以分别切割 DNA 两条单链。Cas9 首先与 crRNA 及反式作用 crRNA（trans-acting crRNA，tracrRNA）结合成复合物，然后通过前间区序列相邻基序（protospacer adjacent motifs, PAM）序列结合并侵入 DNA，形成 RNA-DNA 复合结构，进而对目的 DNA 双链进行切割，使 DNA 双链断裂。由于 PAM 序列结构简单（5′-NGG-3′），几乎可以在所有的基因中找到大量靶点，因此得到广泛的应用。现已通过基因工程手段对 crRNA 和 tracrRNA 进行改造，将其连接在一起得到 sgRNA。融合的 RNA 具有与野生型 RNA 类似的活力，但因为结构得到了简化更方便研究者使用。通过将表达 sgRNA 的原件与表达 Cas9 的原件相连接，得到可以同时表达两者的质粒，将其转染细胞，便能够对目的基因进行操作（图 11-8）。

CRISPR /Cas9 技术流程如下。

（1）设计 sgRNA：使用 sgRNA 设计网站 http://crispr.mit.edu/、http://www.e-crisp.org/E-CRISP/designcrispr.html 或参照文献设计 sgRNA 序列。

（2）构建 Cas9 蛋白表达载体（质粒 / 病毒）。

（3）转染 / 感染细胞并检测效果。

CRISPR/Cas9 系统已经成功应用于植物、细菌、酵母、鱼类及哺乳动物细胞，是目前最高效的基因组编辑系统。相较于 ZFN 和 TALEN 两种人工核酸酶技术，CRISPR/Cas9 系统是一个天然存在的原核生物 RNA 干扰系统，其对靶序列的识别是 RNA 与 DNA 的碱基配对，相比蛋白质对 DNA 序列的识别更精确，从而降低了脱靶切割的概率。另外，用于 CRISPR 的 sgRNA 识别序列仅需 20 个核苷酸，比构建 TALEN 和 ZFN 更简单方便。

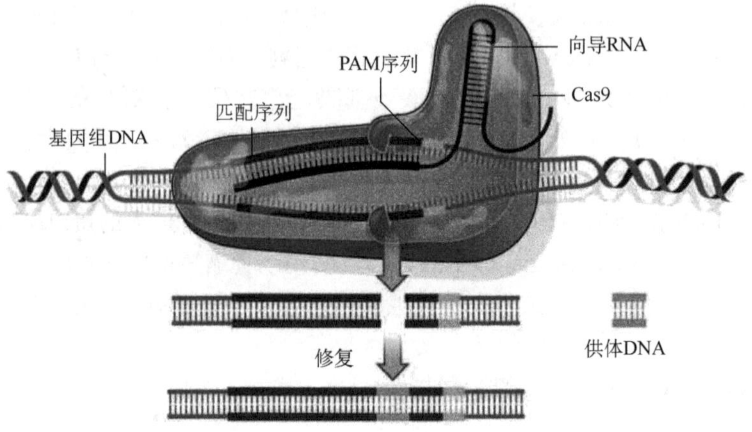

图 11-8　Cas9 靶向切割示意图

而且，CRISPR/Cas9 系统基因修饰率高，基因调控方式多样，如敲除、插入、抑制、激活等均可实现；无物种限制，实验周期短，最快仅需 2 个月，节省大量时间和成本。但是，CRISPR/Cas9 系统在真核基因组编辑中也存在着一些不足。首先，Cas9 蛋白对于目标序列的切割不仅靠 crRNA 序列的匹配，还需依赖在目标序列附近存在的 PAM 序列，否则无法严格配对。其次，作为一个原核系统，针对真核细胞中染色体的各种修饰结构是否能够无差别地进行高效切割也需要进一步探究。与 ZFN 及 TALEN 技术一样，CRISPR/Cas9 也面临着如何控制双链断裂之后的非同源末端连接修复可能随机产生细胞毒性的问题，这在将来的研究和应用中也亟待解决。

第五节　基因组学分析技术

一、基因芯片技术

基因芯片技术（gene chip technology）又称为 DNA 微阵列（DNA microarray），这一技术方法在 1991 年 *Science* 杂志上首次被提出，是建立在基因探针和杂交测序技术上的一种高效、快速的核酸序列分析手段。其原理是将大量探针分子固定于支持物上，然后与标记的样品进行杂交，通过检测杂交信号的强度及分布来进行分析。在一块一到几平方厘米大小的基因芯片上，根据需要可固定数以千计甚至万计的基因，以此形成一个密集的基因方阵，实现对千万个基因的同步检测。依据芯片上探针分布的密度，基因芯片可分为高密度芯片［几万至几百万点（阵）/ 片］及中密度芯片［几十至几千点（阵）/ 片］；根据载体上探针的合成方式分为原位合成点阵芯片和合成后微量点样芯片；根据固化的探针种类分为 DNA 阵列（DNA array）、cDNA 阵列（cDNA array）和寡核苷酸阵列（oligonucleotide array）芯片等。

基因芯片技术主要包括以下几个主要步骤：芯片制备、样品制备、杂交反应、杂交图谱的检测和分析（图 11-9）。

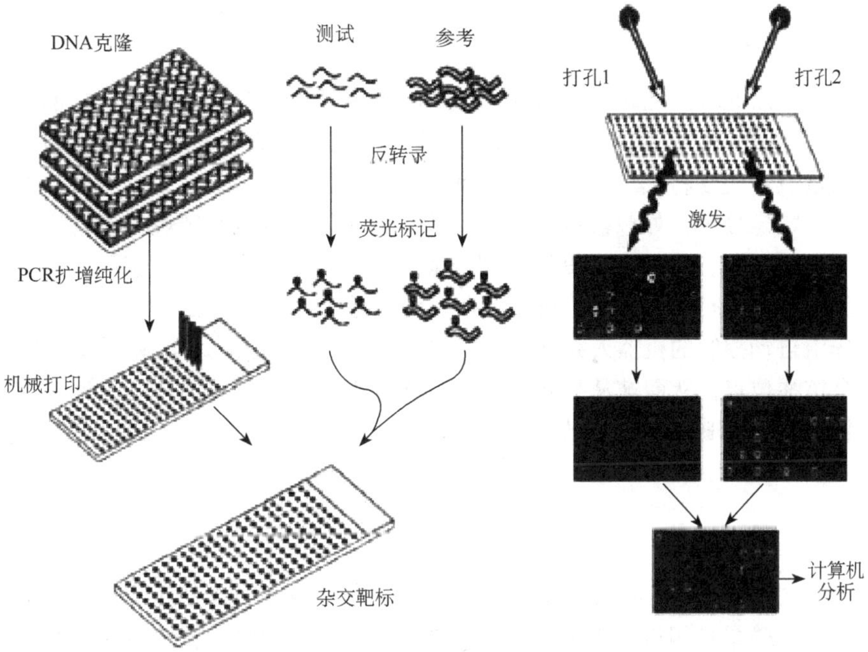

图 11-9 基因芯片基本技术流程图

（一）芯片制备

目前，制备芯片主要以玻璃片或硅片为载体。通常比较典型的制备方法有三种：①原位合成法（*in situ* synthesis）；②合成点样法（spotting after synthesis），又根据是否与芯片的表面接触分为化学喷射法和接触式点涂法；③压电打印法（piezoelectric printing method），将靶基因作为探针按顺序排列在载体上。靶基因可分为基因组 DNA 和 cDNA（或人工合成 DNA）。目前，以 cDNA 的研究为主，因为 cDNA 是染色体上编码蛋白质的 DNA 序列，有医疗和其他领域的研究价值和商业价值。芯片的制备除了用到微加工工艺外，还需要使用机器人技术，以便能快速、准确地将探针放置到芯片上的指定位置。

1. 原位合成法

此类方法以 Affymetrix 公司开发的光引导聚合法为代表，它不仅可用于寡聚核苷酸的合成，也可用于合成寡肽分子。光引导聚合法是照相平版印刷技术（photolithography）与传统的核酸、多肽固相合成技术相结合的产物。照相平版印刷技术由 Fordor 在 Affymetrix 公司发展起来，即在一块玻璃片上，无光罩掩蔽区的光敏基团修饰的脱氧核苷酸取代之后用光罩保护新的确定区域，再进行上述过程，如此循环保护和偶联，最终在玻璃片上的不同点合成特征性的寡核苷酸。其主要特征是：①可在芯片上根据已知序列原位合成，省去了麻烦的样品处理过程；②使用合成试剂将芯片之间的差异减少到最小；③能得到高密度的阵列。半导体技术中曾使用照相平版印刷技术在半导体硅片上制作微型电子线路。固相合成技术是当前多肽、核酸人工合成中普遍使用的方法，技术成熟且已实现自动化。二者的结合为合成高密度核酸探针及短肽阵列提供了一条快捷的途径。

2. 合成点样法

此类方法以 Incyte Pharmaceutical 公司和斯坦福大学为代表，在多聚物的设计方面与原位合成法相似，合成工作用传统的 DNA 或多肽固相合成仪完成，只是合成后用特殊的自动化微量点样装置将其以比较高的密度涂布于硝酸纤维膜、尼龙膜或玻片上。支持物应事先进行特定处理，如包被以带正电荷的多聚赖氨酸或氨基硅烷。生物样品通过虹吸作用载入加样针器，然后通过直接物理接触传送至芯片底物的固相表面。每一轮点击完成后，加样针被彻底冲洗，避免交叉污染，然后再载入新的样品，开始下一轮打点过程。全部操作由自动控制的机器人系统和多道打印头来完成。该技术最终可在 $6.5cm^2$ 的范围容 1 万个核酸位点，从而被从事基础研究的实验室广泛采用。现在已有比较成型的点样装置出售，如美国 Biodot 公司的点膜产品及 Cartesian Technologies 公司的 PixSys NQ/PA 系列产品。

3. 压电打印法

此类方法以美国 Incyte Pharmaceutical 为代表使用压电打印法进行原位合成。其装置与普通的彩色喷墨打印机并无两样，所用技术也是常规的固相合成方法。基本方法是将生化样品加载入袖珍喷嘴（有压电感应装置），如将墨盒中的墨汁分别用 4 种碱基合成试剂所替代，通过计算机控制在电流控制下喷嘴的有序开放和关闭，使得精确量的样品液体喷射在预设的底物位点表面（固定是一个琥珀酰酯代反应过程）。之后喷嘴得到清洗后再加样，如此循环，喷出一系列的阵列来。冲洗、去保护、偶联等则同于一般的固相原位合成技术。如此类推，可以合成出 40～50bp 的探针，每步产率也较前述方法高，可达到 99% 以上。该方法的主要优点是几乎允许用任何感兴趣的样品作生物芯片，包括 cDNA、基因组 DNA、抗体和小分子物质；无接触制片，压电式传送理论上允许高速高密度制备，目前可做到 10 000 $cDNA/cm^2$，适合于进行基因组分析。

（二）样品制备

生物样品往往是复杂的生物分子混合体，除少数特殊样品外，一般不能直接与芯片反应，而且由于灵敏度所限，多数方法需要在标记和分析前对样品进行适当程序的提取、扩增，获取其中的蛋白质或 DNA、RNA，然后用荧光标记，以提高检测的灵敏度和使用者的安全性。目前，也有不少人试图绕过这一问题，如 Mosaic Technologies 公司引入的固相 PCR 方法，引物特异性强，无交叉污染，并且省去了液相处理的烦琐；Lynx Therapeutics 公司引入的大规模并行固相克隆法（massively parallel solid-phase cloning），可在一个样品中同时对数以万计的 DNA 片段进行克隆，且不需要单独处理和分离每个克隆。

（三）杂交反应

杂交反应是荧光标记的样品与芯片上的探针进行反应产生一系列信息的过程。根据探针的类型和长度，以及芯片的应用来选择样品 DNA 与探针 DNA 互补杂交和优化杂交条件，使生物分子间反应处于最佳状况中，减少生物分子之间的错配率。如果用于基因表达监测，杂交的严格性较低、需在低温下进行、时间长、盐浓度高；如果用于突变检测，则杂交条件相反。芯片分子杂交的特点是探针固化，样品荧光标记，一次可以对大量生物样品进行检测分析，杂交过程只需 30min。美国 Nangon 公司采用控制电场的方式，使分子杂交速度缩到 1min，甚至几秒钟。德国癌症研究院的 Jorg Hoheisel 等认为以肽核酸（PNA）为探针效果更好。

（四）杂交图谱的检测和分析

杂交反应后的显色和分析测定方法主要为荧光法，其重复性较好，不足的是灵敏度仍较低。目前正在发展的方法有质谱法、化学发光法和光导纤维法等。以荧光法为例，当前主要的检测手段是激光扫描共聚焦显微技术（laser scanning confocal microscopy，CLSM），以便于对高密度探针阵列每个位点的荧光强度进行定量分析。因为探针与样品完全正常配对时所产生的荧光信号强度是具有单个或两个错配碱基探针的 5～35 倍，所以对荧光信号强度精确测定是实现检测特异性的基础。但荧光法存在的问题是，只要标记的样品结合到探针阵列上后就会发出阳性信号，这种结合是否为正常配对，或正常配对与错配兼而有之，该方法本身并不能提供足够的信息进行分辨。

除了以上常用的检测方式外，还有一种思路上很新颖的方法，叫光纤 DNA 生物传感器微阵列（fiber-optic DNA biosensor microarray），其将生物传感器与微阵列的优势结合了起来。它是将合成的氰脲酰氯活化的寡核苷酸探针固定在直径 200μm 的光导纤维的末端（传感器敏感膜），然后若干固定有不同探针的光导纤维合成一束，形成一个微阵列的传感装置，其探针末端可以伸入样品溶液中，杂交的荧光信号由另一偶联的电荷耦合图像传感器（charge-coupled divice，CCD）相机接受。整个操作分析可以在 5min 内完成，而且传感器敏感膜还可以经过洗涤后再生利用。将传感器与微阵列结合起来的方法特别便于在杂交分析不方便的环境及不具备激光共聚焦显微镜这样昂贵检测设备的地方操作，如临床检测诊断，对于普及并行的多基因分析有着重要的意义。

基因芯片技术是一种快速、高效的核酸分析手段，它的出现给分子生物学、细胞生物学及医学领域带来了新的革命，成为后基因组时代最重要的基因功能分析技术之一。但是，基因芯片制备比较复杂，除了使用已经商品化的少数几种基因芯片外，而且商品化的基因芯片价格昂贵，分析检测设备的成本较高也影响了基因芯片技术的推广。所以，科研人员要制备适合于自己科研课题的基因芯片比较困难。因此，开发更为简便、成本较低、适合于科研人员操作的基因芯片制备技术是当前的迫切任务。

二、高通量测序技术

作为最重要的分子生物学分析方法之一，DNA 测序不仅为遗传信息的揭示和基因表达调控等基础生物学研究提供重要数据，而且在基因诊断和基因治疗等应用研究中也发挥着重要的作用。在人类基因组计划中立下汗马功劳的双脱氧毛细管测序法存在速度慢、花费高的缺点，为此整个国际组织花了约 10 年时间，耗资约 3 亿美金才对一份人类基因组进行了测定。鉴于序列测定工作对生命科学研究的重大意义，开发新的测序技术在基因组学诞生的那一天起就一直成为研究的热点。高通量测序技术（high-throughput sequencing)，又称为“下一代”测序技术、深度测序，能一次并行对几十万到几百万条DNA分子进行序列测定，并且一般读长较短，这使得对一个物种的转录组和基因组进行细致全貌的分析成为可能。目前已应用于基因组学分析，包括测序和表观基因组学及功能基因组学研究的许多方面。

（一）高通量测序技术分类及原理

目前，所说的高通量测序技术主要是指454 Life Sciences公司（现已被Roche公司收购）、ABI公司和Illumina公司推出的第二代测序技术及Helicos BioSiences公司和Pacific Biosciences公司推出的单分子测序技术。

1. 第二代测序技术

2005年，454 Life Sciences公司首先推出了革命性的基于焦磷酸测序法的超高通量基因组测序系统，开创了第二代测序技术的先河。该技术的原理是酶级联化学发光反应：首先将PCR扩增的单链DNA与引物杂交，并与DNA聚合酶、ATP硫酸化酶、荧光素酶、三磷酸腺苷双磷酸酶、底物荧光素酶和5′-磷酸硫酸腺苷共同孵育。在每一轮测序反应中只加入一种dNTP，若该dNTP与模板配对，聚合酶就可以将其掺入引物链中并释放出等摩尔数的焦磷酸。焦磷酸盐被硫酸化酶转化为ATP，ATP就会促使氧合荧光素的合成并释放可见光。CCD检测后通过软件转化为一个峰值，峰值与反应中掺入的核苷酸数目成正比。

此后，Illumina公司和ABI公司相继推出了Solexa和SOLiD（supported oligo ligation detection）测序技术。与焦磷酸测序法类似，其核心思想都是边合成边测序（sequencing by synthesis），即生成新DNA互补链时，要么加入的dNTP通过酶促级联反应催化底物激发出荧光，要么直接加入被荧光标记的dNTP或半简并引物，在合成或连接生成互补链时释放出荧光信号。通过捕获光信号并转化为一个测序峰值，获得互补链序列信息。Illumina公司目前拥有三种测序平台，分别为HiSeq 2000、HiSeq 1000、Genome Analyzer IIx；ABI公司则主要是SOLiD 3和SOLiD 4两个测序平台。

2. 单分子测序技术

在第二代测序平台不断完善和广泛应用的同时，以对单分子DNA进行非PCR测序为主要特征的更新的测序技术也开始出现。2008年，Helicos BioScience公司的Harris等开发了基于全内反射显微术（total Internal reflection microscopy，TIRM）的测序技术——单分子测序技术。该技术原理为：首先，将待测DNA样品随机打断成小片段，在每个小片段的末端加上poly-dA；然后，将小片段DNA模板与固定在检测芯片上的poly-dT引物进行杂交并精确定位，并逐一加入荧光标记的末端终止子。在掺入了单个荧光标记的核苷酸后，洗涤、成像，之后切开荧光染料和抑制基团，洗涤、加帽，允许下一个核苷酸的掺入。这样通过掺入、检测和切除的反复循环，即可实时读取大量序列。随后，Pacific Bioscience和Life Techologies公司又分别开发出了单分子实时（single molecule real time，SMRT）技术和个人化操作基因组（personal genome machine，PGM）测序技术。SMRT技术利用单分子技术和DNA聚合酶，在聚合反应的同时就可以读取测序产物。PGM则是基于半导体芯片技术，在半导体芯片的微孔中固定 DNA 链，随后依次掺入 ACGT。随着每个碱基的掺入，释放出氢离子，在它们穿过每个孔底部时能被检测到。

（二）高通量测序技术的应用

高通量测序技术的迅猛发展，将基因组学水平的研究带入了一个新的时期，也使经典分子生物科学家对基因组学的认识和思考上升到一个新的水平。高通量测序技术不仅可以进行大规模基因组测序，还可用于基因表达分析、非编码小分子 RNA 的鉴定、转录因子靶基因的筛选和 DNA 甲基化等相关研究。

1. 全基因组测序

全基因组测序对全面了解一个物种的分子进化、基因组成和基因调控等有着非常重要的意义。全基因组重测序是对已知基因组序列的物种进行不同个体的基因组测序，通过序列比对，可以找到大量的单核苷酸多态性（SNP）位点、得失位点（indel）、结构变异（SV）位点和拷贝数变异（CNV）位点。全基因组 *de novo* 测序是指对未知基因组序列的物种进行从头测序，用生物信息学分析方法进行拼接、组装，从而获得该物种的基因组序列图谱。2010 年，由深圳华大基因研究院发起，中国科学院昆明动物研究所、中国科学院动物研究所、成都大熊猫繁育研究基地和中国保护大熊猫研究中心合作完成了大熊猫全基因组测序，这是全球第一个完全使用高通量测序技术完成的基因组序列图。

2. RNA-seq

转录组研究是基因功能及结构研究的基础和出发点，基于高通量测序技术开发的 RNA 测序技术（RNA-seq），能够在全基因组范围内检测基因表达情况，进行差异基因筛选分析。由于 RNA-seq 技术具有通量高、可重复性高、检测范围宽、定量准等特点，已经广泛应用于细菌、拟南芥、水稻和人类等生物转录组的研究。相对于基因芯片技术，RNA-seq 不局限于已知序列，可对任何生物整体转录活动进行检测，因此应用范围更加广泛。此外，RNA-seq 技术还广泛应用于小 RNA 和长链非编码 RNA（long noncoding RNA，lncRNA）的研究领域。由于小 RNA 序列短、同源性高，因此利用基因芯片检测小 RNA 非常困难，高通量测序技术不但能够克服这一难题，而且能够发现新的小 RNA。

3. ChIP-seq

染色质免疫沉淀（chromatin immunoprecipitation，ChIP）技术是研究体内蛋白质与 DNA 之间相互作用的强有力工具，在转录因子结合位点或组蛋白特异性修饰位点的研究中被广泛应用。最近诞生的染色质免疫沉淀测序（chromatin immunoprecipitation sequencing，ChIP-seq）技术充分结合了 ChIP 和高通量测序技术的优势，能够在全基因组范围内高效地研究目的蛋白的结合位点。该技术的原理是：首先通过 ChIP 技术利用抗体特异性地富集交联的目的蛋白-DNA 复合体；然后将得到的 DNA 片段进行高通量测序；最后将获得的数百万条序列标签精确定位到基因组上，从而获得全基因组范围内与组蛋白或转录因子等互作的 DNA 区段信息。

4. DNA 甲基化分析

DNA 甲基化在维持细胞正常功能、遗传印记和胚胎发育过程中起着极其重要的作用。新一代高通量测序技术使得基因组整体水平高精度的甲基化检测成为现实。目前，已经建立了至少三种依赖于高通量测序的 DNA 甲基化分析技术：甲基化 DNA 免疫沉淀测序（methylated DNA immunoprecipitation sequencing，MeDIP-seq）、甲基结合蛋白测序（methyl-binding protein sequencing，MBD-seq）和亚硫酸氢盐测序（bisulfite sequencing，BS-seq）。它们之间的区别在于前两种方法首先通过特异性结合甲基化 DNA 的 MBD2b 蛋白或 5′-甲基胞嘧啶抗体富集高甲基化 DNA，然后再对富集到的片段测序，而第三种方法不经过富集直接测序。虽然 MeDIP-seq 和 MBD-seq 都是基于富集的原理，但 MeDIP-seq 对高度甲基化和高密度的 CpG 更加敏感，而 MBD-seq 对高度甲基化和中密度 CpG 更加敏感。

高通量测序技术是 DNA 测序发展历程的一个里程碑，它为现代生命科学研究提供了前所未有的新机遇，但其存在的问题仍不容忽视。首先是深度测序将得到海量的数据，如何通过生物信息学分析获取其中的有用信息，是科研人员面临的新挑战；其次虽然高通量测序技术的价格不断降低，但对于小规模的测序反应而言，性价比仍不高；另外，高通量测序仪造价昂贵，一般小型实验室难以承受。另外，高通量测序技术只是研究的开端，现在我们所能解释的生物学现象和机制还很有限，即使获得了基因组信息，如何去解释和应用它，仍是一个长远的问题。

第六节　蛋白质组学相关技术

在 20 世纪 90 年代中期，国际上产生了一门新兴学科——蛋白质组学（proteomics），蛋白质组指不同时期生物体内各细胞或组织所有的蛋白质构成。遍布全球各地的蛋白质组研究组织试图通过合作的方式，融合各方面的力量，完成人类蛋白质组计划（human proteome project）。

一、概述

随着人类基因组计划的实施和推进，生命科学研究已进入后基因组时代。在这个时代，生命科学的主要研究对象是功能基因组学，包括结构基因组研究和蛋白质组研究等。尽管现在已有多个物种的基因组被测序，但在这些基因组中通常有一半以上基因的功能是未知的。目前，功能基因组中所采用的策略，如基因芯片、基因表达系列分析（serial analysis of gene expression, SAGE）等，都是从细胞中 mRNA 的角度来考虑的，其前提是细胞中 mRNA 的水平反映了蛋白质表达的水平。但事实并不完全如此，从 DNA、mRNA、蛋白质，存在三个层次的调控，即转录控制（transcriptional control）、翻译控制（translational control）、翻译后控制（post-translational control）。从 mRNA 角度考虑，实际上仅包括了转录水平调控，并不能全面代表蛋白质表达水平。实验也证明，组织中

mRNA 丰度与蛋白质丰度的相关性并不好，尤其对于低丰度蛋白质来说，相关性更差。更重要的是，蛋白质复杂的翻译后修饰、蛋白质的亚细胞定位或迁移、蛋白质与蛋白质相互作用等，则几乎无法从 mRNA 水平来判断。毋庸置疑，蛋白质是生理功能的执行者，是生命现象的直接体现者，对蛋白质结构和功能的研究将直接阐明生命在生理或病理条件下的变化机制。蛋白质本身的存在形式和活动规律，如翻译后修饰、蛋白质间相互作用及蛋白质构象等问题，仍依赖于直接对蛋白质的研究来解决。虽然蛋白质的可变性和多样性等特殊性质导致了蛋白质研究技术远远比核酸技术要复杂和困难得多，但是正是这些特性参与和影响着整个生命过程。

随着蛋白质组学理论及技术的发展和完善，从组织或细胞蛋白质的整体水平上研究疾病成为可能。蛋白质组学的研究主要包括以下 3 个方面：①蛋白质的大规模鉴定和转录后修饰的微特征研究；②比较蛋白质组学，比较疾病与正常状态下蛋白质表达的差异，为疾病的诊断寻找生物学标志，或比较药物作用后蛋白质表达的差异，研究药物作用的靶点；③通过各种技术，如质谱技术和酵母双杂交体系对蛋白质-蛋白质间的相互作用进行研究，并绘制蛋白质作用的图谱。在与临床的结合应用中最常用的是比较蛋白质组学，通过对生理和病理条件下（如疾病的不同发展阶段）蛋白质组各成员表达水平、翻译后修饰等情况进行比较研究，发现和鉴定出有特征性的蛋白质，从而为疾病的发病机制、诊断及治疗的研究提供理论依据。

二、蛋白质组学研究的策略

蛋白质组学一经出现，就有两种研究策略。一种称为“竭泽法”，即采用高通量的蛋白质组研究技术分析生物体内尽可能多乃至接近所有的蛋白质，这种观点从大规模、系统性的角度来看待蛋白质组学，也更符合蛋白质组学的本质。但是，由于蛋白质表达随空间和时间不断变化，要分析生物体内所有的蛋白质是一个难以实现的目标。另一种策略称为“功能法”，即研究不同时期细胞蛋白质组成的变化，如蛋白质在不同环境下的差异表达，以发现有差异的蛋白质种类为主要目标。这种观点更倾向于把蛋白质组学作为研究生命现象的手段和方法。

早期蛋白质组学的研究范围主要是指蛋白质的表达模式（expression profile）。随着学科的发展，蛋白质组学的研究范围也在不断完善和扩充。蛋白质翻译后修饰研究已成为蛋白质组学研究中的重要部分和巨大挑战。蛋白质与蛋白质相互作用的研究也已被纳入蛋白质组学的研究范畴。而蛋白质高级结构的解析即传统的结构生物学，虽然有人试图将其纳入蛋白质组学研究范围，但目前仍独树一帜。

三、蛋白质组学研究的技术体系

蛋白质组学研究成功与否，很大程度上取决于其技术方法水平的高低，换句话说，蛋白质组学的发展既受技术推动，也受到技术的限制。蛋白质研究技术远比基因技术复杂和困难，不仅氨基酸残基种类远多于核苷酸残基（20/4），而且蛋白质有着复杂的翻译后修饰，如磷酸化和糖基化等，给分离和分析蛋白质带来很多困难。此外，通过表达载体进行蛋白质的体外扩增和纯化也并非易事，从而难以制备大量的蛋白质。蛋白质组的研究实质上是在细胞水平上对蛋白质进行大规模的平行分离和分析，往往要同时处理成千上万种蛋白质。因此，发展高通量、高灵敏度、高准确性的研究技术平台是现在乃至相当一段时间内蛋白质组学研究中的主要任务。蛋白质组学研究的基本技术路线见图 11-10。

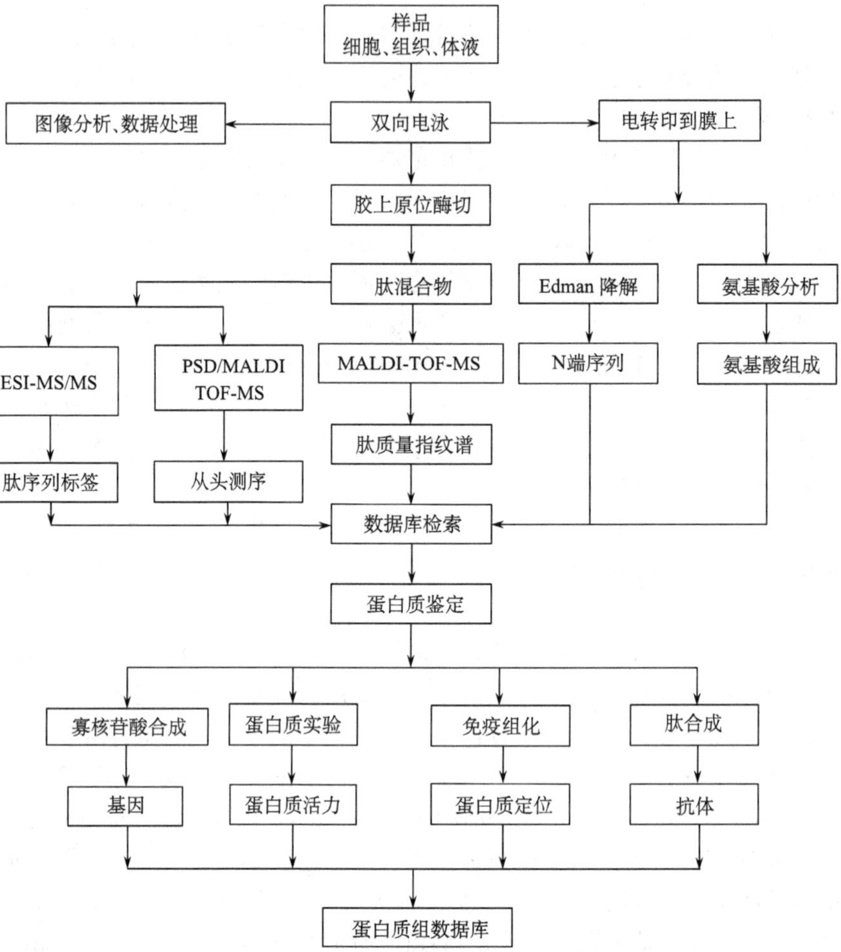

图 11-10　蛋白质组学研究的技术路线示意图

（一）蛋白质的分离技术——二维聚丙烯酰胺凝胶电泳（2-DE）

1. 基本原理

二维聚丙烯酰胺凝胶电泳（two-dimensional polyacrylamide gel electrophoresis，2-DE）又称为双向电泳，是 1975 年出现的一项广泛应用于分离细胞、组织或其他生物样品中蛋白质混合物的技术，也是目前唯一能同时分辨上千个蛋白质点的技术。它是根据蛋白质不同的特点分两相分离蛋白质，第一相是等电聚焦（isoelectric focusing，IEF）电泳，根据蛋白质等电点（pI）的不同进行分离。蛋白质是两性分子，根据其周围环境 pH 可以带正电荷、负电荷或静电荷为零。等电点是蛋白质所带静电荷为零时的 pH，周围 pH 小于其 pI 时，蛋白质带正电荷，大于其 pI 时蛋白质带负电荷。IEF 时，蛋白质处于一个 pH 梯度中，在电场的作用下，蛋白质将移向其静电荷为零的点，静电荷为正的蛋白质将移向负极，静电荷为负的将移向正极，直到到达其等电点。第二相是 SDS 聚丙烯酰胺凝胶电泳（SDS-PAGE），SDS-PAGE 根据蛋白质的分子质量不同进行分离。如果蛋白质在其等电点附近扩散，传统等电聚焦技术和 SDS 聚丙烯酰胺凝胶电泳在最佳条件下可在各自方向上分辨出 100 个不同的蛋白质条带。因此，理论上的双向电泳分辨能力可达到 10 000 个点。目前，已有实验室在 30cm×40cm 的胶上达到这一分离能力，普通胶（20cm×20cm）分辨出 3000 个点已是相当不错的。

2-DE 是目前唯一的一种能溶解大量蛋白质并进行定量的方法。它能同时分离和定量数千种甚至上万种蛋白质。它的分辨率极高，等电聚焦相可以区分 pI 相差 0.1 的蛋白质，SDS-PAGE 相可以区分分子质量相差 1kDa 的蛋白质。其缺点是由于蛋白质表达水平的差异较大，一些低丰度的蛋白质不易检测。另外，某些基因的表达产物在 2D 胶中呈多点或不同基因的表达产物共点，使 2D 胶数据的比较、定量更加复杂。2-DE 分离的蛋白质数量受诸多因素影响，疏水性的膜蛋白（往往是药物设计最好的靶点）很难用此法分离，同时，染色技术的灵敏度和线性范围不足以呈现所有分离的蛋白质。目前，人们采用多种方法来减少这些缺点，如通过增加上样量分离低丰度蛋白质，应用窄范围固定 pH 梯度胶条和蛋白层析等技术提高分离的蛋白质数目，应用荧光染色提高检测灵敏度等。

2. 基本方法

1）样品制备　影响双向电泳结果的关键是样品的制备。样品必须无盐（<50mmol/L）、无其他污染物，如苯环化合物及核酸等。样品预处理涉及蛋白质的溶解、变性和还原，要能去除蛋白质与蛋白质之间及蛋白质与核酸之间的相互作用，并除去核酸等非蛋白质成分。因此，严格来说，双向电泳分离得到的其实是构成蛋白质的亚基，而不是完整的功能蛋白质。理想的样品制备要能提取尽可能多的蛋白质，但同时也要避免步骤过多而影响样品制备的重复性。

尿素是在样品提取过程中必须加入的一个重要组分，这一去极剂的加入是为了与还原剂共同作用，去除蛋白质的二级结构，使蛋白质的不同带电状态还原为单一带电状态，从而避免同一蛋白质的多个构象在等电聚焦时出现在不同的等电点位置，降低 2-DE 谱的复杂性；同时，蛋白质高级结构的去除也有利于蛋白质的溶解。

在样品制备中，还原剂的加入也是一个重要因素。还原剂可以断开亚基之间或亚基内部的二硫键，从而有利于样品的充分溶解和分离。还原作用常用含自由巯基的试剂，如二硫苏糖醇（DTT）或 β-巯基乙醇来完成。但是这些试剂带电荷，易在 IEF 过程中迁移到胶条外，导致一些蛋白质特别是含二硫键较多的蛋白质（如角蛋白）丢失。用不带电荷的三正丁基膦替代含自由巯基的还原剂则可避免这个问题。

样品制备过程中影响黏度的首要因素是核酸。核酸的存在一是增加样品黏度，影响样品制备；二是核酸和蛋白质易形成复合物，阻止蛋白质进入第一维胶条，并影响蛋白质在胶内的迁移，使胶上产生条纹。去除的方法是用载体两性电解质同核酸形成复合物，经超速离心除去，或用核酸内切酶消化核酸。

当用于复杂样品时，应用目前的样品提取方法就很难一步提取出所有蛋白质。即使提取出来，因为蛋白质点太多，也会出现点的重叠现象，不利于进一步的分析。因此，

"三维电泳"的方法被提出，即采用三种溶解性能不同的裂解液分步提取细胞总蛋白质组分，然后分别进行双向电泳分离。实践证明，该法可明显增加分离后得到的蛋白质点数，而且对膜蛋白的提取能力是以前各种方法所难以达到的。"三维电泳"提取的各步提取液如下：① 40mmol/L Tris-base；② 8mol/L 尿素，4% 3-[（3-胆酰胺丙基-二乙胺］-丙磺酸（CHAPS），100mmol/L DTI，40mmo/L Tris-base，0.5% 的两性电解质；③ 5mol/L 尿素，2mol/L 硫脲，2% CHAPS，2%SB3-10，2mmol/L 磷酸三丁酯（TBP），40mmol/L Tris-base，0.5% 两性电解质。

2）等电聚焦　IEF 的工作原理是利用蛋白质等电点的不同在大孔凝胶中将蛋白质分离开。固定化 pH 梯度（immobilized pH gradient，IPG）等电聚焦是目前最常用的一种等电聚焦技术，该技术是在丙烯酰胺凝胶预聚合时共价引入酸碱缓冲基团，利用一种偏酸性的丙烯酰胺缓冲液和一种偏碱性的丙烯酰胺缓冲液，根据所需 pH 范围按不同比例配制。与传统载体两性电解质预制胶相比，IPG 胶具有机械性能好、重现性好、易处理和上样量大的特点；另外，IPG 胶已有多种 pH 范围，可以满足窄范围、高上样量的制备分析需要。目前已有商品化的专门配合 IPG 胶的等电聚焦设备，IEF 在 12h 内便可完成，大大缩短了 2-DE 的进程。

3）SDS 聚丙烯酰胺凝胶电泳（SDS-PAGE）　SDS-PAGE 根据蛋白质的分子质量不同进行分离。此相是在包含 SDS 的聚丙烯酰胺凝胶中进行的。SDS 是一种阴离子去污剂，它能缠绕在多肽骨架上使蛋白质带负电，所带电荷与蛋白质的分子质量成正比，在 SDS 聚丙烯酰胺凝胶中蛋白质分子质量的对数与它在胶中移动的距离基本呈线性关系。SDS-PAGE 装置有水平和垂直两种形式，垂直装置可同时跑多块胶，如 Amersham Pharmacia Biotech 公司的 Ettan DALT Ⅱ系统可同时跑 12 块胶，提高了操作的平行性。

经过 2-DE 以后，二维平面上每个点一般代表了一种蛋白质，这样上千种不同的蛋白质即可被分离，可以得到相关蛋白质的等电点、分子质量及每种蛋白质的数量等信息。

4）蛋白质检测　根据分离目的，有多种蛋白质检测方法：检测某类蛋白质是否存在时多用蛋白质印迹法（Western blotting）进行分析；显示蛋白质全谱时多用银染色法检测，或是用灵敏度较高的荧光标记与放射性标记检测；当双向电泳蛋白质分离后紧跟质谱鉴定时，多用考马斯亮蓝 R-250（考染）、Cu 染或 Zn-咪唑负性染色等容易脱色或不需要脱色的染色方法。

除放射性检测外，目前灵敏度最高（可达 1～10ng）的检测方法是银染。但由于银离子的强氧化作用，可能会导致蛋白质的化学修饰，同时传统银染方法中的增敏剂——戊二醛是一种交联剂，易和自由氨基形成席夫碱，增加质谱鉴定时肽段提取的难度，因此要尽量去掉戊二醛。但去除戊二醛后，染色灵敏度下降，背景升高。考染和负染色虽然对下一步鉴定工作干扰较小，但染色灵敏度较低，考染约为 100ng。目前，在蛋白质组学研究中通常将两种染色方法进行有机的结合：经银染分析寻找有意义点，再加大上样量；用考染显色，再做进一步质谱鉴定。

5）图像分析　2-DE 图像所产生的大量蛋白质点是单纯用肉眼分析无法完成的。目前有多种图像分析软件可用于胶的图像分析，如 MelanieII（BioRad）、PD Quest（BioRad）、Phoretix 2D Full（又称 2D Image Master Elite）（Amersham Pharmacia Biotech）等，这些软件可以完成蛋白质点的识别、匹配等，具有很强的分析功能。但其缺点是需要很多的图像手工校对，一般分析一个图像需要8～10h。在一块20cm×20cm的胶上，即使只分辨出1000个点，仅通过肉眼观察来比较几块胶之间的差异是不现实的，更不用说对蛋白质点的表达量进行比较分析了。这时，需要借助计算机技术——图像分析系统来完成，它包括图像采集硬件和图像分析软件。扫描的分辨率通常在300dpi。

（二）蛋白质识别与鉴定技术——生物质谱技术

1. 简介

对2-DE所产生的上千个蛋白质用传统的方法，如Edman降解法等进行分析将是一个很艰巨的任务，生物质谱技术（biological mass spectrometry）的发展解决了这一难题。质谱分析法是通过测定样品离子的质荷比（*m/z*）来进行成分和结构分析的方法，能清楚地鉴定蛋白质并能准确地测量肽和蛋白质的分子质量、氨基酸序列及翻译后的修饰。质谱技术很灵活，能与多种蛋白质分离、捕获技术联用，对普通的缓冲液成分相对耐受，能快速鉴定大量蛋白质点，而且很灵敏，在一些情况下，仅需10～15fmol的蛋白质，这在只能得到极少量蛋白质的情况下对鉴别蛋白质是很有用的。在实际工作中，可将质谱分析的几种技术结合应用，如串联质谱法（tandem mass spectrometry, MS/MS）与Edman微测序技术相结合，基质辅助激光解吸电离（matrix-assisted laser desorption ionization，MALDI）质谱与电喷雾电离（electrospray ionization，ESI）相结合，这些技术相互互补，为分析2-DE所分离的大量蛋白质提供了有效的手段。

2. 几种常用的生物质谱技术

1）电喷雾电离质谱（electrospray ionization mass spectrometry, ESI-MS）　ESI-MS是在毛细管的出口处施加一高电压，所产生的高电场使从毛细管流出的液体雾化成细小的带电液滴。随着溶剂蒸发，液滴表面的电荷强度逐渐增大，最后液滴崩解为大量带一个或多个电荷的离子，致使分析物以单电荷或多电荷离子的形式进入气相。电喷雾离子化的特点是产生高电荷离子而不是碎片离子，使质量电荷比（*m/z*）降低到多数质量分析仪器都可以检测的范围，因而大大扩展了分子质量的分析范围，离子的真实分子质量也可以根据质荷比及电荷数算出。

2）基质辅助激光解吸质谱（matrix-assisted laser desorption ionization mass spectral，MALDI-MS）　MALDI是由德国科学家Karas和Hillenkamp发现的，其原理是将微量蛋白质与过量的小分子基体的混合液体点到样品靶上，经加热或风吹烘干形成结晶，放入离子源内。当激光照射到靶点上时，基体吸收了激光的能力跃迁到激发态，导致蛋白质电离和气化，电离的结果通常是基体的质子转移到蛋白质上。然后由高电压将电离的蛋白质从离子源转送到质量分析器内，再经离子检测器和数据处理得到质谱图。飞行时间质谱仪（time-of-flight mass spectrometer，TOF-MS）被认为是MALDI的最佳搭配，因为二者都是脉冲工作方式，在质量分析过程中离子损失很少，可以获得很高的灵敏度。TOF质量分析器结果简单，容易换算，蛋白质离子在飞行管内的飞行速度仅与其（*m/z*）−1/2成正比。因此，容易通过计算蛋白质离子在飞行管内的飞行时间推算出蛋白质离子的*m/z*值。与传统质量分析器相比，更易得到高分辨率和高测量精度；速度快，离子飞行时间仅为几个 μs 和 100μs 之间；质量范围宽，可以直接检测到几十万道尔顿的单电荷离子。TOF 质量分析器被认为是 21 世纪最有应用前景的质量分析器。

3）傅里叶变换离子回旋共振质谱（fourier transform ion cyclotron resonance mass spectrometer, FTICR-MS）　FTICR-MS 是离子回旋共振波谱法与现代计算机技术相结合的产物，是基于离子在均匀磁场中的回旋运动而设计。离子的回旋频率、半径、速度和能量是离子质量和离子电荷及磁场强度的函数，当对离子施加与其回旋频率相同的射频场作用时，离子将同相位加速到一较大的半径回旋，从而产生可被接受的类似电流的信号。FTICR-MS 所采用的射频范围覆盖了欲测定的质量范围，所有离子同时被激发，所检测的信号经过傅里叶变换，转换为质谱图。它的主要优点有容易获得高分辨；便于实现串极质谱分析；便于使用外电离源并与色谱仪器联用。此外，它还有灵敏度高、质量范围宽、速度快和性能可靠等优点。

4）快速原子轰击质谱（fast atom bombardment mass spectrometry, FAB-MS）　FAB-MS 是一种软电离技术，是用快速惰性原子射击存在于底物中的样品，使样品离子溅出进入分析器。这种软电离技术适于极性强、热不稳定的化合物的分析，特别适用于多肽和蛋白质等的分析研究。FAB-MS 能提供有关离子的精确质量，从而可以确定样品的元素组成和分子式。而 FAB-MS-MS 串联技术的应用可以提供样品较为详细的分子结构信息，从而使其在生物医学分析中迅速发展起来。

3. 生物质谱技术在蛋白质鉴定中的应用

随着质谱技术的发展，分子质量的测定已从传统的有机小分子扩展到了生物大分子。MALDI-MS 技术以其极高的灵敏度、精确度在蛋白质分析中得到了广泛的应用，该技术不仅可测定各种疏水性、亲水性和糖蛋白的分子质量，还可直接测定蛋白质混合物的分子质量。这可认为是蛋白质分析领域的一项重大突破。

蛋白质组的研究是从整体水平上研究细胞或有机体内蛋白质的组成及其活动规律。质谱技术作为蛋白质组研究的三大支撑技术之一，除了用于多肽、蛋白质的分子质量测定外，还广泛地应用于肽指纹图谱测定及氨基酸序列测定。

肽质量指纹谱（peptide mass fingerprinting, PMF）是对蛋白酶解或降解后所得多肽混合物进行质谱分析的方法。质谱分析所得肽段与多肽蛋白数据库中蛋白质的理论肽段进行比较，判断出所测蛋白质是已知还是未知的。由于不同的蛋白质具有不同的氨基酸序列，不同蛋白质所得肽段具有指纹特征。采用肽质量指纹谱的方法已对酵母、大肠杆菌、人心肌等多种蛋白质组进行了研究。对肽序列的测定往往要应用串联质谱技术，采用不同的技术选择特定质核比的离子，并对其进行碰撞诱导解离，通过分析肽段的断裂情况推导出肽序列。

4. 后转录修饰的蛋白质的检测和识别

在蛋白质组的研究中，蛋白质和多肽的序列分析已不局限于阐明蛋白质的一级结构，对翻译后的修饰的进一步分析也是蛋白质化学的一项重要任务。这种修饰对于蛋白质的功能非常重要，如细胞识别中的蛋白质相互作用、信号传导和蛋白质定位等。

1）蛋白质的糖基化　糖蛋白在细胞内部，细胞膜和细胞外均有发现，实际上大部分蛋白质是糖蛋白。对糖蛋白的检测和分析发现，糖蛋白中糖组分的结构和功能具有多样性。糖蛋白中的糖通常是不同种类的，而且由一些可控数量的单糖组成。糖基化的多样性与细胞周期、细胞分化和发展的状态有关。在蛋白质组时代中，蛋白质的修饰会引起其理化性质的改变，因此是不容忽视的。

从 1D 或 2D 凝胶得到的糖基化蛋白的识别，一般是进行 MALDI-MS 指纹分析，或是对 MALDI-PAD（基质辅助激光解吸离子化 - 脉冲安培检测）或 ESI-MS/MS（电喷雾二级质谱联用）得到的碎片谱进行分析。对完整的糖蛋白的研究是非常困难的，所有已知的离子化技术都有其局限性。目前，人们主要研究糖肽，其优点之一就是质量减小了，这就会得到更好的分辨率，而且糖肽仍保留了糖基化位点。将分离的糖蛋白用不同的蛋白酶消化后就可进行糖肽的研究。一旦糖肽被识别出，就可以用串联质谱（ESI-MS/MS）来阐明肽序列。当蛋白质的序列已知时，计算质量差就可推出其上附着的寡糖的质量。

要将糖部分从糖蛋白中释放出来，可用化学切割或酶切割。目前，连有结构专一性糖苷酶的质谱在提供序列、分支和链接数据方面是最有力的技术。对于 N 糖基化常用的糖苷内切酶有 PNGase-F、PNGase-A、EndoF 和 EndoH。化学切割也可以用来释放 O-连接和 N-连接的多糖，但经常出现的缺点是它会完全破坏所有的肽键，因而丢失了关于糖附着位点的信息。而且，这些切割不能从糖肽中连续释放单糖。用肼的化学切割可以除去两种类型的糖基化，在 60℃可专一性地释放 O-连接的糖，而在 95℃能释放 N-连接的糖。释放 O-原子更常用的方法是用碱进行 β 消除。通常，糖基中加入金属离子在 MALDI 和 ESI 中离子化。用 MALDI-MS 分析糖类的一个好的选择是将之与其他一些化合物混合，这样可以进一步提高灵敏度和分辨率。不同的质谱方法可以产生多糖的源后衰减（post-source decay，PSD）和碰撞诱导解离（collision induced dissociation，CID）谱，这可以给出有关糖的序列、分支及糖间的连接等信息。

2）*蛋白质的磷酸化* 蛋白质中氨基酸的磷酸化在生命系统中起重要的作用。磷酸化经常作为分子开关控制不同过程蛋白质的活性，如新陈代谢、信号传导和细胞分裂等过程。因此，蛋白质中磷酰氨基酸的识别在蛋白质分析中是一项重要的工作。已知的磷酰氨基酸的类型有 4 种。

（1）O-磷酸盐，通过羟氨酸的磷酸化形成，如丝氨酸，苏氨酸，酪氨酸等。

（2）N-磷酸盐，通过精氨酸，赖氨酸或组氨酸中的氨基磷酸化形成。

（3）乙酰磷酸盐，通过天冬氨酸或谷氨酸的磷酸化形成。

（4）S-磷酸酯，通过半胱氨酸的磷酸化形成。

用质谱分析磷酸化时主要存在的问题是，混合物中磷酸化肽的信号被抑制。因此，只有当一些非磷酸化肽的含量降低（或磷酸化的肽被富集）后，分析磷酸化的肽才会变得容易些。一些相应的用于质谱分析的前磷酸化肽或磷酸化蛋白质的分离和富集方法与技术已有所发展，现已建立的分离技术有：双向磷酸多肽谱图（2D-PP）、高分辨率的凝胶电泳和反相高效液相色谱（RP-HPLC）。对于 ^{32}P 标记的磷酸化肽或蛋白质可用放射自显影或磷储屏检测，提取后可以高灵敏度 MALDI-MS 分析；如果 ^{32}P 标记不可行，就要用 LC-MS/MS 分析，常用 HPLC 与质谱联用。

常用的富集方法有固定金属亲和色谱（immobilized metal affinity chromatography，IMAC），其是选择性分离和富集磷酸化肽最广泛的方法。此方法中，键合在螯合底物上的金属离子（通常是 Fe^{3+}或 Ga^{2+}）选择性地与磷酸化肽中的磷酸部分相结合，并且在高

pH 或磷酸缓冲液中磷酸化肽可以释放出来。抗体免疫沉淀，高亲和性抗体可以从复杂混合物中免疫沉淀特定的蛋白质。目前，利用抗体富集蛋白质 / 肽仅局限于分析磷酸化酪氨酸，然后用基质辅助激光解吸飞行时间质谱（MALDI-TOF-MS）分析与抗体相连接的磷酸化肽。尽管用于免疫沉淀的抗体对其底物必须有相对高的亲和力，但低亲和力抗体仍然可以有效地用于 Western blotting 分析。

磷酸化肽的检测和磷酸化位点的确定主要有以下 MS 技术：激光辅助解析 / 飞行时间质谱仪（MALDI-TOF-MS）可以通过肽指纹谱（PMF）鉴定蛋白质，与磷酸酯酶处理相结合可以确定磷酸化位点。其原理是磷酸酯酶处理后，磷酸化的肽丢失磷酸基团而产生特定质量数的变化，MALDI-TOF-MS 通过检测这种质量数的变化而确定磷酸化位点。串联质谱（MS/MS）可进行前体离子扫描，这一方法是通过检测磷酸基团产生的特定片段来报告磷酸肽的存在。磷酸化肽经碰撞诱导裂解（CID）后会产生磷酸基团的特异性片段，这些特异性片段在用串联质谱进行前体离子扫描时可作为磷酸肽的“报告离子”。串联质谱还可进行中性丢失扫描，这种方法是用 MS/MS 检测经 CID 后发生中性丢失 H_3PO_4 的肽段。另外，由于液相色谱分离肽降低了离子抑制效应，也有人用 LC-MS /MS 分析磷酸化位点。傅里叶变换质谱进行电子捕获解离（ECD）与傅里叶变换离子回旋加速共振（FTICR）质谱相连是蛋白质、肽测序和研究蛋白质翻译后修饰的一个有力方法。近年来，它已被成功地用于鉴定肽片段上发生磷酸化的残基。

四、蛋白质组学的相关数据库

蛋白质序列测定技术的产生早于 DNA 序列测定技术，故前者序列的搜集也早于后者。20 世纪 60 年代中期开始，美国国家生物医学研究基金会（National Biomedical Research Foundation，NBRF）相关研究组以“蛋白质序列和结构地图集（Atlas of Protein Sequence and Structure）”的形式发表了搜集到的蛋白质序列和结构信息；1984 年，“蛋白质信息资源（Protein Information Resource，PIR）”计划正式启动，与核酸序列数据库的国际合作相呼应（后者陆续建立了 GBD 人类基因组数据库、核酸序列数据库 GenBank、专用的线虫数据库 AceDB、酵母数据库 SGD 等）；之后，美国的 NBRF、日本的国际蛋白质信息数据库（Japanese International Protein Information Database，JIPID）、德国的慕尼黑蛋白质序列信息中心（Munich Information Center for Protein Sequences，MIPS）合作成立了国际蛋白质信息中心（PIR International）。

UniProt（Universal Protein）数据库是收录最广泛、注释信息最全面的蛋白质数据库之一。它由 Swiss-Prot、TrEMBL 和 PIR-PSD 三大数据库的数据整合而成。其数据主要来自基因组测序项目完成后获得的蛋白质序列，并包含了大量来自文献和人工注释的蛋白质的生物功能的信息。NCBI 数据库是世界上最大的基因数据库，收录了 70 000 多种生物的核苷酸序列，有编码区特征的注释及氨基酸的翻译。Celis 等建立的人类膀胱癌数据库仍然是目前所能获得的最大和注释最好的数据库之一。ExPASy 网站（http://www.expasy.org/ch2d/）主要是 SWISS-2D PAGE 蛋白质组数据库和其他资源的主页，含有大量的链接，是探索公共蛋白质组学数据库的重要平台。酵母蛋白质数据库是建立最久的大规模数据库，它的主办者 Proteome 公司现在正在构建 WormPD，即线虫（*Caenorhabditis elegans*）的蛋白质组数据库，线虫的完整基因组已经被测序。

另外，其他常用的蛋白质组学数据库如下。

（1）ConsensusPathDB（http://cpdb.molgen.mpg.de），是一个人类功能作用网络数据库，与多个数据库有交叉应用，提供蛋白质相互作用、生化反应、基因调控等作用网数据。

（2）Proteome Analysis Database（http://www.ebiac.uk.proteome/），是一个蛋白质组分析数据库。

（3）EndoNet（http://endonet.bioinf.med.uni-goettingen.de/），是一个细胞通信网络数据库，提供激素和激素受体相关信息。

另外，还有Ensembl数据库（侧重脊椎动物的基因组数据及注释数据，也包含了其他生物，如线虫，酵母，拟南芥和水稻等）；Phytozome植物数据库，有100多种植物基因组数据和其注释的数据，如大豆，油菜，水稻等。

五、蛋白质组学技术的应用与发展趋势

在基础研究方面，近两年来蛋白质组研究技术已被应用到各种生命科学领域，如细胞生物学、神经生物学等。在研究对象上，覆盖了原核微生物、真核微生物、植物和动物等范围，涉及各种重要的生物学现象，如信号传导、细胞分化、蛋白质折叠等。在未来的发展中，蛋白质组学的研究领域将更加广泛。

在应用研究方面，蛋白质组学将成为寻找疾病分子标记和药物靶标最有效的方法之一。在对癌症、早老性痴呆等人类重大疾病的临床诊断和治疗方面，蛋白质组技术也有十分诱人的前景。

在技术发展方面，蛋白质组学的研究方法将出现多种技术并存，各有优势和局限的特点，而难以像基因组研究一样形成比较一致的方法。除了发展新方法外，更强调各种方法间的整合和互补，以适应不同蛋白质的不同特征。另外，蛋白质组学与其他学科的交叉也将日益显著和重要，这种交叉是新技术、新方法的活水之源，特别是蛋白质组学与其他大规模科学如基因组学和生物信息学等领域的交叉，所呈现出的系统生物学（system biology）研究模式，将成为未来生命科学最令人激动的新前沿。

（阮　艳，张俊磊，陈晓红，王　越）

第十二章　医学科研重要应用软件

第一节　文献管理软件 EndNote X9 使用说明

英文文献管理软件常用的有汤姆森公司的 EndNote、Reference manager、Procite 等。EndNote 是汤姆森公司推出的最受欢迎的一款产品，是文献管理软件中的佼佼者。中文文献管理软件有 NoteExpress、文献之星、医学文献王、PowerRef 等，其中 NoteExpress 是目前较好的中文文献管理软件。下面对 EndNote X9 做简要介绍。

一、EndNote 基本功能

（1）将不同来源的文献信息下载到自己的数据库，方便文献信息的管理和使用。

（2）数据库的管理：重复、排序、统计、分析、查找。

（3）数据库的使用：引用文献、输出格式。

二、EndNote 数据库的建立

1．手动输入

主要针对少数无法从网上直接下载的文献。在 References 菜单下选择 New Reference，New Reference 的界面如图 12-1 所示。

在对应的位置输入文献的信息，包括 Author（作者）、Year（年份）、Title（标题）、Journal（期刊）等，可以根据已知的参考文献内容手动输入。下拉菜单（Reference Type）显示的是文献的类型，选择文献类型是期刊论文（Journal Article）、书（Book）或专利（Patent）等。并不是所有的字段都需要填写，可以只填写必要的信息。人名的位置必须一个人名填一行，否则软件无法区分是一个人名还是多个人名，关键词的位置也一样，一个关键词一行。

如果作者已经存在于软件数据库中，输入的人名会显示为黑色，如果作者名第一次输入则显示为红色。一条记录输入完毕，点击右上角关闭即可。该记录在主窗口的 Recently Added 页面中可以显示。

2．直接联网检索

第一步：设置常用数据库。

点击 Open Connection Manager，出现数据库选择界面（图 12-2），选择常用的数据库，点击关闭。

第二步：联机检索。

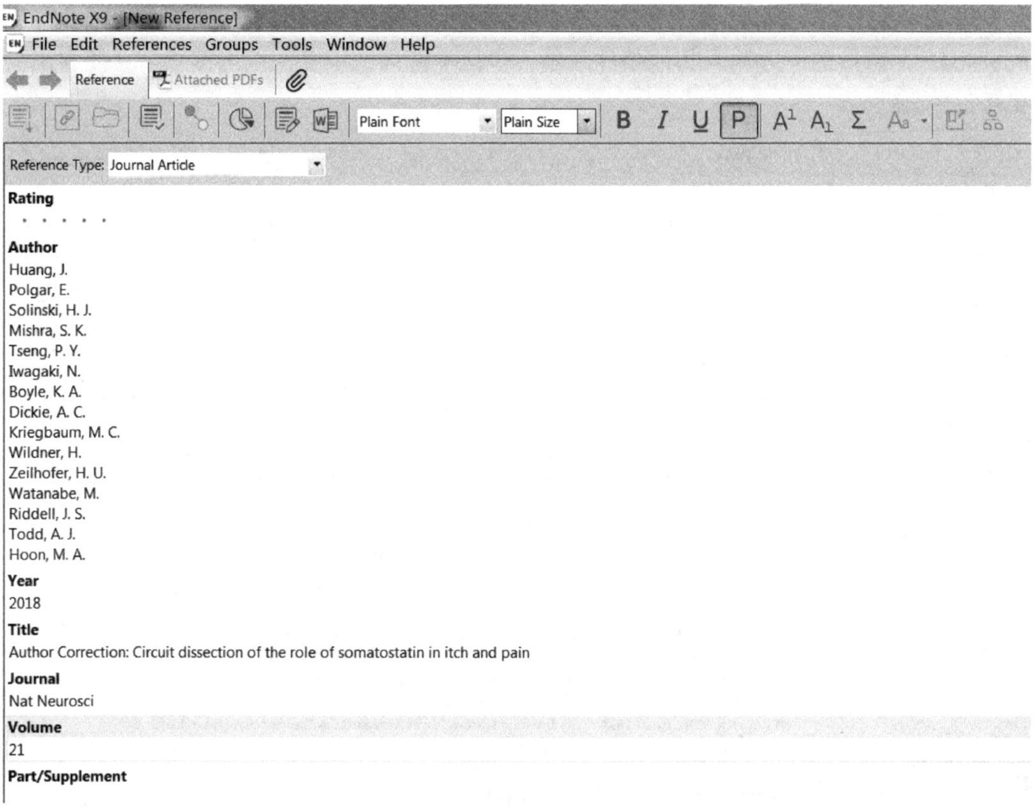

图 12-1　选择 New Reference 后的界面显示

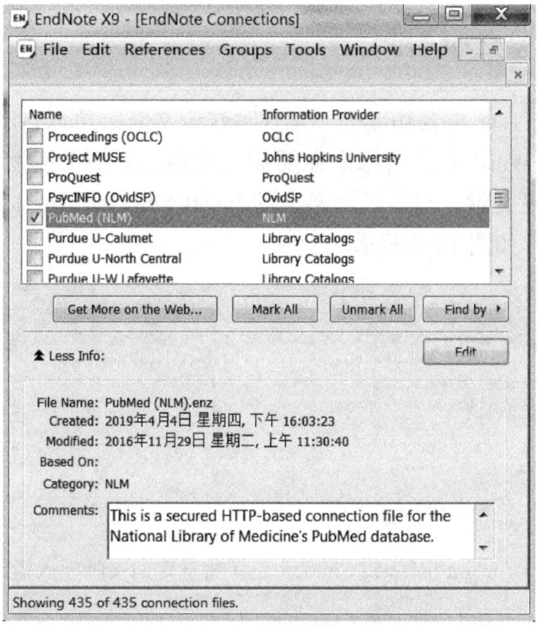

图 12-2　数据库选择界面

以 PubMed 数据库为例，在图 12-3 的左侧下方的 Online Search 一栏中，选择 PubMed，在窗口的下方输入其他条件限制，包括关键词、年度，点击搜索，会搜索出满足条件的文献。

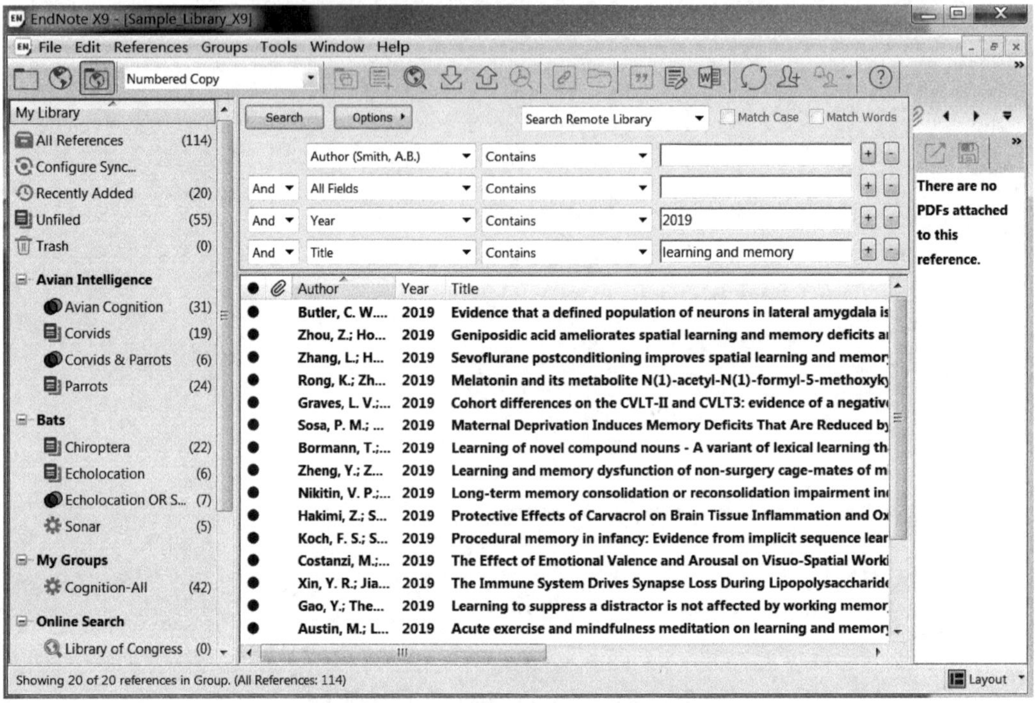

图 12-3　点击搜索后显示满足条件的文献

三、EndNote 参考文献引用

第一种方式：EndNote 主要功能之一是在写作论文时，可以自动编排文献格式。打开 Word 和 EndNote。在 Word 中将鼠标指在要插入文献的位置，然后切换到 EndNote 程序中，选择要引用的参考文献，点击工具条上的 Insert Selected Citation（s），即可将选定的文献插入该指定位置，如图 12-4 所示。

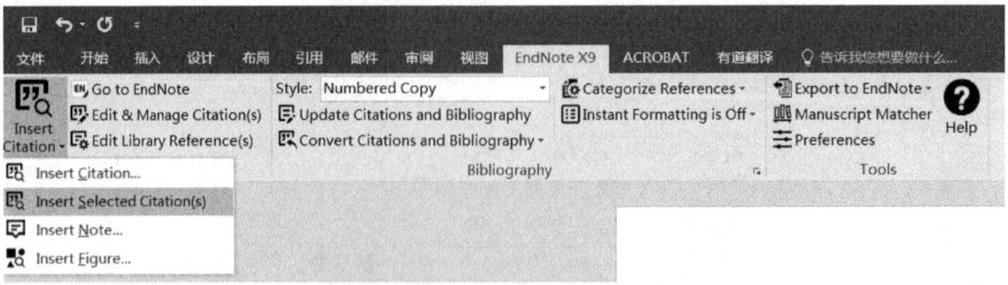

图 12-4　Insert Selected Citation（s）将选定的文献插入指定位置

其他文献插入以此类推，待全部文献插入完毕，点击 Format Bibliography 选项框中的下拉选项，将进入如下界面（图 12-5）。

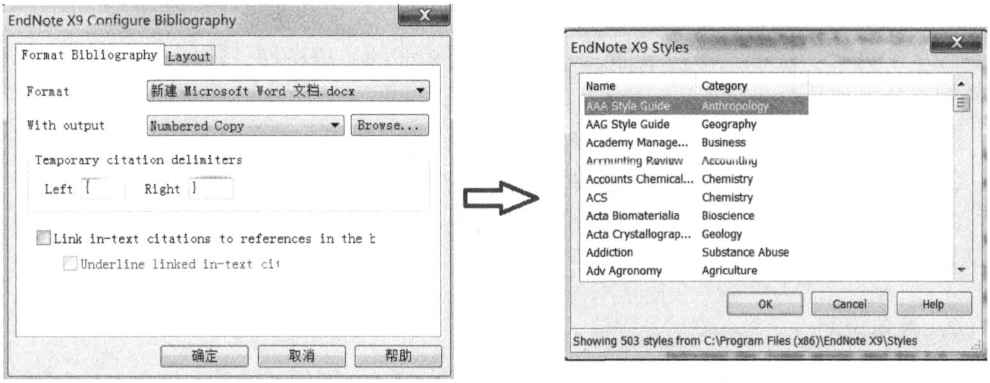

图 12-5　点击 Format Bibliography 选项框中的下拉选项进入的界面

以 *Nature* 为例，点击确定之后，Word 文档中的参考文献就会按照设定的期刊格式编排好。

第二种方式：在 EndNote 数据库中，选择要插入的文献，右键单击，选择 Copy，回到 Word 中，右键单击要插入文献的位置，然后粘贴即可。可以插入一篇文献，也可以同时插入多篇文献。

对于 EndNote 中没有的参考文献格式，除了可以通过选择格式类型的期刊格式，通过人工方式修改外，还可以通过网站 https://endnote.com/downloads/styles/ 下载目的文献的格式，加载到 EndNote 中使用。

四、利用论文模板写作论文

EndNote 中除了提供两千多种期刊的参考文献以外，还提供了大部分主要期刊的全文模板。如果向这些期刊投稿，只需要按模板填入信息即可。

下面以投稿 *Nature* 为例，说明如何利用全文模板：点击 Tools—Manuscript templates，选择要投稿的 *Nature*，自动生成一个 Word 文档，按照提示填写即可。

第二节　数据分析和绘图软件 OriginPro 2018 使用说明

Origin 是 Microcal Software 公司推出的一个数据分析和绘图软件，它具备 Windows 所提供的方便和直观等特点，适用于大量数据处理及科学绘图。OriginPro 2018 的语言选择中有中文版，下面以中文版为例进行介绍。

一、Origin 的基本构架与功能

1. Origin 的基本构架

Origin 软件类似于 Microsoft Office 的多文档界面，主要包括以下几个部分。

（1）菜单栏：位于 Origin 窗口顶部，一般可以实现大部分功能。

（2）工具栏：位于菜单栏下面，包含最常用功能的快捷按钮。绘图模板的工具栏位于绘图区的下部，包含各种绘图模板的快捷按钮。

（3）绘图区：位于 Origin 窗口中部，所有工作表、绘图子窗口等都在此打开。

（4）项目管理器：位于 Origin 窗口左部，类似资源管理器，可以方便切换各个窗口等。

（5）状态栏：位于 Origin 窗口底部，标出当前的工作内容及鼠标指到某些菜单按钮时的说明。

2. 菜单说明

（1）File：文件功能操作，打开文件、输入输出数据图形等。

（2）Edit：编辑功能操作，包括数据和图像的编辑等，如复制、粘贴、清除等。

（3）View：查看功能操作，控制屏幕显示。

（4）Plot：绘图功能操作，主要提供各种绘图模板。

（5）Column：列功能操作，如设置列的属性，增加、删除列等。

（6）Worksheet：工作表窗口操作。

（7）Graph：图形功能操作，主要功能包括增加误差栏、函数图、缩放坐标轴、交换 *X* 轴和 *Y* 轴等。

（8）Data：数据功能操作。

（9）Analysis：分析功能操作。

工作表窗口包含功能：提取工作表数据、行列统计、排序、数字信号处理（快速傅里叶变换、相关、卷积、解卷）、统计功能（*t*检验）、方差分析（ANOVA）、多元回归（multiple regression）、非线性曲线拟合等。

绘图窗口包含功能：数学运算、平滑滤波、图形变换、快速傅里叶变换、线性多项式、非线性曲线等各种拟合方法。

（10）Tools：工具功能操作。

工作表窗口包含功能：选项控制、工作表脚本、线性、多项式和 S 曲线拟合。

绘图窗口包含功能：选项控制、层控制、提取峰值、基线和平滑、线性、多项式和 S 曲线拟合。

（11）Format：格式功能操作。

工作表窗口包含功能：菜单格式控制、工作表显示控制、栅格捕捉、调色板等。

绘图窗口包含功能：菜单格式控制，图形页面、图层和线条样式控制，栅格捕捉，坐标轴样式控制和调色板等。

（12）Window：窗口功能操作，控制窗口显示。

（13）Help：帮助。

二、绘制简单二维图形

1. 启动

在“开始”菜单单击 Origin 程序图标，即可启动 Origin。

2. 新建项目

在 Origin 菜单中选择文件—新建—项目，新建一个项目（图 12-6）。

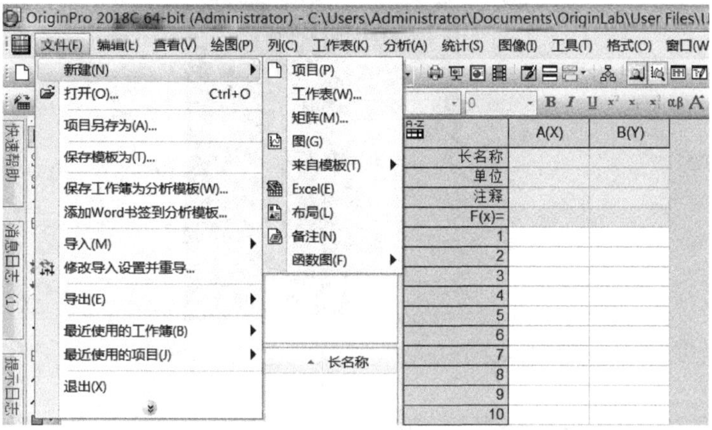

图 12-6　文件—新建—项目的界面

3. 输入数据

在工作表格的 A（X）栏和 B（Y）栏输入数据，绘图时一般默认 A 列为 *X* 轴，B 列为 *Y* 轴。Origin 支持直接输入、复制粘贴或者 Import 导入数据等方式输入数据（图 12-7）。

	A(X)	B(Y)
长名称		
单位		
注释		
F(x)=		
1	1	0.3535
2	2	0.4131
3	3	0.34052
4	4	0.60622
5	4	0.61328
6	5	0.68438
7	6	0.72197
8	7	0.84401
9	8	0.801
10		
11		
12		

图 12-7　在工作表格的 A（X）栏和 B（Y）栏输入数据

4. 绘制简单二维图形

（1）选择绘图的数据：按住鼠标左键拖动选定这两列数据（图 12-8）。

（2）选择绘图类型：在 Origin 菜单的 Plot 子菜单下选择绘图类型，也可在窗口下端点击绘图快捷按钮绘制图形。

例如，选择绘图—点线图，则可绘制出简单的点线图形（图 12-9）。

又如，选择绘图—柱状图，则可绘制出简单的柱状图形（图 12-10）。

5. 定制图形

（1）定制数据曲线：用鼠标双击图线弹出图 12-11 所示窗口，可对图线进行设置。

（2）定制图像背景：用鼠标双击图像空白处弹出图 12-12 所示窗口，可对图像背景进行设置。

（3）定制坐标：用鼠标双击坐标弹出窗口，可对坐标轴进行设置（图 12-13 和图 12-14）。

6. 保存项目

在 Origin 菜单中选择文件—保存项目，保存项目为扩展名为“.OPJ”的项目文件。

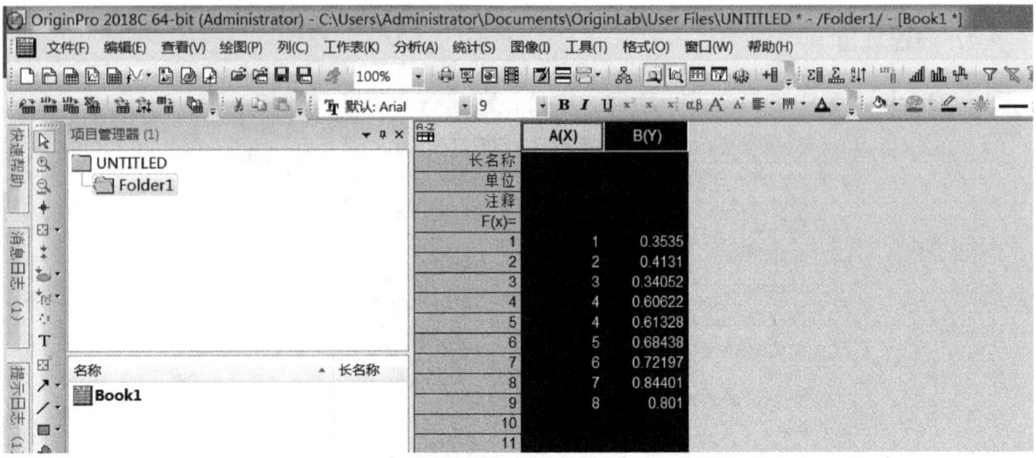

图 12-8　按住鼠标左键拖动选定两列数据

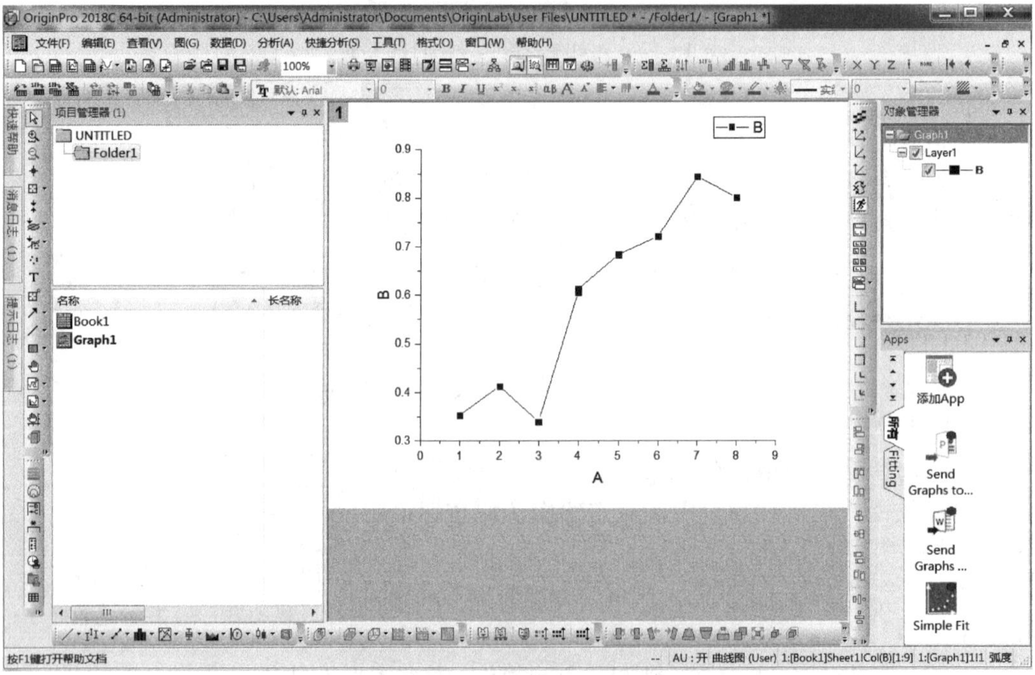

图 12-9　选择绘图—点线图后绘制出点线图形

三、绘制多层图形

OriginPro 2018 自带了几个多层图模板，如水平双屏、垂直双屏、4 屏、9 屏等图形模板。输入数据以后只需在菜单上选择“绘图”下的模板，就可以在一个绘图窗口把数据绘制为多层图；也可在窗口下端点击绘图快捷按钮绘制图形（图 12-15）。

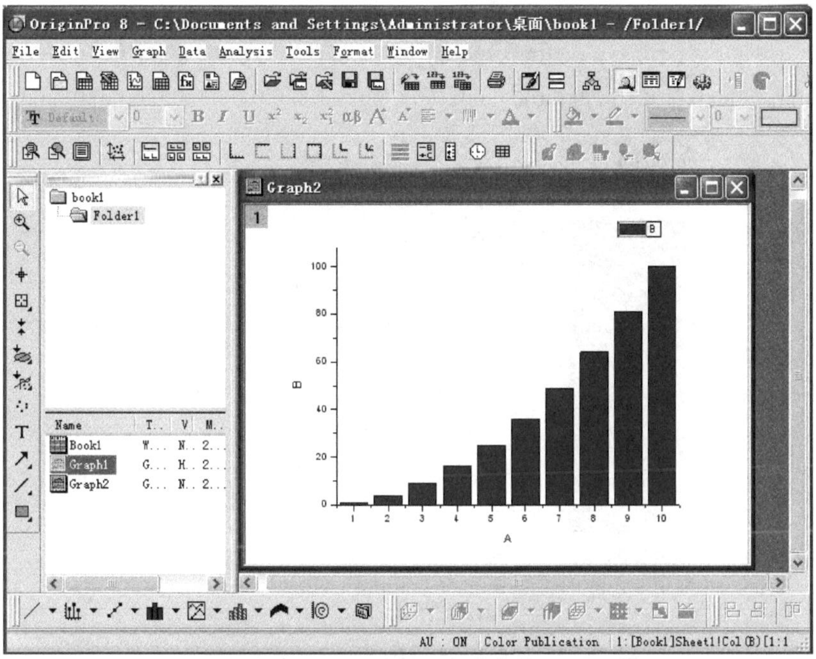

图 12-10　选择绘图—柱状图绘制出柱状图形

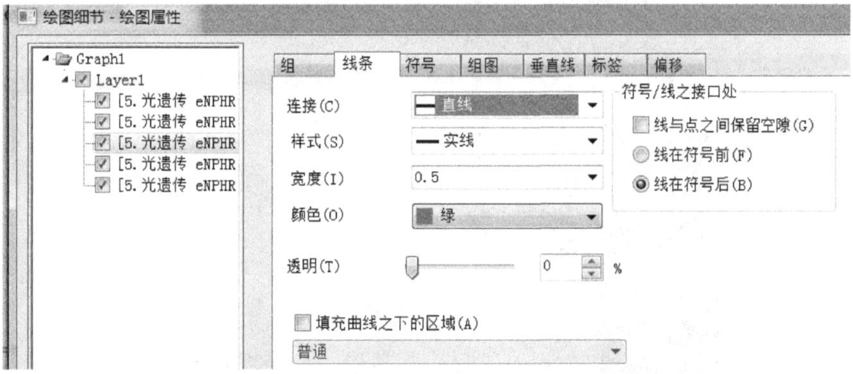

图 12-11　双击图线后在弹出窗口对图线进行设置

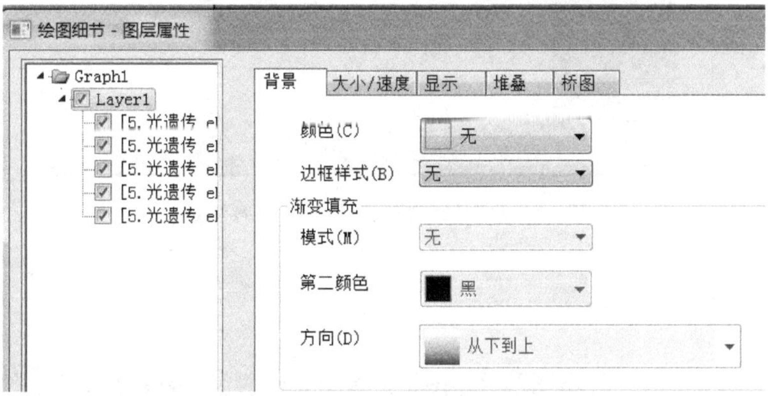

图 12-12　双击图像空白处弹出窗口对图像背景进行设置

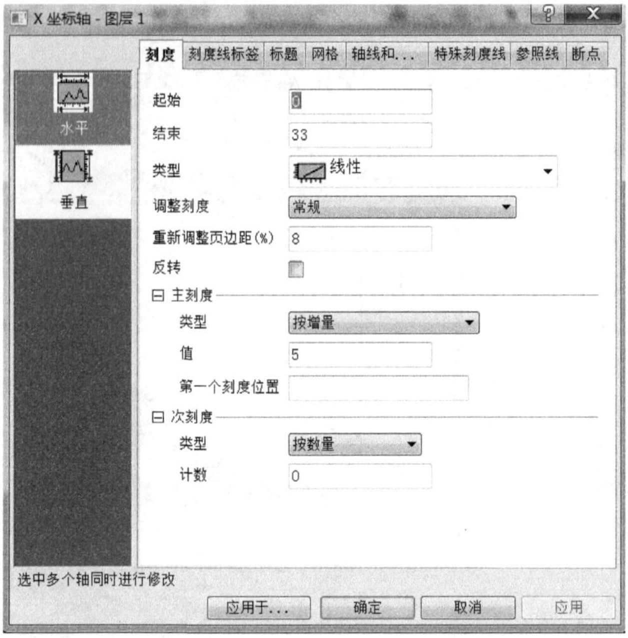

图 12-13　双击坐标弹出窗口对 *X* 坐标轴进行设置

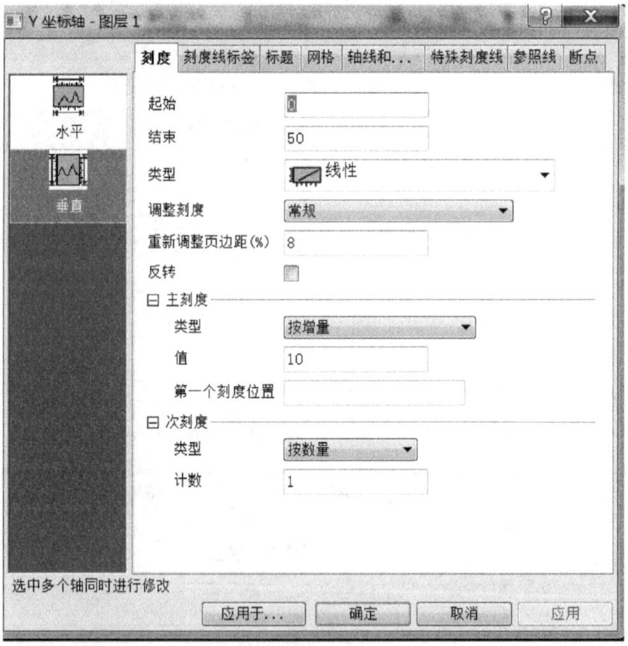

图 12-14　双击坐标弹出窗口对 *Y* 坐标轴进行设置

四、图形导出

在菜单中选择文件—导出图形保存图像，Origin 支持将图像保存为多种格式的图像文件。其中选择“1< 上次使用的 >”可以以上次的格式保存（图 12-16）。

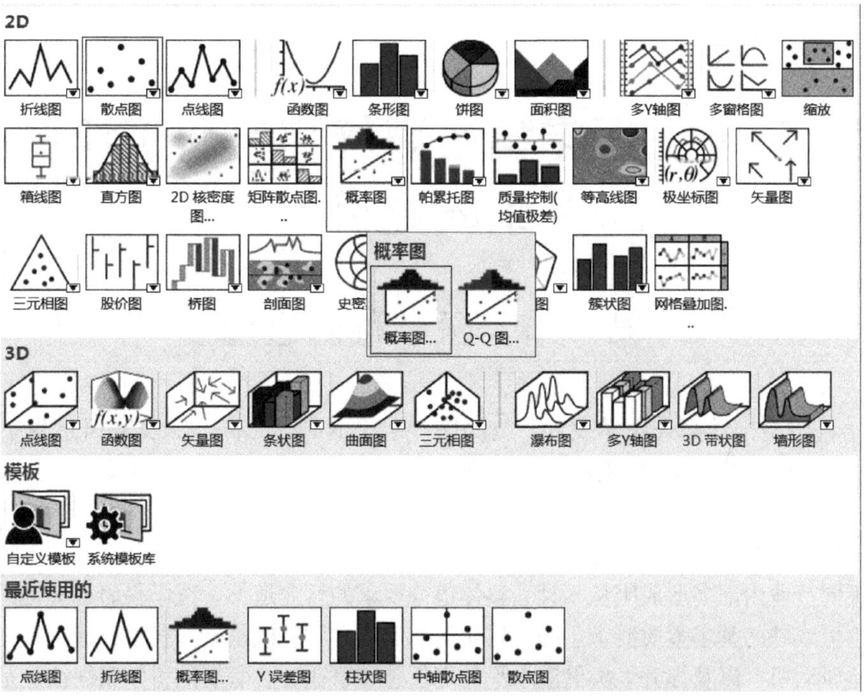

图 12-15　选择“绘图”下的模板在一个绘图窗口把数据绘制为多层图

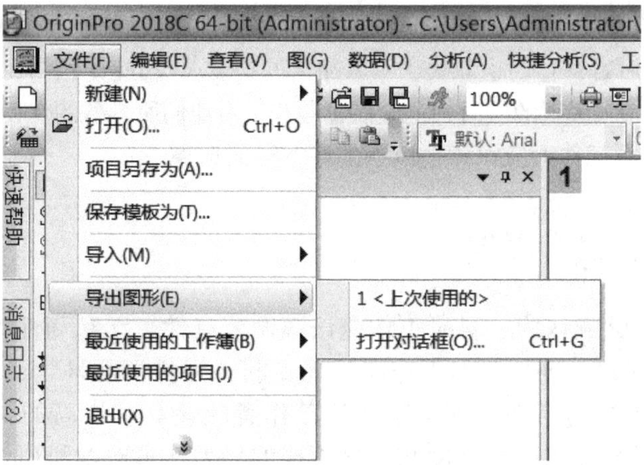

图 12-16　选择文件—导出图形选项以保存图像

在 Word 程序中使用 Origin 图像时，可以在激活 Origin 绘图窗口后选择 Edi—Copy Page 复制图像，然后粘贴到 Word 中，这样直接在 Word 中通过双击这个图像，可以调用 Origin 来编辑图像。

（吴广延）

第十三章　医学科研道德和科研工作者的素质要求

第一节　医学科研道德

医学科研是推动当今医学发展、提高医疗水平的必经之路。医学科研过程中常需要面对复杂的道德问题，需要用道德原则规范医学科研工作者的思想和行为，以保证医学科研的正确方向。

道德属于社会文化的一部分，有调节或左右人们行为的作用，并随着社会的不断发展而发展。不同行业内部多形成服从于社会整体道德要求的行业道德。医学科研道德是医学科研工作者不可或缺的基本素质要求。医学科研道德的核心和基础是崇尚科学，追求真理，具有纯洁的科研动机，以及提升人类健康水平的责任感和事业心。著名的科学家往往也是伟大的思想家和优秀品格的典范。爱因斯坦在悼念居里夫人时说："像居里夫人这样一位崇高的人物，在结束她的一生的时候，我们不能仅满足于回忆她过去的工作成果对人类做出的贡献。杰出人物对于时代和历史的意义更在于其道德品质方面，这也许比单纯的才智成就方面的贡献还要大。即使是后者，它们也取决于个人品格的程度。"因此，我们在折服于伟大的科学家在科学上取得的伟大成就的同时，也应该思考和学习他们所具备的优良道德品质。

通常认为，科研工作者应该遵循以下的基本科研道德。

一、崇尚科学，追求真理

美国社会学家默顿认为，科研工作应该遵循公有性、无私利性等规范。他认为科学知识应该是公有的，科学家的工作应该无私利，为科学而科学，来不得半点虚假，这是医学科研的生命力所在，即医学科研工作者应该具有崇高的科研动机，崇尚科学，追求真理，以严谨的科学态度和坚忍不拔的毅力从事医学科研探索活动，唾弃虚假和急功近利。

医学科研可以始于猜想，但最终要经过实践实证，这种探索性求证活动往往是长期的、艰苦的，充满了不确定性，时时可能失败。因此，需要科研探索者具有首创精神，敢于承担风险，需要持之以恒的毅力，默默无闻的勤奋付出，且能够勇于面对失败，乐于为之付出辛勤和汗水。而崇尚科学、追求真理正是医学科学探索者科研行为的重要支撑。没有正确的科研动机和目的，没有正确的价值观，是不可能长期支撑这种艰苦的创造性工作并取得成就的。崇高的理想是激励医学科研工作者的永恒的内在动力，它要比任何一种功利的、时尚的、潮流的、物质的激励措施更为持久。急功近利者在任何社会条件下都有存在，但往往昙花一现。只有那些为了人类的健康、幸福和医学事业的进步而坚忍不拔、永远进取、勇于献身的人，才真正拥有科学家的称号。

二、实事求是

与自然科学其他领域的工作一样，医学科研也是实践的科学，科学结论只能根据科研事实做出，不能受任何与科学本身不相干的因素的干扰，否则就是不纯洁的、不道德的。即使医学科研工作者在实际工作中常常面对一定压力，如来自同行竞争和科研产出的压力，也来不得半点虚假。德国伟大诗人歌德说过："在研究自然时，我们探索的是无限永恒的真理，一个人如果在观察和处理题材时，不抱老实认真的态度，他就会被真理抛弃掉。"因此，医学研究中必须遵循诚实原则，必须遵循实事求是的标准，"有一分证据说一分话"，坚持基本的科研道德。这包括坚持以下几个方面的行为准则。

（1）在确定研究课题及进行实验设计时必须有科学严谨的逻辑推理和理论根据，有足够的事实支撑。

（2）在课题实施过程和资料收集时应做到科学、准确和实事求是，主要包括：①科学观察与记录。要求准确而实事求是地记录实验的每一个过程，尤其是客观地记录阴性和阳性的全部结果，避免人为去除不符合预想的结果，更不能捏造实验结果。②资料统计处理中的实事求是。科学选择统计方法，实事求是地分析统计数据。

（3）在论文撰写过程中应实事求是，忠于实验结果，需严格围绕现有实验数据和结果进行论文写作，不凭主观想象杜撰或夸大论据，甚至杜撰、伪造论文。

（4）在论文发表及申报成果中要严谨和自律：特别是应尊重前人的工作，将前人已做出的结论或已公布的成果在论文中以引用文献的方式与个人得到的新进展区分开，不能将他人之功据为己有。

医学史上大量的里程碑式成果的研究经历表明，推动医学进步的每一项重要发现离不开开拓者的聪明才智，更是他们崇尚科学、追求真理的高尚品格及献身精神、坚强毅力综合发挥的结晶。

第二节　医学科研工作者的素质要求

医学科学研究是艰苦的探索性、创造性、积累性活动，是一条坎坷之路，医学科研工作者除了需要遵循医学科研基本道德外，成功的条件还包括充分的胆识、学识、才干等内在因素，这些内在因素可以概括为德、识、才、学、体五个方面。"德""识"是确保正确的人生导向和正确的科研主攻方向的关键；"才""学"是有效实施科研行为的保障。有才无德，贻害无穷；有德无才，有志难成；有才无识，则只能蝇苟于雕虫小技；有学无才，则只能空怀满腹经纶，孤芳自赏。深刻理解德、识、才、学的关系对于从事医学科研工作和人类卫生事业具有重要意义。

1. 德

科研中的德，既包括科研工作者的基本思想道德，也包括前已述及的科学道德，其核心和实质是学会做人。科研工作者要热爱祖国，要以追求真理、崇尚科学为己任，要注意培养鲜明正确的政治立场，追求完美的道德品质，爱岗敬业、求真务实。在品格要求上，应具备事业心和进取心、迎战困难的决心、难以满足的好奇心，以及循序渐进的耐心、服从真理的平常心等。在漫长的历史长河中，一代代科学巨匠秉承这种精神，前赴后继，发奋图强，为人类的进步做出了巨大的贡献。科学巨人对真理和科学的忘我追求令人仰视，伟人的名言时时激励着后来者："人的天职在于勇于探索真理"（哥白尼）；"机遇偏爱那些有准备的头脑"（巴斯德）；"发明是百分之一的灵感加上百分之九十九的汗水"（爱迪生）；"热爱是最好的老师"（爱因斯坦）；"像蜡烛为人照明一样，有一分热，发一分光，忠诚而踏实地为人类伟大事业贡献自己的力量"（法拉第）；"作为一个科技工作者，活着的目的就是为人民服务"（钱学森）。

科研实践中的奉献精神最能体现追求真理、崇尚科学的科研道德。研究者在很多方面如同开拓者，需要有开拓者的品格，有强烈的事业心和积极进取心，热爱科学，坚韧不拔，随时准备迎战并克服困难，长期坚持探索。科研工作比较清苦，要想成为优秀的科技工作者，就要志存高远，淡泊名利，耐得住实验研究的寂寞，挡得住功名利禄的诱惑，吃得了学习研究的清苦，要有十年磨一剑的坚持和追求。成就斐然的科学家都有这种精神。巴斯德说："告诉你使我达到目标的奥秘吧，我唯一的力量就是我的坚持精神"。"坚持"二字隐含的是无数的挫折和失败，极大的耐力和勇气。凯尔文说："我坚持奋战55年，致力于科学发展。用一个词可以道出我最艰辛的工作特点，这个词就是'失败'。"法拉第说："即使是最成功的科学家，在他每十个希望之中，能实现的也不到一个"，一语道破科研工作的艰辛。总之，有成就的科学家不但对科学具有高度的热情，重要的是具有在面对挫折失败时不屈不挠、百折不回的精神。一个处处患得患失、处处讨价还价的人，不可能在茫茫的科学之海抵达胜利的彼岸，只有具有崇高理想和甘于为事业奉献的人才能够最终成功。总之，科研工作者应以科教兴国为己任，树立为国家科技发展做贡献的奉献精神。

2. 识

科研中的识，是指识别能力、判断能力、预见能力。科研意识的强弱取决于胆识的大小。在科研选题时，根据观察和实验中的一定事实敢于提出假说是需要胆识的，敢于选择前沿性、有创造性的课题更是由胆识决定的。因此，科研工作者应具有高屋建瓴和洞察全局的远见卓识，应目光锐利，随时了解科学发展态势，以与时俱进的眼光把握前沿方向；并以匠心独具的慧眼抛弃细枝末节，抓住实质和要害，不被细节所累，以只争朝夕的心态果断决策行动。

科研实践中的创新精神是胆识的体现。创新是指对事物有独到的见解，敢于研究别人没有研究过的科学前沿问题，能见人之所未见，想人之所未想，做别人不敢做的，决不能随波逐流。人云亦云不是科学精神，伽利略曾说过，"追求科学需要特殊的勇敢"。当然，应处理好继承与发展的关系，既能充分吸收前人的成果，又能提出高于前人的见解。没有继承的创新是空中楼阁，经不起实践的检验；只继承而没有发展不是创新。继承和发展是相辅相成的，二者缺一不可。

创新过程离不开批判思维。科研是探索未知世界的活动，既有对已经存在事物的重新认识，也有对已经掌握技术的再次革新，这就要求科研工作者必须具有批判精神。此外，创新还需要有良好的学术氛围，要有虚心交流的态度，能倾听不同的学术观点，培养严谨的科研思维，敢于思辨、勇于质疑。

科研创新中应提倡冒险精神。真正重要的创新工作大多需要冒险，走别人没有走过的路，用别人没有用过的方法。敢于冒险是做出重要创新性工作的必要前提。要冒险就要不怕失败，不怕挫折。挫折是每个科研工作者都会遇到的，只要做科研就会不断遇到挫折。要学会积极应对各种挫折，把挫折转化成动力。此外，要学会用积极的态度对待学术批评，把它当作对工作的挑战，认真思考。当你能正确地面对各种科学挑战，并愿意接受和应对这些挑战时，你的思维就会变得越来越富有创造性。正确对待批评是一个科学家成长的必经之路。

3. 才

科研中的才，是指才干、才能和能力，包括卓越的观察、实验、推理、分析、操作等实际才能。要思维活跃，明察秋毫，善辨真伪，善于发现和归纳问题（即发现才能，需一定的敏感性和观察力）；要勇于并善于实践，善于解决问题和阐释问题（即动手和操作能力）；更重要的是要有创新才能，善于发现、联想、抽象和概括等。

应该注意的是，个人才能的发挥要以团队合作为基础。团队是具有共同奋斗目标，有良好协作运行机制，有严谨作风和严明组织纪律的组织单元。科学研究具有社会性，常常需要团队攻关，集体协作，团队合作是攻克科学难关的保证。因此，必须以良好的协作精神处理好个人与集体及个人与他人之间的关系。要正确估计个人的科学贡献，尊重他人的科学劳动和成果，在科研工作中真诚地与大家互相支持、互相配合，团结协作，彼此互通信息，反对技术保守和互相封锁信息，在技术方法、仪器、设备和图书资料等方面应互相提供方便，反对各自为政、各行其是。要充分尊重本团队的统一部署和科研分工，遵守研究工作的规章制度，遵守科研纪律，反对未经允许利用协作单位或协作人的科研成果进行开发研究。

团队负责人不但要有广博的知识、不断进取的创新精神，还应有良好的协调、沟通和凝聚力。团结是在尊重科学的前提下实现的，科学观点的争论并不违背团结的原则；贡献有多少之分，但协作必须是建立在公平互惠的原则下。水平高低往往表现在不同的研究领域，博采众家之长才是科研协作的根本内涵。科研负责人要宽容大度，尊重他人的劳动，在科研论文及成果、应用、荣誉分配等方面坚持以贡献大小排列名次，努力营造良好的科研环境和团结的工作氛围。总之，团队协作是科学家要学会的最重要的事情之一，也是科研工作者必须具备的素质；学会做好团队协作是科研工作者成功的一个重要的因素。

4. 学

科研中的学，是指科研工作者的学问、知识。科研工作者要勤于和善于积累知识，要有丰富渊博的学问根底和牢固扎实的知识基础；要博大精深，对知识融会贯通、运用灵活；要一业为主，博采众长；要博览群书，不耻下问，终身学习。对于所需要的知识应该在内容上进行精选，在文字上弄懂、弄通，在理性认识上钻研、领会其中的真谛，探索其揭示的奥秘和规律，在理解程度上读出自己的新见解，学出自己的新看法，产生自己的新思想，不做书刊的奴隶，并善于将理论应用于实践。总之，需精其选，解其言，知其意，明其理，善其用。此外，优秀的科研工作离不开良好的人文素养。人文素养对启迪一个人在科学上的创新非常重要。人文素养能提高大跨度的宏观形象思维，补充已有的逻辑思维，而创新思想往往开始于形象思维。

科研素质要求中的胆识、才干、学识不是天生的，可以通过后天的勤奋学习获得提高。因此，勤奋是科研工作者最重要的素质之一。大批科学巨匠对此早有注释："古往今来，凡成就事业，对人类有所作为的，无不是脚踏实地艰苦攀登的结果"（钱三强）；"在最后突破、豁然开朗之前，那在黑暗中对感觉到了却又不能表达出来的真理进行探索的年月，那强烈的愿望，以及那种时而充满信心，时而担忧疑虑的心情——所有这一切，只有亲身经历的人才有体会"（爱因斯坦）。

5. 体

科研中的体，是指科研工作者必须具备的健康体质和体魄。科学研究既是一项充满艰辛的脑力劳动，也是一项需要超常体力、体魄作为保障的活动，所以科研工作者必须具备健康的身体、良好的体质、健康的心理。

总之，机遇只垂青于那些懂得怎样追求她的人，后来者任重道远，应继往开来，激流勇进，从维护人类健康的大目标出发，发挥优势，取长补短，相互学习，互相尊重，才能多出成果，为医学科学的发展做出更大贡献。

（黄春基，隋建峰，熊加祥）

参考文献及网站

杜久林，毕国强，骆清铭，等. 2016. 脑科学研究新技术. 中国科学院院刊，31（7）：783-792.

高虹. 2018. 实验动物疾病. 北京：科学出版社.

李才. 2008. 人类疾病动物模型的复制. 北京：人民卫生出版社.

刘能保，王西明. 2003. 现代实用组织学与组织化学技术. 武汉：湖北科学技术出版社.

刘世新. 2004. 实用生物组织学技术. 北京：科学出版社.

刘永年. 2014. 医学机能实验学. 北京：清华大学出版社.

孟运莲. 2004. 现代组织学与细胞学技术. 武汉：武汉大学出版社.

秦川，魏泓. 2015. 实验动物学. 北京：人民卫生出版社.

邵义祥. 2016. 医学实验动物学教程. 3 版. 南京：东南大学出版社.

石玉洁，张广杰，陆政元，等. 2018. 新型多光子成像技术研究进展. 中国光学，11（3）：296-306.

苏秀兰. 2011. 医学科研方法. 北京：科学出版社.

王大亮. 2017. 基础医学综合实验指导. 北京：清华大学出版社.

王玉明. 2014. 医学生物化学与分子生物学实验技术. 北京：清华大学出版社.

魏泓. 2016. 医学实验动物实验技术. 北京：人民卫生出版社.

殷国荣. 2015. 医学科研方法与论文写作. 3 版. 北京：科学出版社.

钟睿翀. 2007. 形态学实验技术. 北京：中国医药科技出版社.

Allen BD, Singer AC, Boyden ES. 2015. Principles of designing interpretable optogenetic behavior experiments. Learning and Memory, 22 (4): 232-238.

Anikeeva P, Andalman AS, Witten I, et al. 2011. Optetrode: a multichannel readout for optogenetic control in freely moving mice. Nature Neuroscience, 15 (1): 163-170.

Brakenhoff GJ. 2009. 激光共焦显微成像的最新进展及其在生命科学研究中的应用. 生命科学，2：24-30.

Buzsáki G, Stark E, Berényi A, et al. 2015. Tools for probing local circuits: high-density silicon probes combined with optogenetics. Neuron, 86 (1): 92-105.

Chung K. 2013. Structural and molecular interrogation of intact biological systems. Nature, 497 (7449): 332-337.

Colin S. 2011. Three-dimensional image formation in confocal microscopy. J Microsc-Oxford, 159 (2): 179-194.

Cong L, Ran FA, Cox D, et al. 2013. Multiplex genome engineering using CRISPR/Cas systems. Scinece, 339 (6121): 919-823.

Denk W, Strieker JH, Webb WW. 1990. Two-photon laser scanning fluorescence microscopy. Science, 248: 73-76.

Dong S, Rogan SC, Roth BL. 2010. Directed molecular evolution of DREADDs: a generic approach to creating next-generation RASSLs. Nat Protoc, 5 (3): 561-573.

Erramilli S. 2004. Confocal and two-photon microscopy: foundations, applications and advances. Biomolecular Engineering, 21 (3-5): 119-120.

Hor JL, Whitney PG, Zaid A, et al. 2015. Spatiotemporally distinct interactions with dendritic cell subsets facilitates $CD4^+$ and $CD8^+$ T cell activation to localized viral infection. Immunity, 43 (3): 554-565.

Kim CK, Adhikari A, Deisseroth K. 2017. Integration of optogenetics with complementary methodologies in systems neuroscience. Nature Reviews in Neuroscience, 18 (4): 222-235.

Konishi M, Yamashita T, Nakayama S, et al. 2001. Calcium waves in skinned cardiac myocytes evoked by two-photon excitation photolysis of caged calcium. Jpn J Physiol, 51 (1): 127-132.

López AJ, Kramár E, Matheos DP, et al. 2016. Promoter-specific effects of DREADD modulation on hippocampal synaptic plasticity and memory formation. J Neurosci, 36 (12): 3588-3599.

Müller M. 2005. Introduction to Confocal Fluorescence Microscopy. 2nd ed. Bellingham: SPIE Press.

Richard B, Marina G, Kristina VN, et al. 2014. Manipulating The Mouse Embryo: A Laboratory Manual. 4th ed. New York: Cold Spring Harbor Laboratory Press.

Rossant C, Kadir SN, Goodman DFM, et al. 2016. Spike sorting for large, dense electrode arrays. Nature Neuroscience, 19 (4): 634-641.

Scofield MD, Boger HA, Smith RJ, et al. 2015. Gq-DREADD selectively initiates glial glutamate release and inhibits cue-induced cocaine seeking. Biol Psychiatry, 78 (7): 441-451.

Shen B, Zhang J, Wu H, et al. 2013. Generation of gene-modified mice via Cas9/RNA-mediated gene targeting. Cell Res, 23 (5): 720-723.

Susaki EA. 2014. Whole-brain imaging with single-cell resolution using chemical cocktails and computational analysis. Cell, 157 (3): 726-739.

Tomer R, Ye L, Hsueh B, et al. 2014. Advanced CLARITY for rapid and high-resolution imaging of intact tissues. Nat Protoc, 9 (7): 1682-1697.

Whissell PD, Tohyama S, Martin LJ. 2016. The use of DREADDs to deconstruct behavior. Frontiers in Genetics, 17 (7): 70.

Yizhar O, Fenno LE, Davidson TJ, et al. 2011. Optogenetics in neural systems. Neuron, 71: 9-34.

Zingg B, Chou XL, Zhang ZG, et al. 2017. AAV-mediated anterograde transsynaptic tagging: mapping corticocollicular input-defined neural pathways for defense behaviors. Neuron, 93 (1): 33-47.

Zong W, Wu R, Li M, et al. 2017. Fast high-resolution miniature two-photon microscopy for brain imaging in freely behaving mice. Nature Methods, 14 (7): 713-719.

北京大学基础医学院：http://jccx.bjmu.edu.cn

丁香园：http://www.dxy.cn

复旦大学上海医学院：http://shmc.fudan.edu.cn/

生物谷：http://www.bioon.com/

同济大学医学院：https://med.tongji.edu.cn/

浙江大学医学院：http://www.cmm.zju.edu.cn/